科技基础性工作数据汇交与规范化整编丛书

人口健康领域科技基础性工作数据资料集成与规范化整编

尹岭 付磊 著

科学出版社

北京

内 容 简 介

本书整体回顾了自 1999 年启动科技基础性工作专项到"十一五"末期人口健康领域科技基础性工作项目及其数据资源的基本情况，理清了我国人口健康领域基础性工作数据、资料的底数。书中系统性讨论了对相关数据资料进行规范化整编和共享利用的技术方法，介绍了整编形成的人口健康领域的数据资料编目、专题数据集和综合数据产品。结合我国人口结构与质量、疾病防控、健康产业等人口健康领域所面临的严峻问题与挑战，探讨了预防医学、生殖医学、精准医学、再生医学、生物医学工程、认知与行为科学、整合医学、医学信息技术、中医药等方面的科技发展趋势及前沿、热点问题，并以此为基础，对人口健康领域科技基础性工作的规划和部署提出建议。

本书可以作为从事科技基础性工作管理和保障人员的参考书，也可作为人口健康领域教学、科研人员开展相关工作的工具书。

图书在版编目（CIP）数据

人口健康领域科技基础性工作数据资料集成与规范化整编／尹岭，付磊著. —北京：科学出版社，2020.7

（科技基础性工作数据汇交与规范化整编丛书）

ISBN 978-7-03-065266-9

Ⅰ.①人… Ⅱ.①尹…②付… Ⅲ.①人口–健康状况–科学研究工作–数据–研究–中国②人口–健康状况–科学研究工作–规范化–研究–中国 Ⅳ.①R197.1

中国版本图书馆 CIP 数据核字（2020）第 088597 号

责任编辑：刘　超／责任校对：樊雅琼
责任印制：吴兆东／封面设计：无极书装

科学出版社出版

北京东黄城根北街 16 号
邮政编码：100717
http://www.sciencep.com

北京建宏印刷有限公司印刷
科学出版社发行　各地新华书店经销

＊

2020 年 7 月第 一 版　开本：720×1000　1/16
2025 年 3 月第二次印刷　印张：33 1/2
字数：668 000

定价：335.00 元
（如有印装质量问题，我社负责调换）

作者名单

主　　笔：尹　岭　付　磊

副 主 笔：毕光远　王明刚　诸云强　李金斌

撰写人员（以姓名笔画为序）：

王　戎　王　超　邓晓雨　邬小军
李　彤　李振彪　李　冕　张　义
张　蕾　陈东华　尚小溥　罗　妍
周　阳　姜　丹　贺　晋　章　斌
蒋　义　傅群超　冀　飞

目 录

下篇　人口健康领域科技基础性工作
项目数据资料编目

上篇　人口健康领域科技基础性工作数据集成整编工作

第1章　科技基础性工作数据资料集成与规范化整编背景

科技基础性工作是指围绕国民经济社会发展和科学研究需求而开展的获取自然本底情况和基础科学数据、系统编研或共享科技资料和科学数据、采集保存自然科技资源、制定科学标准规范、研制标准物质等科学活动的统称。

具体来说，科技基础性工作主要采用现代的技术和方法，获取各类科技基础材料、资料、数据与相关信息及基本知识，并对其进行处理、分析、鉴定、评价，以满足基础科学研究、重大公益性研究、战略高技术研究与产业关键性技术研发的基本需求。科技基础性工作的本质目标是通过考察、观测、探测、监测、调查、试验、实验以及编撰等方式，将获取到的数据、图集、典志、标本和样品等经过系统化、规范化的集成、整编后，形成可直接共享利用的数据产品。

科技基础性工作是基础研究的重要组成部分，为认识自然现象和发展科学规律做出了卓越的贡献，具有基础性、长期性、系统性、原始性和公益性等特点。例如，达尔文历时20多年科学考察完成的《物种起源》、我国几代人数百位科技工作者花费50多年完成的《中国植物志》等，这些经过长期积累形成的科研成果，对于推动基础科学研究创新、精准支撑国家战略决策，以及促进经济社会持续健康发展和保障维护国家安全等具有重要战略意义。

由于科技基础性工作在国家战略决策，以及国家科技、经济与社会发展和国家安全中居于重要地位，世界主要发达国家和新兴国家都普遍重视科技基础性工作，多年来部署开展了大量相关科研工作。例如，一些欧美国家从20世纪中叶起在南北极陆续建立起大量常年考察站点，对南北极开展大规模、多学科的综合科学考察；英国从19世纪三四十年代就开始运转全球闻名的洛桑农业实验站；世界发达国家主导形成全球碳监测网络等。

中华人民共和国成立以来，科技基础性工作一直受到国家的高度重视。中华人民共和国成立初，在第一个中长期科技发展规划《1956—1967年科学技术发展远景规划纲要》中，就把资源环境综合考察列为重要内容，全面、系统地组织开展了一系列综合科学考察与研究工作，积累了丰富的基础科学数据、资料和信息。改革开放以来，中国科技基础性工作得到进一步加强，组织精干科技力量开展了南北极、青藏高原、海洋和沙漠等科学考察，建设了一批长期定位观测站，系统采集并保存相关自然科技资源，实施科学数据共享工程等，取得了可喜的成就。

1995 年 5 月 6 日，中共中央、国务院做出的《关于加速科学技术进步的决定》，以及 1996 年 10 月 3 日国务院发布的《关于"九五"期间深化科技体制改革的决定》，为我国科技发展的增质提速增添了强大动力。1999 年，科学技术部组织开展了基础性工作调研，提出了对基本科学数据、资料和信息进行系统收集、积累、综合分析、鉴定和评价的科技基础性工作，以支撑探索未知的基础研究和有明确目标的应用基础研究；同年，推出了科技基础性工作项目和社会公益性研究项目，并予以重点支持。

进入 21 世纪，随着大量高新设备的广泛应用，以及传感器技术、通信技术、计算机和网络技术、信息处理技术等新技术的全面发展应用，科技基础性工作的质量和水平得到了大幅提高，为科技基础性工作的能力、广度和深度提供了有利的条件支撑，一系列长期的、有影响力的科学考察相继展开。从"十五"开始，科学技术部、财政部共同组织实施了科技基础性工作专项，围绕国家发展重大需求，重点支持了一批对经济社会和科技发展具有重大影响的基础性工作，取得了一批突出的成果。例如，祁连山冰川的科学考察成果为我国关于碳排放的国际谈判提供了重要科学依据；通过对全国土壤普查数据进行抢救性保护，建立了全国性的高精度、数字化土壤数据库；中药材标准的制定，以及相关中医临床疗效评价技术规范的建立，极大地推动了中医药的现代化与国际化，适应了产业化发展的需要等。2004 年，科学技术部、财政部将科技基础性工作项目与基础科学数据共享服务平台建设工作合并实施，加快推动科技基础性工作项目成果的共享共用；"十一五"期间，又支持了 109 个科技基础性工作专项项目。

据不完全统计，中国自 1999 年启动科技基础性工作项目到"十一五"末，已经在气象、地球科学、生物学、农业、林业、人口健康、环境、材料等多个领域，设置了近 500 个（467 个）项目，累计投入科研经费近 11 亿元。通过这些项目，采集产生了一批重要的科学数据、文字资料、图集典籍、科学规范、标准物质、样本样品等。这些项目的研究进展在为中国科学研究提供权威准确的科技基础资料、为政府科学决策提供依据、为中国科技创新和现代化建设提供支撑等方面发挥了重要作用。

虽然这些立项完成的科技基础性工作已发挥出巨大作用，但是也存在诸多问题。例如，很多已结题的科技基础性工作项目，其数据资料曾长期散落在各项目或课题承担单位中。项目结束后，不少数据资料没能够得到更进一步的集成、整编与挖掘，有些数据资料甚至濒临丢失，影响了科技基础性工作本质目标的实现。部分科技基础性工作项目的数据资料虽然以光盘、移动硬盘等形式做了集中保存，但这些数据资料绝大多数并没有得到有效的整编和建库，普遍存在数据项含义不清、数据格式和读取工具五花八门、存储管理导致"混乱数据"等问题，难以直接对外共享利用，导致科技基础性工作成效的下降，不利于科技基础性工作事业的发展。

针对存在的问题，2013 年，由科学技术部立项，中国科学院地理科学与资源研究所牵头，中国地震台网中心、中国地质大学（北京）、中国农业科学院农业资源与农业区划研究所、中国林业科学院资源信息研究所、中国人民解放军总医院等多家单位参与，组织实施了"科技基础性工作数据资料集成与规范化整编"项目。该项目主要是要构建基础性工作专项数据资料集成服务环境，从地球物理、地质、资源环境、农林科学和人口健康五大领域入手，对既往（1999 ~ 2010 年）已立项的科技基础性工作专项数据资料进行分类集成与规范化整编，促进已有基础性工作专项数据资料的广泛共享和有效利用，保障中国科技基础性工作数据资料长期、持续的集成与共享服务。

由中国人民解放军总医院牵头实施的"人口健康领域基础性工作数据资料集成、整编与加工"课题，主要研究制定人口健康领域科技基础性工作项目数据汇交管理、集成共享的管理规范和技术标准，保障相关数据、资料能够长期、持续地集成并实现共享服务；对人口健康领域科技基础性工作专项项目数据资料进行分类集成和规范化整编，避免已结题的人口健康领域科技基础性工作项目数据资料的流失；开展跨项目数据的融合加工，形成人口健康重点领域的专题数据集和综合数据产品，提升人口健康领域科技基础性工作项目数据、资料的价值；形成人口健康领域科技基础性工作项目数据资料编目，最终使人口健康领域科技基础性工作产生的数据资源得到整合和高效利用，提升中国科技基础性工作服务科技创新、国家战略决策和社会经济发展的能力。

这一课题的实施，能够较好地摸清中国人口健康领域科技基础性工作数据、资料的底数，提高人口健康领域科技基础性工作数据库建设、数据资料规范化整编、管理的能力。在此基础上，也对人口健康领域科技基础性工作的发展方向和趋势进行了深入思考，形成了人口健康领域科技基础性工作的规划和部署建议。

第2章 人口健康领域科技基础性工作专项立项情况

2.1 人口健康领域科技基础性工作项目整体概况

中国长期重视科技基础性工作。1999年起，科学技术部在组织开展了基础性工作调研后，启动实施了科技基础性工作专项。在专项启动之初，就有人口健康领域的科技基础性工作项目立项。

1999～2011年，人口健康领域立项的科技基础性工作专项约67项，其中1999～2002年约36项（因2002年之前立项项目时间较久远，项目相关数据资料不全，可能存在统计缺失）；2002～2005年，主要支持建设了一批科技基础条件平台，促进和推动科学数据共享工程；2006～2011年，人口健康领域科技基础性工作项目立项31项，投入经费合计1.2832亿。1999～2011年人口健康领域科技基础性工作专项立项项目情况详见表2-1。

表2-1 1999～2011年人口健康领域科技基础性工作专项立项项目情况

序号	项目编号	项目名称	项目承担单位	项目负责人	主管部门	项目经费/万元	项目类型	学科分类	项目起止时间
1	G99-A-14a	细胞培养细胞库建设	中国医学科学院基础医学研究所	任民峰	卫生部①	100	科学考察与调查	基础医学	1999-12～2001-2
2	2000年度19号	中国人重大疾病相关细胞的收集、整理和保藏	中国医学科学院基础医学研究所	刘玉琴	卫生部	290	科学考察与调查	基础医学	2001-1～2003-12
3	2000年度20号	中国人体寄生虫标本收集、整理和保存	中国预防医学科学院寄生虫病研究所	—	卫生部	—	科学考察与调查	预防医学与公共卫生学	—
4	2000年度21号	中国甲类传染病—鼠疫、霍乱菌种资源库	中国预防医学科学院寄生虫病研究所	—	卫生部	—	科学考察与调查	预防医学与公共卫生学	—

续表

序号	项目编号	项目名称	项目承担单位	项目负责人	主管部门	项目经费/万元	项目类型	学科分类	项目起止时间
5	2000 年度 22 号	中草药与民族药标本的收集、整理和保存	中国中医研究院中药研究所	黄璐琦、邵爱娟、周兴	国家中医药管理局	—	科技资料整编和图集、典籍编研	中医学与中药学	—
6	2000 年度 23 号	针灸文物保护与针灸图库建设	中国中医研究院针灸研究所	黄龙祥	国家中医药管理局	—	科技资料整编和图集、典籍编研	中医学与中药学	—
7	2000 年度 52 号	实验动物管理条例	中国医学科学院实验动物研究所	—	卫生部	—	科学规范与标准物质研制	基础医学	—
8	2000 年度 54 号	国家职业卫生管理规范及标准体系	中国预防医学科学院劳动卫生与职业病研究所	—	卫生部	—	科学规范与标准物质研制	预防医学与公共卫生学	—
9	2000 年度 55 号	中国药学术语词库和主题词表	国家药品监督管理局信息中心	—	国家药品监督管理局	—	科学规范与标准物质研制	药学	—
10	2000 年度 56 号	中医药基本名词术语规范化研究	中国中医研究院	王永炎	国家中医药管理局	150	科学规范与标准物质研制	中医学与中药学	2001-1 ~ 2003-1
11	2000 年度 57 号	中医证候动物模型建立与评价标准	中国中医研究院基础理论研究所	—	国家中医药管理局	—	科学规范与标准物质研制	中医学与中药学	—
12	2000 年度 58 号	国内失传中医善本古籍的抢救回归与发掘研究	中国中医研究院中国医史文献研究所	马继兴、郑金生	国家中医药管理局	150	科技资料整编和图集、典籍编研	中医学与中药学	2001-1 ~ 2003-1
13	2000 年度 104 号	中国人口与计划生育决策支持信息系统	中国人口信息研究中心	—	卫生部	—	科学考察与调查	统计学	—
14	2000 年度 115 号(2000 DEB30104)	建立我国肿瘤防治数据库	中国医学科学院	乔友林	卫生部	—	科学考察与调查	临床医学	2001 ~ 2003 年
15	2000 年度 116 号(2000 DEA30020)	我国常见毒物数据库及中毒、伤害谱	中国预防医学科学院	—	卫生部	—	科学考察与调查	预防医学与公共卫生学	—

序号	项目编号	项目名称	项目承担单位	项目负责人	主管部门	项目经费/万元	项目类型	学科分类	项目起止时间
16	2000 年度 117 号	国民营养与体质数据库	中国预防医学科学院营养与食品卫生研究所	—	卫生部	—	科学考察与调查	预防医学与公共卫生学	—
17	2000 年度 118 号	饮用水系列卫生标准、监测与评价	中国预防医学科学院环境卫生监测所	—	卫生部	—	科学规范与标准物质研制	预防医学与公共卫生学	—
18	2000 年度 119 号	中国人体血清标本和病毒毒种库的建立和保藏	中国预防医学科学院病毒学研究所	—	卫生部	—	科学规范与标准物质研制	预防医学与公共卫生学	—
19	2000 年度 120 号	全国艾滋病毒分子流行病学调查及数据库的建立	中国疾病预防控制中心性病艾滋病预防控制中心	邵一鸣	卫生部	—	科学考察与调查	预防医学与公共卫生学	—
20	2000 年度 127 号	老龄科学研究基础数据库	中国老龄科学研究中心	台恩普、张恺悌、郭 平	民政部	—	科学考察与调查	工程与技术科学基础学科	2001 ~ 2002 年
21	2000 年度 135 号	药用微生物次级代谢产物库的构建	成都大学四川抗菌素工业研究所	—	中国医药集团总公司	—	科学考察与调查	药学	—
22	2001DEA10007	中国重要医学生物资源的保藏与共享	中国预防医学科学院病毒学研究所	—	卫生部	450	科学考察与调查	生物学	—
23	2001DEA20010	中药材标准及相关中医临床疗效评价标准	中国中医研究院中药研究所	—	国家中医药管理局	500	科学规范与标准物质研制	中医学与中药学	—
24	2001DEA30031	人体生理常数数据库	中国医学科学院基础科学研究所	朱广瑾	卫生部	270	科学考察与调查	基础医学	2002-1 ~ 2003-1
25	2001DEA30032	中国生物医学数据库（基因、染色体、蛋白质、细胞）	中国医学科学院基础科学研究所	沈 岩	卫生部	400	科学考察与调查	基础医学	2001-1 ~ 2001-12

续表

序号	项目编号	项目名称	项目承担单位	项目负责人	主管部门	项目经费/万元	项目类型	学科分类	项目起止时间
26	2001DEA30035	中国居民营养与健康调查	中国预防医学科学院预防与食品卫生研究所	—	卫生部	400	科学考察与调查	预防医学与公共卫生学	—
27	2001DEA20039	中医药科技信息数据库	中国中医研究院	柳长华	国家中医药管理局	350	科技资料整编和图集、典籍编研	中医学与中药学	—
28	2001DEB10049	1100 种中医药珍籍秘典的整理抢救	中国中医研究院中药信息研究所	—	国家中医药管理局	130	科技资料整编和图集、典籍编研	中医学与中药学	—
29	2001DEB30076	常用有毒中药中毒机理与中毒谱	中国中医研究院基础理论研究所	于智敏	国家中医药管理局	60	科学考察与调查	中医学与中药学	—
30	2001DEB30077	中国人群出生、死亡及行为危险因素数据库	中国预防医学科学院流行病学微生物学研究所	杨功焕	卫生部	60	科学考察与调查	预防医学与公共卫生学	—
31	2001DEB30079	心血管病防治数据库	中国医学科学院	—	卫生部	60	科学考察与调查	临床医学	—
32	2002DEA10010	实验动物的保存和利用	中国科学院上海生命科学研究院	徐 平	中国科学院	200	科学规范与标准物质研制	基础医学	—
33	2002DEA20021	食品、中药与天然药物有效成分检测技术研究	中国计量科学研究院	王 晶	国家质量监督检验检疫总局	—	科学规范与标准物质研制	中医学与中药学	—
34	2002DEA20023	实验动物质量检测标准与体系的研究	中国预防医学科学院	魏 强	卫生部	—	科学规范与标准物质研制	预防医学与公共卫生学	—
35	2002DEA30044	中国生物医学数据库（基因、染色体、蛋白质、细胞）	中国医学科学院基础医学研究所	王 恒	卫生部	200	科学考察与调查	基础医学	2002-1 ~ 2002-12
36	2002DEB30105	食疗双重干预方法	中国中医科学院	张雪亮	国家中医药管理局	—	科学考察与调查	中医学与中药学	—

续表

序号	项目编号	项目名称	项目承担单位	项目负责人	主管部门	项目经费/万元	项目类型	学科分类	项目起止时间
37	2006FY110300	人体生理常数数据库扩大人群调查	中国医学科学院基础医学研究所	朱广瑾	卫生部	1650	科学考察与调查	基础医学	2006-12 ~ 2011-12
38	2006FY110400	中国儿童青少年心理发育特征调查	北京师范大学	董奇	教育部	1310	科学考察与调查	心理学	2006-12 ~ 2011-12
39	2006FY220100	针灸理论文献通考——概念术语规范与理论的科学表达	中国中医科学院针灸研究所	赵京生	国家中医药管理局	85	科学规范与标准物质研制	中医学与中药学	2006-12 ~ 2009-12
40	2006FY230100	中国城乡老年人口状况追踪调查	中国老龄科学研究中心	张恺悌	中国老龄协会	150	科学考察与调查	社会学	2006-12 ~ 2009-12
41	2006FY230200	中国母乳喂养婴儿生长速率监测及标准值研究	中国疾病预防控制中心妇幼保健中心	王惠珊	卫生部	200	科学考察与调查	预防医学与公共卫生学	2006-12 ~ 2009-12
42	2006FY230300	中国运动员生化代谢与分子生物学参数调查及参考范围的建立	中国人民解放军总医院	田亚平	国家体育总局	500	科学考察与调查	临床医学	2007-1 ~ 2009-12
43	2006FY230400	中国男性生育力基本指标和生殖相关基础生理数据的调查	国家人口计生委科学技术研究所	王介东	卫生部	150	科学考察与调查	生物学	2006-12 ~ 2009-12
44	2006FY231100	法医人类学信息资源调查	公安部物证鉴定中心	张继宗	公安部	195	科学考察与调查	基础医学	2006-10 ~ 2008-12
45	2007FY110600	珍稀濒危和大宗常用药用植物资源调查	中国中医科学院中药研究所	邵爱娟	国家中医药管理局	1063	科学考察与调查	中医学与中药学	2007-12 ~ 2012-12
46	2007FY130100	道地中药材及主要成分的标准物质研制与分析方法研究	中国医学科学院药物研究所	吕扬	卫生部	746	科学规范与标准物质研制	工程与技术科学基础学科	2007-12 ~ 2012-11

续表

序号	项目编号	项目名称	项目承担单位	项目负责人	主管部门	项目经费/万元	项目类型	学科分类	项目起止时间
47	2007FY210500	中国近海重要药用生物和药用矿物资源调查	中国海洋大学	王长云	教育部	170	科学考察与调查	水产学	2007-12~2010-12
48	2007FY210600	南海微生物药物资源调查	中山大学	陈省平	教育部	174	科学考察与调查	生物学	2007-12~2010-12
49	2007FY210700	中国境内重要生物安全Ⅲ-Ⅳ级病原的流行病学调查	中国科学院武汉病毒研究所	李天宪	中国科学院	160	科学考察与调查	预防医学与公共卫生学	2007-12~2010-12
50	2007FY210800	中国蝎类及其毒素基因资源的调查与鉴定	武汉大学	李文鑫	教育部	142	科学考察与调查	生物学	2007-12~2010-12
51	2007FY220500	藏医古籍整理与信息化平台建设	中国藏学研究中心（藏医药研究所/北京藏医院）	冯岭	其他	161	科技资料整编和图集、典籍编研	中医学与中药学	2008-12~2010-12
52	2007FY230300	原料血浆核酸检测及血型定型试剂国家标准体系构建	中国药品生物制品检定所	白坚石	国家质量监督检验检疫总局	140	科学规范与标准物质研制	生物学	2007-12~2010-12
53	2007FY230400	我国男性精液及精子质量系统评价与技术标准研制	国家人口计生委科学技术研究所	马旭	卫生部	75	科学规范与标准物质研制	生物学	2007-12~2010-12
54	2007FY230500	中药毒性分类标准研制	北京大学	张宝旭	教育部	153	科学规范与标准物质研制	中医学与中药学	2007-12~2010-11
55	2007FY240500	人脸识别算法与产品评价体系	公安部第一研究所	于锐	公安部	230	科学考察与调查	计算机科学技术	2007-11~2010-11
56	2008FY120200	350种传统医籍整理与深度加工	中国中医科学院中国医史文献研究所	柳长华	国家中医药管理局	704	科技资料整编和图集、典籍编研	中医学与中药学	2008-12~2013-12

续表

序号	项目编号	项目名称	项目承担单位	项目负责人	主管部门	项目经费/万元	项目类型	学科分类	项目起止时间
57	2008FY230200	中医外科肛肠科皮肤科骨科眼科耳鼻喉科术语规范审定	中国中医科学院中国医史文献研究所	朱建平	国家中医药管理局	137	科学规范与标准物质研制	中医学与中药学	2008-12～2011-12
58	2008FY230300	中医精神人口健康与心理学名词规范的制定	中国中医科学院	杨秋莉	国家中医药管理局	91	科学规范与标准物质研制	中医学与中药学	2008-12～2011-11
59	2008FY230400	含醌类地道中药材的测试分析标准方法及标准物质研制	中国科学院武汉植物园	袁晓	中国科学院	162	科学规范与标准物质研制	中医学与中药学	2009-1～2011-12
60	2008FY230500	《中医临床诊疗术语·症状体征部分》国家标准编制项目	中国中医科学院	王志国	国家中医药管理局	142	科学规范与标准物质研制	中医学与中药学	2008-12～2011-12
61	2009FY110100	国民重要心理特征调查	中国科学院心理研究所	张侃	中国科学院	1180	科学考察与调查	心理学	2009-12～2014-12
62	2009FY120100	生物信息学基础信息整编	中国科学院上海生命科学研究院	赵国屏	中国科学院	858	科技资料整编和图集、典籍编研	生物学	2009-12～2014-12
63	2009FY120300	中医药古籍与方志的文献整理	中国中医科学院中医药信息研究所	曹洪欣	国家中医药管理局	820	科技资料整编和图集、典籍编研	中医学与中药学	2009-12～2014-12
64	2009FY210200	西南地区食用菌特异种质资源调查	中华全国供销合作总社昆明食用菌研究所	高观世	中华全国供销合作总社	191	科学考察与调查	生物学	2009-12～2014-12
65	2009FY210500	中国运动员体能素质、身体形态参数调查及参考范围构建	国家体育总局体育科学研究所	冯连世	国家体育总局	189	科学考察与调查	体育科学	2009-1～2013-12
66	2009FY220100	藏药古籍文献的抢救性整理研究	中国藏学研究中心北京藏医院	冯岭	中国藏学研究中心	179	科技资料整编和图集、典籍编研	中医学与中药学	2009-9～2013-8

续表

序号	项目编号	项目名称	项目承担单位	项目负责人	主管部门	项目经费/万元	项目类型	学科分类	项目起止时间
67	2011FY130100	心脑血管与肿瘤疾病诊断重要标志物标准物质的研究	中国计量科学研究院	李红梅	国家质量监督检验检疫总局	862	科学规范与标准物质研制	化学	2011-6～2016-5

① 现为国家卫生健康委员会。

2.2　人口健康领域科技基础性工作项目立项情况分析

2.2.1　项目年度立项变化分析

从 1999 年科技基础性工作专项启动之初，就有人口健康领域项目立项。从立项项目的年度分布来看，2000 年人口健康领域科技基础性工作专项项目立项数量最多，达到 20 项；2001 年和 2007 年也达到了 10 项及以上；其他多数年份立项数量在 5～8 项（图 2-1）。

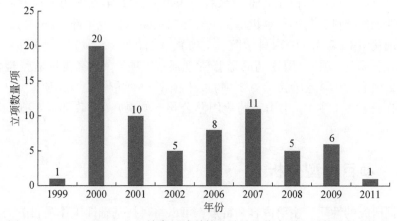

图 2-1　1999～2011 年人口健康领域科技基础性工作专项立项数量年度变化

2.2.2　项目承担单位地域分析

从项目承担单位所在地域（省、自治区、直辖市）来看，1999～2011 年立项的人口健康领域科技基础性工作项目，其第一承担单位绝大多数是在北京，有59项，占比88%；其他地域主要有湖北（3项）、上海（2项）、四川（1项）、山东（1项）、广东（1项）。这种情况主要是由于很多科技基础性工作项目的开展实施往往需要调动大量的科技资源。"国"字头的高等院校、科研院所、企事业单位等在这方面的优势相对更加明显，这类机构在北京的居多（图2-2）。

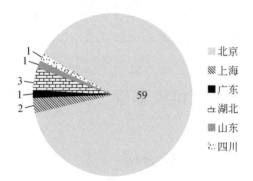

图 2-2　1999～2011 年人口健康领域科技基础性工作项目承担单位所在地域

2.2.3　项目第一承担单位主管部门分析

从项目第一承担单位主管部门来看，1999～2011 年立项的人口健康领域科技基础性工作项目，其第一承担单位主管部门主要包括卫生部（26项）、国家中医药管理局（16项）、中国科学院（5项）、教育部（5项）、公安部（2项）、国家体育总局（2项）、国家药品监督管理局（2项）、国家质量监督检验检疫总局（2项）、中国老龄协会（2项）、中国藏学研究中心（2项）、中华全国供销合作总社（1项）、中国医药集团总公司（1项）、民政部（1项）等单位（图2-3）。

2.2.4　项目类型分析

根据研究的性质、主要内容和特点，可以将科技基础性工作项目分为科学考察与调查，科技资料整编和图集、典籍编研，以及科学规范与标准物质研制三大类。1999～2011 年，人口健康领域科技基础性工作项目中，科学考察与调查类项目数量最多，达到36项，其次是科学规范与标准物质研制类21项，科技资料整编和图集、典籍编研类为10项（图2-4）。

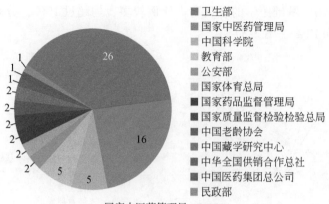

图 2-3　1999～2011 年人口健康领域科技基础性工作项目承担单位主管部门情况

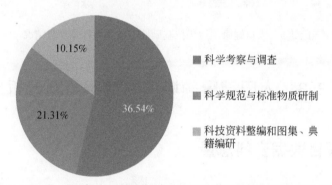

图 2-4　1999～2011 年人口健康领域科技基础性工作项目各类型比例情况

2.2.5　项目涉及学科领域分析

人口健康领域科技基础性工作项目涉及的专业领域范围广、学科多。按照《中华人民共和国学科分类与代码国家标准》（GB/T 13745—2009），将 1999～2011 年人口健康领域科技基础性工作项目按照研究的主要内容和方向进行划分，涉及一级学科 14 个，主要有（按学科代码排序）：（150）化学（1 项）、（180）生物学（9 项）、（190）心理学（2 项）、（240）水产学（1 项）、（310）基础医学（8 项）、（320）临床医学（3 项）、（330）预防医学与公共卫生学（13 项）、（350）药学（2 项）、（360）中医学与中药学（22 项）、（410）工程与技术科学基础学科（2 项）、（520）计算机科学技术（1 项）、（840）社会学（1 项）、（890）体育科学（1 项）、（910）统计学（1 项）。从涉及的学科（一级学科）领域统计来看，（360）中医学与中药学、（330）预防医学与公共卫生学、（180）

生物学和（310）基础医学的项目所占比例较多，均超过 10%，分别达到 33%、19%、13% 和 12%（图 2-5）。

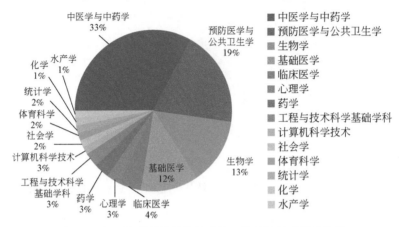

图 2-5　人口健康领域科技基础性工作项目涉及学科情况

2.3　人口健康领域项目数据资料分析

2.3.1　项目数据资料总量

2006～2011 年，人口健康领域科技基础性工作项目立项 31 项，其中已完成数据汇交和集成整编的有 21 项，数据量合计 5622.38GB，数据详情见表 2-2。

表 2-2　2006～2011 年人口健康领域科技基础性工作项目数据详情

序号	资源标识/项目编号	领域学科	资源名称	资源类型	资源格式	项目编号	项目名称	数据情况
1	G99—A—14a	细胞生物学	重大疾病相关细胞目录	科学数据	doc 文件	G99—A—14a	细胞培养细胞库建设	—
2	G99—A—14a	细胞生物学	支原体检测情况表	科学数据	doc 文件	G99—A—14a	细胞培养细胞库建设	—
3	G99—A—14a	细胞生物学	细胞中心细胞库管理规章	标准规范	—	G99—A—14a	细胞培养细胞库建设	—
4	G99—A—15a	细胞生物学	细胞中心细胞库管理规章实施细则	标准规范	—	G99—A—14a	细胞培养细胞库建设	—
5	G99—A—16a	细胞生物学	细胞培养基配制规范	标准规范	—	G99—A—14a	细胞培养细胞库建设	—

序号	资源标识/项目编号	领域学科	资源名称	资源类型	资源格式	项目编号	项目名称	数据情况
6	G99—A—17a	细胞生物学	细胞入库信息表	标准规范	—	G99—A—14a	细胞培养细胞库建设	—
7	G99—A—18a	细胞生物学	细胞供需协议书	标准规范	—	G99—A—14a	细胞培养细胞库建设	—
8	G99—A—19a	细胞生物学	细胞入库流程	标准规范	—	G99—A—14a	细胞培养细胞库建设	—
9	G99—A—20a	细胞生物学	细胞株系档案	科学数据	—	G99—A—14a	细胞培养细胞库建设	—
10	G99—A—21a	细胞生物学	引进细胞目录	科学数据	—	G99—A—14a	细胞培养细胞库建设	—
11	2000 年度第 127 号	标准科学技术	老龄科学研究基础数据库管理信息系统方案	文献	—	2000 年度第 127 号	老龄科学研究基础数据库	—
12	2000 年度第 127 号	标准科学技术	老龄科学研究基础数据库元数据集	科学数据	—	2000 年度第 127 号	老龄科学研究基础数据库	—
13	2000 年度第 127 号	标准科学技术	老龄科学研究基础数据库软件系统简明操作手册	文献	—	2000 年度第 127 号	老龄科学研究基础数据库	—
14	2000 年度第 127 号	标准科学技术	老龄科学研究链接地址库明细表	文献	—	2000 年度第 127 号	老龄科学研究基础数据库	—
15	2000 年度第 127 号	标准科学技术	老龄科学研究基础数据库中文文献分类表（初稿）	文献	—	2000 年度第 127 号	老龄科学研究基础数据库	—
16	2000 年度第 56 号	中医学与中药学	《科学技术名词审定的原则及方法》	标准规范	doc 文件	2000 年度第 56 号	中医药基本名词术语规范化研究	—
17	2000 年度第 56 号	中医学与中药学	《中医药学名词审定原则与方法》	标准规范	doc 文件	2000 年度第 56 号	中医药基本名词术语规范化研究	—
18	2000 年度第 56 号	中医学与中药学	《中医药学名词·基本名词选词原则》	标准规范	doc 文件	2000 年度第 56 号	中医药基本名词术语规范化研究	—
19	2000 年度第 56 号	中医学与中药学	《中医药基本名词英译原则及方法》	标准规范	doc 文件	2000 年度第 56 号	中医药基本名词术语规范化研究	—

续表

序号	资源标识/项目编号	领域学科	资源名称	资源类型	资源格式	项目编号	项目名称	数据情况
20	2000年度第56号	中医学与中药学	《中医药基本名词》（中文名词表、英文对译表、注释）	标准规范	doc文件	2000年度第56号	中医药基本名词术语规范化研究	—
21	2000年度第56号	中医学与中药学	中医名词数据库	科学数据	access数据库文件	2000年度第56号	中医药基本名词术语规范化研究	—
22	2000年度第56号	中医学与中药学	论文目录	文献	doc文件	2000年度第56号	中医药基本名词术语规范化研究	—
23	2000年度第56号	中医学与中药学	名词考证专论目录	文献	doc文件	2000年度第56号	中医药基本名词术语规范化研究	—
24	2000年度第56号	中医学与中药学	《中医药名词规范研究简报》8期目录	文献	doc文件	2000年度第56号	中医药基本名词术语规范化研究	—
25	2000年度第58号	中医学	海外主要图书馆收藏中医古籍调查报告	典籍	doc文件	2000年度第58号	国内失传中医善本古籍的抢救回归与发掘研究	—
26	2000年度第58号	中医学	海外回归中医善本古籍丛书	典籍	doc文件	2000年度第58号	国内失传中医善本古籍的抢救回归与发掘研究	—
27	2000年度第58号	中医学	中国大陆失传中医古籍种类调查报告	典籍	doc文件	2000年度第58号	国内失传中医善本古籍的抢救回归与发掘研究	—
28	2000年度第58号	中医学	德国藏中医抄本	典籍	doc文件	2000年度第58号	国内失传中医善本古籍的抢救回归与发掘研究	—
29	2000年度第58号	中医学	中医孤本大全	典籍	doc文件	2000年度第58号	国内失传中医善本古籍的抢救回归与发掘研究	—
30	2001DEA30031	人体生理学	生理原始数据	科学数据	sav文件	2001DEA30031	人体生理常数数据库	—
31	2001DEA30031	人体生理学	广西心理原始数据	科学数据	sav文件	2001DEA30031	人体生理常数数据库	—

续表

序号	资源标识/项目编号	领域学科	资源名称	资源类型	资源格式	项目编号	项目名称	数据情况
32	2001DEA30031	人体生理学	河北心理原始数据	科学数据	sav 文件	2001DEA30031	人体生理常数数据库	—
33	2001DEA30031	人体生理学	浙江心理原始数据	科学数据	sav 文件	2001DEA30031	人体生理常数数据库	—
34	2001DEA30031	人体生理学	心理问卷	科学数据	doc 文件	2001DEA30031	人体生理常数数据库	—
35	2001DEA30031	人体生理学	《中国人群生理常数与心理状况—21 世纪初中国部分省（区）市人群调查报告》	文献	—	2001DEA30031	人体生理常数数据库	—
36	2001DEA30032	医学细胞生物学	源于中国人的部分基因及 EST 数据	科学数据	—	2001DEA30032	中国生物医学数据库（基因、染色体、蛋白质、细胞）	—
37	2001DEA30032	医学细胞生物学	神经系统模型数据库	科学数据	—	2001DEA30032	中国生物医学数据库（基因、染色体、蛋白质、细胞）	—
38	2001DEA30032	医学细胞生物学	汉、藏和彝族等人群的人类白细胞抗原 DRB、DQA、DQB1 和 DPB1 等位点的等位基因及其单倍型数据	科学数据	—	2001DEA30032	中国生物医学数据库（基因、染色体、蛋白质、细胞）	—
39	2001DEA30032	医学细胞生物学	苯丙酮尿症、杜氏肌营养不良症、脊肌萎缩和肝豆状核变性等遗传病的数据资料	科学数据	—	2001DEA30032	中国生物医学数据库（基因、染色体、蛋白质、细胞）	—
40	2001DEA30032	医学细胞生物学	20 种染色体病数据资料	科学数据	—	2001DEA30032	中国生物医学数据库（基因、染色体、蛋白质、细胞）	—

续表

序号	资源标识/ 项目编号	领域学科	资源名称	资源类型	资源格式	项目编号	项目名称	数据 情况
41	2001DEA 30032	医学细胞 生物学	中国人蛋白质 组相关数据以 及与生殖和神 经系统相关子 数据库	科学数据	—	2001DEA 30032	中国生物医 学数据库 （基因、染色 体、蛋白质、 细胞）	—
42	2001DEA 30032	医学细胞 生物学	红细胞酯酶 D 示范子数据库	科学数据	—	2001DEA 30032	中国生物医 学数据库 （基因、染色 体、蛋白质、 细胞）	—
43	2001DEA 30032	医学细胞 生物学	1991 年全国第3 次高血压（包 括肥胖）抽样 调查	科学数据	—	2001DEA 30032	中国生物医 学数据库 （基因、染色 体、蛋白质、 细胞）	—
44	2001DEA 30032	医学细胞 生物学	高血压和冠心 病相关基因的 定位、多态性 及其关联研究 分析数据库	科学数据	—	2001DEA 30032	中国生物医 学数据库 （基因、染色 体、蛋白质、 细胞）	—
45	2001DEA 30032	医学细胞 生物学	病毒基本信息 数据库	科学数据	—	2001DEA 30032	中国生物医 学数据库 （基因、染色 体、蛋白质、 细胞）	—
46	2001DEA 30032	医学细胞 生物学	突变肾–后肢畸 形及老年痴呆 病① DNA 重组 近交系动物模 型的遗传型、 表现型以及临 床表现、病理 学、行为学和 生理指标资料 等特征数据	科学数据	—	2001DEA 30032	中国生物医 学数据库 （基因、染色 体、蛋白质、 细胞）	—
47	2002DEA 30044	医学细胞 生物学	基因数据库	科学数据	—	2002DEA 30044	中国生物医 学数据库 （基因、染色 体、蛋白质、 细胞）	—

---

① 即阿尔茨海默病。

续表

序号	资源标识/项目编号	领域学科	资源名称	资源类型	资源格式	项目编号	项目名称	数据情况
48	2002DEA30044	医学细胞生物学	蛋白质数据库	科学数据	—	2002DEA30044	中国生物医学数据库(基因、染色体、蛋白质、细胞)	—
49	2002DEA30044	医学细胞生物学	染色体数据库	科学数据	—	2002DEA30044	中国生物医学数据库(基因、染色体、蛋白质、细胞)	—
50	2002DEA30044	医学细胞生物学	细胞数据库	科学数据	—	2002DEA30044	中国生物医学数据库(基因、染色体、蛋白质、细胞)	—
51	2002DEA30044	医学细胞生物学	复杂疾病数据库	科学数据	—	2002DEA30044	中国生物医学数据库(基因、染色体、蛋白质、细胞)	—
52	2002DEA30044	医学细胞生物学	人类疾病动物模型数据库	科学数据	—	2002DEA30044	中国生物医学数据库(基因、染色体、蛋白质、细胞)	—
53	2002DIA40018	人体生理学	生理原始数据	科学数据	sav 文件	2002DIA40018	人体生理常数数据库	—
54	2002DIA40018	人体生理学	广西心理原始数据	科学数据	sav 文件	2002DIA40018	人体生理常数数据库	—
55	2002DIA40018	人体生理学	河北心理原始数据	科学数据	sav 文件	2002DIA40018	人体生理常数数据库	—
56	2002DIA40018	人体生理学	浙江心理原始数据	科学数据	sav 文件	2002DIA40018	人体生理常数数据库	—
57	2002DIA40018	人体生理学	心理问卷	科学数据	doc 文件	2002DIA40018	人体生理常数数据库	—
58	2002DIB40097	全科医学	脑缺血模型	其他	—	2002DIB40097	VEGF、自体神经干细胞治疗脑缺血的实验研究	—

续表

序号	资源标识/项目编号	领域学科	资源名称	资源类型	资源格式	项目编号	项目名称	数据情况
59	2002DIB 40097	全科医学	一套完善的脑缺血治疗的评估方法	其他	—	2002DIB 40097	VEGF、自体神经干细胞治疗脑缺血的实验研究	—
60	2002DIB 40097	全科医学	24篇高质量论文	文献	—	2002DIB 40097	VEGF、自体神经干细胞治疗脑缺血的实验研究	—
61	2006FY 110400—01—2015 042201	发展心理学	2009年中国儿童青少年认知能力发展数据库	科学数据	sav文件	2006FY 110400	中国儿童青少年心理发育特征调查	2.5MB 35 941条
62	2006FY 110400—02—2015 042202	发展心理学	2009年中国儿童青少年学业成就数据库	科学数据	sav文件	2006FY 110400	中国儿童青少年心理发育特征调查	1.17MB 28 817条
63	2006FY 110400—03—2015 042203	发展心理学	2009年中国儿童青少年社会适应数据库	科学数据	sav文件	2006FY 110400	中国儿童青少年心理发育特征调查	761KB 24 013条
64	2006FY 110400—04—2015 042204	发展心理学	2009年中国儿童青少年临床-认知能力数据库	科学数据	sav文件	2006FY 110400	中国儿童青少年心理发育特征调查	2.36MB 437条
65	2006FY 110400—05—2015 042205	发展心理学	2009年中国儿童青少年临床-社会适应数据库	科学数据	sav文件	2006FY 110400	中国儿童青少年心理发育特征调查	24.4MB 30条
66	2006FY 220100—01—2014 090901	中医学	古代针灸理论文献汇辑	论文专著	pdf文件	2006FY 220100	针灸理论文献通考——概念术语规范与理论的科学表达	40MB
67	2006FY 220100—02—2015 061102	中医学	先秦两汉非医文献针灸理论资料汇辑	论文专著	pdf文件	2006FY 220100	针灸理论文献通考——概念术语规范与理论的科学表达	2MB

序号	资源标识/项目编号	领域学科	资源名称	资源类型	资源格式	项目编号	项目名称	数据情况
68	2006FY 220100—03—2015 061103	中医学	《针灸学基本概念术语通典》	论文专著	pdf 文件	2006FY 220100	针灸理论文献通考——概念术语规范与理论的科学表达	11MB
69	2006FY 220100—04—2015 061104	中医学	《针灸学基本概念术语文献通考》	论文专著	pdf 文件	2006FY 220100	针灸理论文献通考——概念术语规范与理论的科学表达	5MB
70	2006FY 220100—05—2015 061105	中医学	《针灸学基本理论》初稿	论文专著	pdf 文件	2006FY 220100	针灸理论文献通考——概念术语规范与理论的科学表达	2MB
71	2006FY 230200—01—2014 091601	妇幼卫生学	2007～2008年中国城市地区母乳喂养婴儿社会人口学信息数据库	科学数据	xls 文件	2006FY 230200	中国母乳喂养婴儿生长速率监测及标准值研究	319KB 1 840 条
72	2006FY 230200—02—2014 091602	妇幼卫生学	2007～2008年中国农村地区母乳喂养婴儿社会人口学信息数据库	科学数据	xls 文件	2006FY 230200	中国母乳喂养婴儿生长速率监测及标准值研究	528KB 764 条
73	2006FY 230200—03—2014 091603	妇幼卫生学	2007～2009年中国城市地区母乳喂养婴儿生长发育数据库	科学数据	xls 文件	2006FY 230200	中国母乳喂养婴儿生长速率监测及标准值研究	8.05MB 25 465 条
74	2006FY 230200—04—2014 091604	妇幼卫生学	2007～2009年中国农村地区母乳喂养婴儿生长发育数据库	科学数据	xls 文件	2006FY 230200	中国母乳喂养婴儿生长速率监测及标准值研究	3.5MB 11 505 条
75	2006FY 230200—05—2014 091705	妇幼卫生学	中国城市地区母乳喂养婴儿生长发育状况研究结果	研究报告	pdf 文件	2006FY 230200	中国母乳喂养婴儿生长速率监测及标准值研究	5.53MB

续表

序号	资源标识/项目编号	领域学科	资源名称	资源类型	资源格式	项目编号	项目名称	数据情况
76	2006FY 230200—06—2014 091706	妇幼卫生学	中国农村地区母乳喂养婴儿生长发育状况研究结果	研究报告	pdf文件	2006FY 230200	中国母乳喂养婴儿生长速率监测及标准值研究	3.01MB
77	2006FY 230200—07—2014 091907	妇幼卫生学	中国母乳喂养婴儿生长发育监测网络	图集及其他	doc文件	2006FY 230200	中国母乳喂养婴儿生长速率监测及标准值研究	122KB
78	2006FY 230200—08—2014 121208	妇幼卫生学	中国母乳喂养婴儿生长速率监测及标准值研究	论文专著	pdf文件	2006FY 230200	中国母乳喂养婴儿生长速率监测及标准值研究	4.75MB
79	2006FY 230300—01—2016 112201	临床诊断学	2007～2009年中国运动员生化代谢参数数据集	科学数据	xls文件	2006FY 230300	中国运动员生化代谢与分子生物学参数调查及参考范围的建立	521KB 1 455条
80	2006FY 230300—02—2016 112202	临床诊断学	2007～2009年中国运动员血常规参数数据集	科学数据	xls文件	2006FY 230300	中国运动员生化代谢与分子生物学参数调查及参考范围的建立	362KB 1 094条
81	2006FY 230300—03—2016 112203	临床诊断学	2007～2009年中国运动员免疫学参数数据集	科学数据	xls文件	2006FY 230300	中国运动员生化代谢与分子生物学参数调查及参考范围的建立	269KB 1 052条
82	2006FY 230300—04—2016 112204	临床诊断学	2007～2009年中国运动员激素代谢参数数据集	科学数据	xls文件	2006FY 230300	中国运动员生化代谢与分子生物学参数调查及参考范围的建立	247KB 1 091条
83	2006FY 230300—05—2016 112205	临床诊断学	2007～2009年中国运动员血清微量元素检测分析数据集	科学数据	xls文件	2006FY 230300	中国运动员生化代谢与分子生物学参数调查及参考范围的建立	268KB 874条

续表

序号	资源标识/项目编号	领域学科	资源名称	资源类型	资源格式	项目编号	项目名称	数据情况
84	2006FY230300—06—2016112206	临床诊断学	2007～2009年中国运动员运动相关基因表达参数数据集	科学数据	xls 文件	2006FY230300	中国运动员生化代谢与分子生物学参数调查及参考范围的建立	176KB457 条
85	2006FY230300—07—2016112207	临床诊断学	2007～2009年中国运动员运动相关基因SNP 分析数据集	科学数据	xls 文件	2006FY230300	中国运动员生化代谢与分子生物学参数调查及参考范围的建立	396KB1 079 条
86	2006FY230300—08—2016112208	临床诊断学	2007～2009年中国运动员血清肽谱检测分析数据集	科学数据	xls 文件	2006FY230300	中国运动员生化代谢与分子生物学参数调查及参考范围的建立	780KB
87	2006FY230300—09—2016112209	临床诊断学	《运动与健康——中国优秀运动员生物化学及分子生物学基础参数体系》	论文专著	doc 文件	2006FY230300	中国运动员生化代谢与分子生物学参数调查及参考范围的建立	10 764KB
88	2006FY231100—01—2015120401	基础医学其他学科	人体骨骼信息数据元数据标准	标准规范	doc 文件	2006FY231100	法医人类学信息资源调查	52KB
89	2006FY231100—02—2015120402	基础医学其他学科	《化石人类骨骼标本图像库》图像采集标准	标准规范	doc 文件	2006FY231100	法医人类学信息资源调查	87KB
90	2006FY231100—03—2015120403	基础医学其他学科	《墓葬人类骨骼标本图像库》图像采集标准	标准规范	doc 文件	2006FY231100	法医人类学信息资源调查	78KB
91	2006FY231100—04—2015120404	基础医学其他学科	《墓葬人体骨骼标本数据库》数据采集标准	标准规范	doc 文件	2006FY231100	法医人类学信息资源调查	705KB

续表

序号	资源标识/项目编号	领域学科	资源名称	资源类型	资源格式	项目编号	项目名称	数据情况
92	2006FY 231100—05—2015 120405	基础医学其他学科	《现代人体骨骼X光片图像库》图像采集标准	标准规范	doc 文件	2006FY 231100	法医人类学信息资源调查	66KB
93	2006FY 231100—06—2015 120406	基础医学其他学科	《现代人体骨骼标本数据库》数据采集标准	标准规范	doc 文件	2006FY 231100	法医人类学信息资源调查	598KB
94	2006FY 231100—07—2015 120407	基础医学其他学科	《现代人体骨骼标本图像库》图像采集标准	标准规范	doc 文件	2006FY 231100	法医人类学信息资源调查	186KB
95	2006FY 231100—08—2015 120408	基础医学其他学科	现代人骨骼信息数据库	科学数据	xls 文件、jpg 文件	2006FY 231100	法医人类学信息资源调查	28.1GB
96	2006FY 231100—09—2015 120409	基础医学其他学科	化石人类骨骼信息数据库	科学数据	xls 文件、jpg 文件	2006FY 231100	法医人类学信息资源调查	92.3MB
97	2006FY 231100—10—2015 120410	基础医学其他学科	墓葬人体骨骼信息数据库	科学数据	xls 文件、jpg 文件	2006FY 231100	法医人类学信息资源调查	1.4GB
98	2007FY 110600—01—2014 072501	中药学	2008～2012年73种药用植物静态调查报告	研究报告	doc 文件	2007FY 110600	珍稀濒危和大宗常用药用植物资源调查	1.29GB
99	2007FY 110600—02—2014 072502	中药学	2008～2012年12种药用植物动态调查报告	研究报告	doc 文件	2007FY 110600	珍稀濒危和大宗常用药用植物资源调查	120MB
100	2007FY 110600—03—2014 072503	中药学	2008～2012年6种药用植物基于3S技术资源调查报告	研究报告	doc 文件	2007FY 110600	珍稀濒危和大宗常用药用植物资源调查	4.7MB
101	2007FY 110600—04—2014 072504	中药学	2007～2011年5个重点药材市场调查报告	研究报告	doc 文件	2007FY 110600	珍稀濒危和大宗常用药用植物资源调查	16.6MB

续表

序号	资源标识/项目编号	领域学科	资源名称	资源类型	资源格式	项目编号	项目名称	数据情况
102	2007FY110600—05—2014072505	中药学	2007～2011年5个重点中药材市场目录数据库	科学数据	doc文件、xls文件	2007FY110600	珍稀濒危和大宗常用药用植物资源调查	6.29MB3 336条
103	2007FY110600—06—2014072506	中药学	2008～2012年珍稀濒危和常用药用植物资源静态调查数据库	科学数据	xls文件	2007FY110600	珍稀濒危和大宗常用药用植物资源调查	4.49MB12 979条
104	2007FY110600—07—2014102707	中药学	2008～2012年珍稀濒危和常用药用植物资源动态调查数据库	科学数据	xls文件	2007FY110600	珍稀濒危和大宗常用药用植物资源调查	638KB972条
105	2007FY110600—08—2014112008	中药学	中国珍稀濒危药用植物资源调查专著	论文专著	doc文件	2007FY110600	珍稀濒危和大宗常用药用植物资源调查	78.5MB
106	2007FY130100—01—2014072301	标准科学技术	延胡索乙素纯度标准物质	标本资源	xls文件、doc文件、jpg文件	2007FY130100	道地中药材及主要成分的标准物质研制与分析方法研究	9.64MB
107	2007FY130100—02—2014072302	标准科学技术	丹皮酚纯度标准物质	标本资源	xls文件、doc文件、jpg文件	2007FY130100	道地中药材及主要成分的标准物质研制与分析方法研究	8.83MB
108	2007FY130100—03—2014072303	标准科学技术	穿心莲内酯纯度标准物质	标本资源	xls文件、doc文件、jpg文件	2007FY130100	道地中药材及主要成分的标准物质研制与分析方法研究	7.56MB
109	2007FY130100—04—2014072604	标准科学技术	葛根素纯度标准物质	标本资源	xls文件、doc文件、jpg文件	2007FY130100	道地中药材及主要成分的标准物质研制与分析方法研究	9.37MB

续表

序号	资源标识/项目编号	领域学科	资源名称	资源类型	资源格式	项目编号	项目名称	数据情况
110	2007FY130100—05—2014072605	标准科学技术	苦参碱纯度标准物质	标本资源	xls 文件、doc 文件、jpg 文件	2007FY130100	道地中药材及主要成分的标准物质研制与分析方法研究	9.79MB
111	2007FY130100—06—2014072606	标准科学技术	大黄素纯度标准物质	标本资源	xls 文件、doc 文件、jpg 文件	2007FY130100	道地中药材及主要成分的标准物质研制与分析方法研究	6.24MB
112	2007FY130100—07—2014072607	标准科学技术	橙皮素纯度标准物质	标本资源	xls 文件、doc 文件、jpg 文件	2007FY130100	道地中药材及主要成分的标准物质研制与分析方法研究	12MB
113	2007FY130100—08—2014072608	标准科学技术	薯蓣皂苷元纯度标准物质	标本资源	xls 文件、doc 文件、jpg 文件	2007FY130100	道地中药材及主要成分的标准物质研制与分析方法研究	14.2MB
114	2007FY130100—09—2014072809	标准科学技术	黄芩素纯度标准物质	标本资源	xls 文件、doc 文件、jpg 文件	2007FY130100	道地中药材及主要成分的标准物质研制与分析方法研究	6.05MB
115	2007FY130100—100—20140728100	标准科学技术	徐长卿中丹皮酚成分分析标准物质	标本资源	xls 文件、doc 文件、jpg 文件	2007FY130100	道地中药材及主要成分的标准物质研制与分析方法研究	4.31MB
116	2007FY130100—101—20140728101	标准科学技术	杜仲叶中绿原酸成分分析标准物质	标本资源	xls 文件、doc 文件、jpg 文件	2007FY130100	道地中药材及主要成分的标准物质研制与分析方法研究	4.12MB
117	2007FY130100—10—2014072810	标准科学技术	藜芦醛纯度标准物质	标本资源	xls 文件、doc 文件、jpg 文件	2007FY130100	道地中药材及主要成分的标准物质研制与分析方法研究	5.03MB

续表

序号	资源标识/ 项目编号	领域学科	资源名称	资源类型	资源格式	项目编号	项目名称	数据 情况
118	2007FY 130100— 102—2014 0728102	标准科学技术	葛根中葛根素成分分析标准物质	标本资源	xls文件、 doc文件、 jpg文件	2007FY 130100	道地中药材及主要成分的标准物质研制与分析方法研究	641KB
119	2007FY 130100— 103—2014 0728103	标准科学技术	牡丹皮中丹皮酚成分分析标准物质	标本资源	xls文件、 doc文件、 jpg文件	2007FY 130100	道地中药材及主要成分的标准物质研制与分析方法研究	4.36MB
120	2007FY 130100— 104—2014 0728104	标准科学技术	穿心莲中穿心莲内酯成分分析标准物质	标本资源	xls文件、 doc文件、 jpg文件	2007FY 130100	道地中药材及主要成分的标准物质研制与分析方法研究	4.37MB
121	2007FY 130100— 105—2014 0728105	标准科学技术	穿山龙中薯蓣皂苷元成分分析标准物质	标本资源	xls文件、 doc文件、 jpg文件	2007FY 130100	道地中药材及主要成分的标准物质研制与分析方法研究	4.3MB
122	2007FY 130100— 106—2014 0728106	标准科学技术	桑叶中槲皮素成分分析标准物质	标本资源	xls文件、 doc文件、 jpg文件	2007FY 130100	道地中药材及主要成分的标准物质研制与分析方法研究	660KB
123	2007FY 130100— 107—2014 0728107	标准科学技术	延胡索中延胡索乙素成分分析标准物质	标本资源	xls文件、 doc文件、 jpg文件	2007FY 130100	道地中药材及主要成分的标准物质研制与分析方法研究	653KB
124	2007FY 130100— 108—2014 0728108	标准科学技术	山豆根中苦参碱成分分析标准物质	标本资源	xls文件、 doc文件、 jpg文件	2007FY 130100	道地中药材及主要成分的标准物质研制与分析方法研究	610KB
125	2007FY 130100— 109—2014 0728109	标准科学技术	菊花中绿原酸成分分析标准物质	标本资源	xls文件、 doc文件、 jpg文件	2007FY 130100	道地中药材及主要成分的标准物质研制与分析方法研究	632KB

续表

序号	资源标识/项目编号	领域学科	资源名称	资源类型	资源格式	项目编号	项目名称	数据情况
126	2007FY 130100—110—2014 0728110	标准科学技术	菟丝子中山柰酚成分分析标准物质	标本资源	xls 文件、doc 文件、jpg 文件	2007FY 130100	道地中药材及主要成分的标准物质研制与分析方法研究	4.1MB
127	2007FY 130100—111—2014 0728111	标准科学技术	瓦松中山柰酚成分分析标准物质	标本资源	xls 文件、doc 文件、jpg 文件	2007FY 130100	道地中药材及主要成分的标准物质研制与分析方法研究	4.15MB
128	2007FY 130100—11—2014 072811	标准科学技术	阿魏酸纯度标准物质	标本资源	xls 文件、doc 文件、jpg 文件	2007FY 130100	道地中药材及主要成分的标准物质研制与分析方法研究	14.4MB
129	2007FY 130100—112—2014 0728112	标准科学技术	罗布麻叶中槲皮素成分分析标准物质	标本资源	xls 文件、doc 文件、jpg 文件	2007FY 130100	道地中药材及主要成分的标准物质研制与分析方法研究	4.56MB
130	2007FY 130100—113—2014 0728113	标准科学技术	红花中山柰酚成分分析标准物质	标本资源	xls 文件、doc 文件、jpg 文件	2007FY 130100	道地中药材及主要成分的标准物质研制与分析方法研究	4.48MB
131	2007FY 130100—114—2014 0729114	标准科学技术	忍冬藤中绿原酸成分分析标准物质	标本资源	xls 文件、doc 文件、jpg 文件	2007FY 130100	道地中药材及主要成分的标准物质研制与分析方法研究	2.17MB
132	2007FY 130100—115—2014 0729115	标准科学技术	独活中蛇床子素成分分析标准物质	标本资源	xls 文件、doc 文件、jpg 文件	2007FY 130100	道地中药材及主要成分的标准物质研制与分析方法研究	719KB
133	2007FY 130100—116—2014 0729116	标准科学技术	栀子中栀子苷成分分析标准物质	标本资源	xls 文件、doc 文件、jpg 文件	2007FY 130100	道地中药材及主要成分的标准物质研制与分析方法研究	5.26MB

续表

序号	资源标识/项目编号	领域学科	资源名称	资源类型	资源格式	项目编号	项目名称	数据情况
134	2007FY 130100—117—2014 0729117	标准科学技术	虎杖中大黄素成分分析标准物质	标本资源	xls 文件、doc 文件、jpg 文件	2007FY 130100	道地中药材及主要成分的标准物质研制与分析方法研究	637KB
135	2007FY 130100—118—2014 0729118	标准科学技术	三棵针中盐酸小檗碱成分分析标准物质	标本资源	xls 文件、doc 文件、jpg 文件	2007FY 130100	道地中药材及主要成分的标准物质研制与分析方法研究	4.92MB
136	2007FY 130100—119—2014 0729119	标准科学技术	地榆中没食子酸成分分析标准物质	标本资源	xls 文件、doc 文件、jpg 文件	2007FY 130100	道地中药材及主要成分的标准物质研制与分析方法研究	4.87MB
137	2007FY 130100—120—2014 0729120	标准科学技术	黄藤中盐酸巴马汀成分分析标准物质	标本资源	xls 文件、doc 文件、jpg 文件	2007FY 130100	道地中药材及主要成分的标准物质研制与分析方法研究	678KB
138	2007FY 130100—121—2014 0729121	标准科学技术	丹参中丹参酮IIA 成分分析标准物质	标本资源	xls 文件、doc 文件、jpg 文件	2007FY 130100	道地中药材及主要成分的标准物质研制与分析方法研究	5.23MB
139	2007FY 130100—12—2014 072812	标准科学技术	熊果酸纯度标准物质	标本资源	xls 文件、doc 文件、jpg 文件	2007FY 130100	道地中药材及主要成分的标准物质研制与分析方法研究	17.9MB
140	2007FY 130100—122—2014 0729122	标准科学技术	虎杖中虎杖苷成分分析标准物质	标本资源	xls 文件、doc 文件、jpg 文件	2007FY 130100	道地中药材及主要成分的标准物质研制与分析方法研究	5.02MB
141	2007FY 130100—123—2014 0729123	标准科学技术	黄芩中黄芩素成分分析标准物质	标本资源	xls 文件、doc 文件、jpg 文件	2007FY 130100	道地中药材及主要成分的标准物质研制与分析方法研究	5.93MB

续表

序号	资源标识/项目编号	领域学科	资源名称	资源类型	资源格式	项目编号	项目名称	数据情况
142	2007FY130100—124—20140729124	标准科学技术	金钱草中山奈酚成分分析标准物质	标本资源	xls 文件、doc 文件、jpg 文件	2007FY130100	道地中药材及主要成分的标准物质研制与分析方法研究	633KB
143	2007FY130100—125—20140729125	标准科学技术	木贼中山奈酚成分分析标准物质	标本资源	xls 文件、doc 文件、jpg 文件	2007FY130100	道地中药材及主要成分的标准物质研制与分析方法研究	687KB
144	2007FY130100—126—20140729126	标准科学技术	独一味中木犀草素成分分析标准物质	标本资源	xls 文件、doc 文件、jpg 文件	2007FY130100	道地中药材及主要成分的标准物质研制与分析方法研究	5.86MB
145	2007FY130100—127—20140729127	标准科学技术	蒲公英中咖啡酸成分分析标准物质	标本资源	xls 文件、doc 文件、jpg 文件	2007FY130100	道地中药材及主要成分的标准物质研制与分析方法研究	5.78MB
146	2007FY130100—128—20140729128	标准科学技术	石韦中绿原酸成分分析标准物质	标本资源	xls 文件、doc 文件、jpg 文件	2007FY130100	道地中药材及主要成分的标准物质研制与分析方法研究	669KB
147	2007FY130100—129—20140729129	标准科学技术	厚朴中厚朴酚成分分析标准物质	标本资源	xls 文件、doc 文件、jpg 文件	2007FY130100	道地中药材及主要成分的标准物质研制与分析方法研究	5.69MB
148	2007FY130100—130—20140729130	标准科学技术	厚朴中和厚朴酚成分分析标准物质	标本资源	xls 文件、doc 文件、jpg 文件	2007FY130100	道地中药材及主要成分的标准物质研制与分析方法研究	683KB
149	2007FY130100—131—20140729131	标准科学技术	虎杖中白藜芦醇成分分析标准物质	标本资源	xls 文件、doc 文件、jpg 文件	2007FY130100	道地中药材及主要成分的标准物质研制与分析方法研究	638KB

续表

序号	资源标识/项目编号	领域学科	资源名称	资源类型	资源格式	项目编号	项目名称	数据情况
150	2007FY 130100—13—2014 072813	标准科学技术	栀子苷纯度标准物质	标本资源	xls 文件、doc 文件、jpg 文件	2007FY 130100	道地中药材及主要成分的标准物质研制与分析方法研究	18MB
151	2007FY 130100—132—2014 0729132	标准科学技术	大黄水提取物中大黄素成分分析标准物质	标本资源	xls 文件、doc 文件、jpg 文件	2007FY 130100	道地中药材及主要成分的标准物质研制与分析方法研究	3.5MB
152	2007FY 130100—133—2014 0729133	标准科学技术	牡丹皮水提取物中丹皮酚成分分析标准物质	标本资源	xls 文件、doc 文件、jpg 文件	2007FY 130100	道地中药材及主要成分的标准物质研制与分析方法研究	400KB
153	2007FY 130100—134—2014 0729134	标准科学技术	葛根水提取物中葛根素成分分析标准物质	标本资源	xls 文件、doc 文件、jpg 文件	2007FY 130100	道地中药材及主要成分的标准物质研制与分析方法研究	3.48MB
154	2007FY 130100—135—2014 0729135	标准科学技术	何首乌水提取物中大黄素成分分析标准物质	标本资源	xls 文件、doc 文件、jpg 文件	2007FY 130100	道地中药材及主要成分的标准物质研制与分析方法研究	3.49MB
155	2007FY 130100—136—2014 0729136	标准科学技术	忍冬藤水提取物中绿原酸成分分析标准物质	标本资源	xls 文件、doc 文件、jpg 文件	2007FY 130100	道地中药材及主要成分的标准物质研制与分析方法研究	3.59MB
156	2007FY 130100—137—2014 0729137	标准科学技术	天麻水提取物中天麻素成分分析标准物质	标本资源	xls 文件、doc 文件、jpg 文件	2007FY 130100	道地中药材及主要成分的标准物质研制与分析方法研究	3.55MB
157	2007FY 130100—138—2014 0729138	标准科学技术	黄柏水提取物中盐酸小檗碱成分分析标准物质	标本资源	xls 文件、doc 文件、jpg 文件	2007FY 130100	道地中药材及主要成分的标准物质研制与分析方法研究	3.6MB

序号	资源标识/ 项目编号	领域学科	资源名称	资源类型	资源格式	项目编号	项目名称	数据 情况
158	2007FY 130100— 139—2014 0729139	标准科学技术	杜仲叶水提取物中绿原酸成分分析标准物质	标本资源	xls 文件、 doc 文件、 jpg 文件	2007FY 130100	道地中药材及主要成分的标准物质研制与分析方法研究	3.64MB
159	2007FY 130100— 140—2014 0729140	标准科学技术	蛇床子水提取物中蛇床子素成分分析标准物质	标本资源	xls 文件、 doc 文件、 jpg 文件	2007FY 130100	道地中药材及主要成分的标准物质研制与分析方法研究	3.64MB
160	2007FY 130100— 141—2014 0729141	标准科学技术	枳实水提取物中辛弗林成分分析标准物质	标本资源	xls 文件、 doc 文件、 jpg 文件	2007FY 130100	道地中药材及主要成分的标准物质研制与分析方法研究	388KB
161	2007FY 130100— 14—2014 072814	标准科学技术	熊果苷纯度标准物质	标本资源	xls 文件、 doc 文件、 jpg 文件	2007FY 130100	道地中药材及主要成分的标准物质研制与分析方法研究	14.3MB
162	2007FY 130100— 142—2014 0729142	标准科学技术	川芎水提取物中阿魏酸成分分析标准物质	标本资源	xls 文件、 doc 文件、 jpg 文件	2007FY 130100	道地中药材及主要成分的标准物质研制与分析方法研究	3.34MB
163	2007FY 130100— 143—2014 0729143	标准科学技术	黄连水提取物中盐酸小檗碱成分分析标准物质	标本资源	xls 文件、 doc 文件、 jpg 文件	2007FY 130100	道地中药材及主要成分的标准物质研制与分析方法研究	407KB
164	2007FY 130100— 144—2014 0729144	标准科学技术	山豆根水提取物中苦参碱成分分析标准物质	标本资源	xls 文件、 doc 文件、 jpg 文件	2007FY 130100	道地中药材及主要成分的标准物质研制与分析方法研究	1.68MB
165	2007FY 130100— 145—2014 0729145	标准科学技术	大黄 95% 乙醇提取物中大黄素成分分析标准物质	标本资源	xls 文件、 doc 文件、 jpg 文件	2007FY 130100	道地中药材及主要成分的标准物质研制与分析方法研究	10KB

续表

序号	资源标识/项目编号	领域学科	资源名称	资源类型	资源格式	项目编号	项目名称	数据情况
166	2007FY130100—146—20140729146	标准科学技术	何首乌95%乙醇提取物中大黄素成分分析标准物质	标本资源	xls文件、doc文件、jpg文件	2007FY130100	道地中药材及主要成分的标准物质研制与分析方法研究	12KB
167	2007FY130100—147—20140729147	标准科学技术	葛根95%乙醇提取物中葛根素成分分析标准物质	标本资源	xls文件、doc文件、jpg文件	2007FY130100	道地中药材及主要成分的标准物质研制与分析方法研究	12KB
168	2007FY130100—148—20140729148	标准科学技术	穿心莲95%乙醇提取物中穿心莲内酯成分分析标准物质	标本资源	xls文件、doc文件、jpg文件	2007FY130100	道地中药材及主要成分的标准物质研制与分析方法研究	11KB
169	2007FY130100—149—20140729149	标准科学技术	穿山龙95%乙醇提取物中薯蓣皂苷元成分分析标准物质	标本资源	xls文件、doc文件、jpg文件	2007FY130100	道地中药材及主要成分的标准物质研制与分析方法研究	13KB
170	2007FY130100—150—20140729150	标准科学技术	延胡索50%乙醇提取物中延胡索乙素成分分析标准物质	标本资源	xls文件、doc文件、jpg文件	2007FY130100	道地中药材及主要成分的标准物质研制与分析方法研究	12KB
171	2007FY130100—151—20140729151	标准科学技术	淫羊藿50%乙醇提取物中淫羊藿苷成分分析标准物质	标本资源	xls文件、doc文件、jpg文件	2007FY130100	道地中药材及主要成分的标准物质研制与分析方法研究	12KB
172	2007FY130100—15—2014072815	标准科学技术	新橙皮苷纯度标准物质	标本资源	xls文件、doc文件、jpg文件	2007FY130100	道地中药材及主要成分的标准物质研制与分析方法研究	10KB
173	2007FY130100—152—20140729152	标准科学技术	黄连95%乙醇提取物中盐酸小檗碱成分分析标准物质	标本资源	xls文件、doc文件、jpg文件	2007FY130100	道地中药材及主要成分的标准物质研制与分析方法研究	12KB

续表

序号	资源标识/项目编号	领域学科	资源名称	资源类型	资源格式	项目编号	项目名称	数据情况
174	2007FY 130100—153—2014 0729153	标准科学技术	山豆根95%乙醇提取物中苦参碱成分分析标准物质	标本资源	xls文件、doc文件、jpg文件	2007FY 130100	道地中药材及主要成分的标准物质研制与分析方法研究	12KB
175	2007FY 130100—154—2014 0729154	标准科学技术	菟丝子95%乙醇提取物中山奈酚成分分析标准物质	标本资源	xls文件、doc文件、jpg文件	2007FY 130100	道地中药材及主要成分的标准物质研制与分析方法研究	11KB
176	2007FY 130100—155—2014 0729155	标准科学技术	忍冬藤50%乙醇提取物中绿原酸成分分析标准物质	标本资源	xls文件、doc文件、jpg文件	2007FY 130100	道地中药材及主要成分的标准物质研制与分析方法研究	12KB
177	2007FY 130100—156—2014 0729156	标准科学技术	瓦松95%乙醇提取物中山奈酚成分分析标准物质	标本资源	xls文件、doc文件、jpg文件	2007FY 130100	道地中药材及主要成分的标准物质研制与分析方法研究	12KB
178	2007FY 130100—157—2014 0729157	标准科学技术	罗布麻叶95%乙醇提取物中槲皮素成分分析标准物质	标本资源	xls文件、doc文件、jpg文件	2007FY 130100	道地中药材及主要成分的标准物质研制与分析方法研究	12KB
179	2007FY 130100—158—2014 0729158	标准科学技术	虎杖95%乙醇提取物中大黄素成分分析标准物质	标本资源	xls文件、doc文件、jpg文件	2007FY 130100	道地中药材及主要成分的标准物质研制与分析方法研究	12 KB
180	2007FY 130100—159—2014 0729159	标准科学技术	三棵针95%乙醇提取物中盐酸小檗碱成分分析标准物质	标本资源	xls文件、doc文件、jpg文件	2007FY 130100	道地中药材及主要成分的标准物质研制与分析方法研究	12 KB
181	2007FY 130100—160—2014 0729160	标准科学技术	地榆95%乙醇提取物中没食子酸成分分析标准物质	标本资源	xls文件、doc文件、jpg文件	2007FY 130100	道地中药材及主要成分的标准物质研制与分析方法研究	12KB

序号	资源标识/项目编号	领域学科	资源名称	资源类型	资源格式	项目编号	项目名称	数据情况
182	2007FY 130100— 161—2014 0729161	标准科学技术	矮地茶95%乙醇提取物中岩白菜素成分分析标准物质	标本资源	xls 文件、doc 文件、jpg 文件	2007FY 130100	道地中药材及主要成分的标准物质研制与分析方法研究	12KB
183	2007FY 130100— 16—2014 072816	标准科学技术	大黄酸纯度标准物质	标本资源	xls 文件、doc 文件、jpg 文件	2007FY 130100	道地中药材及主要成分的标准物质研制与分析方法研究	10KB
184	2007FY 130100— 162—2014 0729162	标准科学技术	独活95%乙醇提取物中蛇床子素成分分析标准物质	标本资源	xls 文件、doc 文件、jpg 文件	2007FY 130100	道地中药材及主要成分的标准物质研制与分析方法研究	12KB
185	2007FY 130100— 163—2014 0729163	标准科学技术	枳实95%乙醇提取物中辛弗林成分分析标准物质	标本资源	xls 文件、doc 文件、jpg 文件	2007FY 130100	道地中药材及主要成分的标准物质研制与分析方法研究	10KB
186	2007FY 130100— 164—2014 0729164	标准科学技术	杜仲叶95%乙醇提取物中绿原酸成分分析标准物质	标本资源	xls 文件、doc 文件、jpg 文件	2007FY 130100	道地中药材及主要成分的标准物质研制与分析方法研究	11KB
187	2007FY 130100— 165—2014 0729165	标准科学技术	虎杖95%乙醇提取物中虎杖苷成分分析标准物质	标本资源	xls 文件、doc 文件、jpg 文件	2007FY 130100	道地中药材及主要成分的标准物质研制与分析方法研究	12KB
188	2007FY 130100— 166—2014 0729166	标准科学技术	黄藤中95%乙醇提取物中盐酸巴马汀成分分析标准物质	标本资源	xls 文件、doc 文件、jpg 文件	2007FY 130100	道地中药材及主要成分的标准物质研制与分析方法研究	10KB
189	2007FY 130100— 167—2014 0729167	标准科学技术	丹参95%乙醇提取物中丹参酮IIA成分分析标准物质	标本资源	xls 文件、doc 文件、jpg 文件	2007FY 130100	道地中药材及主要成分的标准物质研制与分析方法研究	13KB

续表

序号	资源标识/项目编号	领域学科	资源名称	资源类型	资源格式	项目编号	项目名称	数据情况
190	2007FY130100—168—20140729168	标准科学技术	矮地茶水提取物中岩白菜素成分分析标准物质	标本资源	xls 文件、doc 文件、jpg 文件	2007FY130100	道地中药材及主要成分的标准物质研制与分析方法研究	12KB
191	2007FY130100—169—20140729169	标准科学技术	罗布麻叶水提取物中槲皮素成分分析标准物质	标本资源	xls 文件、doc 文件、jpg 文件	2007FY130100	道地中药材及主要成分的标准物质研制与分析方法研究	10KB
192	2007FY130100—170—20140729170	标准科学技术	独活水提取物中蛇床子素成分分析标准物质	标本资源	xls 文件、doc 文件、jpg 文件	2007FY130100	道地中药材及主要成分的标准物质研制与分析方法研究	12KB
193	2007FY130100—171—20140729171	标准科学技术	栀子水提取物中栀子苷成分分析标准物质	标本资源	xls 文件、doc 文件、jpg 文件	2007FY130100	道地中药材及主要成分的标准物质研制与分析方法研究	12KB
194	2007FY130100—17—2014072817	标准科学技术	天麻素纯度标准物质	标本资源	xls 文件、doc 文件、jpg 文件	2007FY130100	道地中药材及主要成分的标准物质研制与分析方法研究	10KB
195	2007FY130100—172—20140729172	标准科学技术	瓦松水提取物中山柰酚成分分析标准物质	标本资源	xls 文件、doc 文件、jpg 文件	2007FY130100	道地中药材及主要成分的标准物质研制与分析方法研究	11KB
196	2007FY130100—173—20140729173	标准科学技术	三棵针水提取物中盐酸小檗碱成分分析标准物质	标本资源	xls 文件、doc 文件、jpg 文件	2007FY130100	道地中药材及主要成分的标准物质研制与分析方法研究	12KB
197	2007FY130100—174—20140729174	标准科学技术	虎杖水提取物中大黄素成分分析标准物质	标本资源	xls 文件、doc 文件、jpg 文件	2007FY130100	道地中药材及主要成分的标准物质研制与分析方法研究	12KB

续表

序号	资源标识/项目编号	领域学科	资源名称	资源类型	资源格式	项目编号	项目名称	数据情况
198	2007FY130100—175—20140729175	标准科学技术	虎杖水提取物中虎杖苷成分分析标准物质	标本资源	xls 文件、doc 文件、jpg 文件	2007FY130100	道地中药材及主要成分的标准物质研制与分析方法研究	12KB
199	2007FY130100—176—20140729176	标准科学技术	石韦水提取物中绿原酸成分分析标准物质	标本资源	xls 文件、doc 文件、jpg 文件	2007FY130100	道地中药材及主要成分的标准物质研制与分析方法研究	12KB
200	2007FY130100—177—20140729177	标准科学技术	黄藤水提取物中盐酸巴马汀成分分析标准物质	标本资源	xls 文件、doc 文件、jpg 文件	2007FY130100	道地中药材及主要成分的标准物质研制与分析方法研究	12KB
201	2007FY130100—178—20140729178	标准科学技术	黄芩 95% 乙醇提取物中黄芩素成分分析标准物质	标本资源	xls 文件、doc 文件、jpg 文件	2007FY130100	道地中药材及主要成分的标准物质研制与分析方法研究	12KB
202	2007FY130100—179—20140729179	标准科学技术	木贼 95% 乙醇提取物中山柰酚成分分析标准物质	标本资源	xls 文件、doc 文件、jpg 文件	2007FY130100	道地中药材及主要成分的标准物质研制与分析方法研究	12KB
203	2007FY130100—180—20140729180	标准科学技术	菊花 95% 乙醇提取物中绿原酸成分分析标准物质	标本资源	xls 文件、doc 文件、jpg 文件	2007FY130100	道地中药材及主要成分的标准物质研制与分析方法研究	12KB
204	2007FY130100—181—20140729181	标准科学技术	石韦 95% 乙醇提取物中绿原酸成分分析标准物质	标本资源	xls 文件、doc 文件、jpg 文件	2007FY130100	道地中药材及主要成分的标准物质研制与分析方法研究	12KB
205	2007FY130100—18—2014072818	标准科学技术	山柰酚纯度标准物质	标本资源	xls 文件、doc 文件、jpg 文件	2007FY130100	道地中药材及主要成分的标准物质研制与分析方法研究	10KB

续表

序号	资源标识/项目编号	领域学科	资源名称	资源类型	资源格式	项目编号	项目名称	数据情况
206	2007FY 130100—182—2014 0729182	标准科学技术	虎杖95%乙醇提取物中白藜芦醇成分分析标准物质	标本资源	xls文件、doc文件、jpg文件	2007FY 130100	道地中药材及主要成分的标准物质研制与分析方法研究	12KB
207	2007FY 130100—183—2014 0729183	标准科学技术	地榆水提取物中没食子酸成分分析标准物质	标本资源	xls文件、doc文件、jpg文件	2007FY 130100	道地中药材及主要成分的标准物质研制与分析方法研究	12KB
208	2007FY 130100—184—2014 0729184	标准科学技术	黄芩水提取物中黄芩素成分分析标准物质	标本资源	xls文件、doc文件、jpg文件	2007FY 130100	道地中药材及主要成分的标准物质研制与分析方法研究	12KB
209	2007FY 130100—19—2014 072819	标准科学技术	槲皮素纯度标准物质	标本资源	xls文件、doc文件、jpg文件	2007FY 130100	道地中药材及主要成分的标准物质研制与分析方法研究	10KB
210	2007FY 130100—20—2014 072820	标准科学技术	木犀草素纯度标准物质	标本资源	xls文件、doc文件、jpg文件	2007FY 130100	道地中药材及主要成分的标准物质研制与分析方法研究	10KB
211	2007FY 130100—21—2014 072821	标准科学技术	绿原酸纯度标准物质	标本资源	xls文件、doc文件、jpg文件	2007FY 130100	道地中药材及主要成分的标准物质研制与分析方法研究	10KB
212	2007FY 130100—22—2014 072822	标准科学技术	咖啡酸纯度标准物质	标本资源	xls文件、doc文件、jpg文件	2007FY 130100	道地中药材及主要成分的标准物质研制与分析方法研究	10KB
213	2007FY 130100—23—2014 072823	标准科学技术	甘草次酸纯度标准物质	标本资源	xls文件、doc文件、jpg文件	2007FY 130100	道地中药材及主要成分的标准物质研制与分析方法研究	10KB

续表

序号	资源标识/项目编号	领域学科	资源名称	资源类型	资源格式	项目编号	项目名称	数据情况
214	2007FY130100—24—2014072824	标准科学技术	辛弗林纯度标准物质	标本资源	xls 文件、doc 文件、jpg 文件	2007FY130100	道地中药材及主要成分的标准物质研制与分析方法研究	10KB
215	2007FY130100—25—2014072825	标准科学技术	盐酸青藤碱纯度标准物质	标本资源	xls 文件、doc 文件、jpg 文件	2007FY130100	道地中药材及主要成分的标准物质研制与分析方法研究	10KB
216	2007FY130100—26—2014072826	标准科学技术	盐酸小檗碱纯度标准物质	标本资源	xls 文件、doc 文件、jpg 文件	2007FY130100	道地中药材及主要成分的标准物质研制与分析方法研究	12KB
217	2007FY130100—27—2014072827	标准科学技术	齐墩果酸纯度标准物质	标本资源	xls 文件、doc 文件、jpg 文件	2007FY130100	道地中药材及主要成分的标准物质研制与分析方法研究	10KB
218	2007FY130100—28—2014072828	标准科学技术	蛇床子素纯度标准物质	标本资源	xls 文件、doc 文件、jpg 文件	2007FY130100	道地中药材及主要成分的标准物质研制与分析方法研究	10KB
219	2007FY130100—29—2014072829	标准科学技术	白藜芦醇纯度标准物质	标本资源	xls 文件、doc 文件、jpg 文件	2007FY130100	道地中药材及主要成分的标准物质研制与分析方法研究	10KB
220	2007FY130100—30—2014072830	标准科学技术	芒柄花素纯度标准物质	标本资源	xls 文件、doc 文件、jpg 文件	2007FY130100	道地中药材及主要成分的标准物质研制与分析方法研究	10KB
221	2007FY130100—31—2014072831	标准科学技术	芝麻酚纯度标准物质	标本资源	xls 文件、doc 文件、jpg 文件	2007FY130100	道地中药材及主要成分的标准物质研制与分析方法研究	10KB

续表

序号	资源标识/项目编号	领域学科	资源名称	资源类型	资源格式	项目编号	项目名称	数据情况
222	2007FY 130100—32—2014 072832	标准科学技术	柚皮素纯度标准物质	标本资源	xls 文件、doc 文件、jpg 文件	2007FY 130100	道地中药材及主要成分的标准物质研制与分析方法研究	10KB
223	2007FY 130100—33—2014 072833	标准科学技术	甜菜碱纯度标准物质	标本资源	xls 文件、doc 文件、jpg 文件	2007FY 130100	道地中药材及主要成分的标准物质研制与分析方法研究	10KB
224	2007FY 130100—34—2014 072834	标准科学技术	淫羊藿苷纯度标准物质	标本资源	xls 文件、doc 文件、jpg 文件	2007FY 130100	道地中药材及主要成分的标准物质研制与分析方法研究	12KB
225	2007FY 130100—35—2014 072835	标准科学技术	岩白菜素纯度标准物质	标本资源	xls 文件、doc 文件、jpg 文件	2007FY 130100	道地中药材及主要成分的标准物质研制与分析方法研究	10KB
226	2007FY 130100—36—2014 072836	标准科学技术	厚朴酚纯度标准物质	标本资源	xls 文件、doc 文件、jpg 文件	2007FY 130100	道地中药材及主要成分的标准物质研制与分析方法研究	10KB
227	2007FY 130100—37—2014 072837	标准科学技术	汉防己甲素纯度标准物质	标本资源	xls 文件、doc 文件、jpg 文件	2007FY 130100	道地中药材及主要成分的标准物质研制与分析方法研究	11KB
228	2007FY 130100—38—2014 072838	标准科学技术	莽草酸纯度标准物质	标本资源	xls 文件、doc 文件、jpg 文件	2007FY 130100	道地中药材及主要成分的标准物质研制与分析方法研究	10KB
229	2007FY 130100—39—2014 072839	标准科学技术	金雀花碱纯度标准物质	标本资源	xls 文件、doc 文件、jpg 文件	2007FY 130100	道地中药材及主要成分的标准物质研制与分析方法研究	10KB

续表

序号	资源标识/项目编号	领域学科	资源名称	资源类型	资源格式	项目编号	项目名称	数据情况
230	2007FY130100—40—2014072840	标准科学技术	没食子酸纯度标准物质	标本资源	xls 文件、doc 文件、jpg 文件	2007FY130100	道地中药材及主要成分的标准物质研制与分析方法研究	10KB
231	2007FY130100—41—2014072841	标准科学技术	大豆素纯度标准物质	标本资源	xls 文件、doc 文件、jpg 文件	2007FY130100	道地中药材及主要成分的标准物质研制与分析方法研究	10KB
232	2007FY130100—42—2014072842	标准科学技术	川芎嗪纯度标准物质	标本资源	xls 文件、doc 文件、jpg 文件	2007FY130100	道地中药材及主要成分的标准物质研制与分析方法研究	10KB
233	2007FY130100—43—2014072843	标准科学技术	7—羟基异黄酮纯度标准物质	标本资源	xls 文件、doc 文件、jpg 文件	2007FY130100	道地中药材及主要成分的标准物质研制与分析方法研究	12KB
234	2007FY130100—44—2014072844	标准科学技术	盐酸巴马汀纯度标准物质	标本资源	xls 文件、doc 文件、jpg 文件	2007FY130100	道地中药材及主要成分的标准物质研制与分析方法研究	12KB
235	2007FY130100—45—2014072845	标准科学技术	氧化苦参碱纯度标准物质	标本资源	xls 文件、doc 文件、jpg 文件	2007FY130100	道地中药材及主要成分的标准物质研制与分析方法研究	12KB
236	2007FY130100—46—2014072846	标准科学技术	原儿茶醛纯度标准物质	标本资源	xls 文件、doc 文件、jpg 文件	2007FY130100	道地中药材及主要成分的标准物质研制与分析方法研究	10KB
237	2007FY130100—47—2014072847	标准科学技术	生松素纯度标准物质	标本资源	xls 文件、doc 文件、jpg 文件	2007FY130100	道地中药材及主要成分的标准物质研制与分析方法研究	10KB

序号	资源标识/项目编号	领域学科	资源名称	资源类型	资源格式	项目编号	项目名称	数据情况
238	2007FY 130100—48—2014 072848	标准科学技术	和厚朴酚纯度标准物质	标本资源	xls文件、doc文件、jpg文件	2007FY 130100	道地中药材及主要成分的标准物质研制与分析方法研究	10KB
239	2007FY 130100—49—2014 072849	标准科学技术	吴茱萸碱纯度标准物质	标本资源	xls文件、doc文件、jpg文件	2007FY 130100	道地中药材及主要成分的标准物质研制与分析方法研究	11KB
240	2007FY 130100—50—2014 072850	标准科学技术	吴茱萸次碱纯度标准物质	标本资源	xls文件、doc文件、jpg文件	2007FY 130100	道地中药材及主要成分的标准物质研制与分析方法研究	10KB
241	2007FY 130100—51—2014 072851	标准科学技术	染料木苷纯度标准物质	标本资源	xls文件、doc文件、jpg文件	2007FY 130100	道地中药材及主要成分的标准物质研制与分析方法研究	10KB
242	2007FY 130100—52—2014 072852	标准科学技术	染料木素纯度标准物质	标本资源	xls文件、doc文件、jpg文件	2007FY 130100	道地中药材及主要成分的标准物质研制与分析方法研究	10KB
243	2007FY 130100—53—2014 072853	标准科学技术	白杨素纯度标准物质	标本资源	xls文件、doc文件、jpg文件	2007FY 130100	道地中药材及主要成分的标准物质研制与分析方法研究	10KB
244	2007FY 130100—54—2014 072854	标准科学技术	二氢杨梅素纯度标准物质	标本资源	xls文件、doc文件、jpg文件	2007FY 130100	道地中药材及主要成分的标准物质研制与分析方法研究	11KB
245	2007FY 130100—55—2014 072855	标准科学技术	苦杏仁苷纯度标准物质	标本资源	xls文件、doc文件、jpg文件	2007FY 130100	道地中药材及主要成分的标准物质研制与分析方法研究	10KB

续表

序号	资源标识/项目编号	领域学科	资源名称	资源类型	资源格式	项目编号	项目名称	数据情况
246	2007FY 130100—56—2014 072856	标准科学技术	环维黄杨星 D 纯度标准物质	标本资源	xls 文件、doc 文件、jpg 文件	2007FY 130100	道地中药材及主要成分的标准物质研制与分析方法研究	12KB
247	2007FY 130100—57—2014 072857	标准科学技术	丹参酮 IIA 纯度标准物质	标本资源	xls 文件、doc 文件、jpg 文件	2007FY 130100	道地中药材及主要成分的标准物质研制与分析方法研究	10KB
248	2007FY 130100—58—2014 072858	标准科学技术	芹菜素纯度标准物质	标本资源	xls 文件、doc 文件、jpg 文件	2007FY 130100	道地中药材及主要成分的标准物质研制与分析方法研究	10KB
249	2007FY 130100—59—2014 072859	标准科学技术	虎杖苷纯度标准物质	标本资源	xls 文件、doc 文件、jpg 文件	2007FY 130100	道地中药材及主要成分的标准物质研制与分析方法研究	10KB
250	2007FY 130100—60—2014 072860	标准科学技术	补骨脂素纯度标准物质	标本资源	xls 文件、doc 文件、jpg 文件	2007FY 130100	道地中药材及主要成分的标准物质研制与分析方法研究	10KB
251	2007FY 130100—61—2014 072861	标准科学技术	葫芦巴碱纯度标准物质	标本资源	xls 文件、doc 文件、jpg 文件	2007FY 130100	道地中药材及主要成分的标准物质研制与分析方法研究	10KB
252	2007FY 130100—62—2014 072862	标准科学技术	槐定碱纯度标准物质	标本资源	xls 文件、doc 文件、jpg 文件	2007FY 130100	道地中药材及主要成分的标准物质研制与分析方法研究	10KB
253	2007FY 130100—63—2014 072863	标准科学技术	槐果碱纯度标准物质	标本资源	xls 文件、doc 文件、jpg 文件	2007FY 130100	道地中药材及主要成分的标准物质研制与分析方法研究	10KB

续表

序号	资源标识/项目编号	领域学科	资源名称	资源类型	资源格式	项目编号	项目名称	数据情况
254	2007FY130100—64—2014072864	标准科学技术	肉桂酸纯度标准物质	标本资源	xls 文件、doc 文件、jpg 文件	2007FY130100	道地中药材及主要成分的标准物质研制与分析方法研究	12KB
255	2007FY130100—65—2014072865	标准科学技术	欧前胡素纯度标准物质	标本资源	xls 文件、doc 文件、jpg 文件	2007FY130100	道地中药材及主要成分的标准物质研制与分析方法研究	10KB
256	2007FY130100—66—2014072866	标准科学技术	水杨苷纯度标准物质	标本资源	xls 文件、doc 文件、jpg 文件	2007FY130100	道地中药材及主要成分的标准物质研制与分析方法研究	10KB
257	2007FY130100—67—2014072867	标准科学技术	异阿魏酸纯度标准物质	标本资源	xls 文件、doc 文件、jpg 文件	2007FY130100	道地中药材及主要成分的标准物质研制与分析方法研究	10KB
258	2007FY130100—68—2014072868	标准科学技术	异补骨脂素纯度标准物质	标本资源	xls 文件、doc 文件、jpg 文件	2007FY130100	道地中药材及主要成分的标准物质研制与分析方法研究	12KB
259	2007FY130100—69—2014072869	标准科学技术	异欧前胡素纯度标准物质	标本资源	xls 文件、doc 文件、jpg 文件	2007FY130100	道地中药材及主要成分的标准物质研制与分析方法研究	12KB
260	2007FY130100—70—2014072870	标准科学技术	异氧黄酮纯度标准物质	标本资源	xls 文件、doc 文件、jpg 文件	2007FY130100	道地中药材及主要成分的标准物质研制与分析方法研究	10KB
261	2007FY130100—71—2014072871	标准科学技术	盐酸千金藤素纯度标准物质	标本资源	xls 文件、doc 文件、jpg 文件	2007FY130100	道地中药材及主要成分的标准物质研制与分析方法研究	10KB

续表

序号	资源标识/项目编号	领域学科	资源名称	资源类型	资源格式	项目编号	项目名称	数据情况
262	2007FY130100—72—2014072872	标准科学技术	白桦脂酸纯度标准物质	标本资源	xls 文件、doc 文件、jpg 文件	2007FY130100	道地中药材及主要成分的标准物质研制与分析方法研究	10KB
263	2007FY130100—73—2014072873	标准科学技术	丁香酸纯度标准物质	标本资源	xls 文件、doc 文件、jpg 文件	2007FY130100	道地中药材及主要成分的标准物质研制与分析方法研究	10KB
264	2007FY130100—74—2014072874	标准科学技术	依普黄酮纯度标准物质	标本资源	xls 文件、doc 文件、jpg 文件	2007FY130100	道地中药材及主要成分的标准物质研制与分析方法研究	10KB
265	2007FY130100—75—2014072875	标准科学技术	氢溴酸加兰他敏纯度标准物质	标本资源	xls 文件、doc 文件、jpg 文件	2007FY130100	道地中药材及主要成分的标准物质研制与分析方法研究	12KB
266	2007FY130100—76—2014072876	标准科学技术	二羟丙茶碱纯度标准物质	标本资源	xls 文件、doc 文件、jpg 文件	2007FY130100	道地中药材及主要成分的标准物质研制与分析方法研究	10KB
267	2007FY130100—77—2014072877	标准科学技术	苍术素纯度标准物质	标本资源	xls 文件、doc 文件、jpg 文件	2007FY130100	道地中药材及主要成分的标准物质研制与分析方法研究	10KB
268	2007FY130100—78—2014072878	标准科学技术	青蒿素纯度标准物质	标本资源	xls 文件、doc 文件、jpg 文件	2007FY130100	道地中药材及主要成分的标准物质研制与分析方法研究	10KB
269	2007FY130100—79—2014072879	标准科学技术	秦皮甲素纯度标准物质	标本资源	xls 文件、doc 文件、jpg 文件	2007FY130100	道地中药材及主要成分的标准物质研制与分析方法研究	10KB

续表

序号	资源标识/项目编号	领域学科	资源名称	资源类型	资源格式	项目编号	项目名称	数据情况
270	2007FY130100—80—2014072880	标准科学技术	丹酚酸 A 纯度标准物质	标本资源	xls 文件、doc 文件、jpg 文件	2007FY130100	道地中药材及主要成分的标准物质研制与分析方法研究	10KB
271	2007FY130100—81—2014072881	标准科学技术	人参皂苷 Rg1 纯度标准物质	标本资源	xls 文件、doc 文件、jpg 文件	2007FY130100	道地中药材及主要成分的标准物质研制与分析方法研究	10KB
272	2007FY130100—82—2014072882	标准科学技术	人参皂苷 Rb1 纯度标准物质	标本资源	xls 文件、doc 文件、jpg 文件	2007FY130100	道地中药材及主要成分的标准物质研制与分析方法研究	10KB
273	2007FY130100—83—2014072883	标准科学技术	芍药苷纯度标准物质	标本资源	xls 文件、doc 文件、jpg 文件	2007FY130100	道地中药材及主要成分的标准物质研制与分析方法研究	10KB
274	2007FY130100—84—2014072884	标准科学技术	延胡索中延胡索乙素成分分析标准物质	标本资源	xls 文件、doc 文件、jpg 文件	2007FY130100	道地中药材及主要成分的标准物质研制与分析方法研究	12KB
275	2007FY130100—85—2014072885	标准科学技术	牡丹皮中丹皮酚成分分析标准物质	标本资源	xls 文件、doc 文件、jpg 文件	2007FY130100	道地中药材及主要成分的标准物质研制与分析方法研究	12KB
276	2007FY130100—86—2014072886	标准科学技术	穿心莲中穿心莲内酯成分分析标准物质	标本资源	xls 文件、doc 文件、jpg 文件	2007FY130100	道地中药材及主要成分的标准物质研制与分析方法研究	10KB
277	2007FY130100—87—2014072887	标准科学技术	葛根中葛根素成分分析标准物质	标本资源	xls 文件、doc 文件、jpg 文件	2007FY130100	道地中药材及主要成分的标准物质研制与分析方法研究	10KB

序号	资源标识/项目编号	领域学科	资源名称	资源类型	资源格式	项目编号	项目名称	数据情况
278	2007FY130100—88—2014072888	标准科学技术	苦参中苦参碱成分分析标准物质	标本资源	xls 文件、doc 文件、jpg 文件	2007FY130100	道地中药材及主要成分的标准物质研制与分析方法研究	12KB
279	2007FY130100—89—2014072889	标准科学技术	大黄中大黄素成分分析标准物质	标本资源	xls 文件、doc 文件、jpg 文件	2007FY130100	道地中药材及主要成分的标准物质研制与分析方法研究	12KB
280	2007FY130100—90—2014072890	标准科学技术	枳实中辛弗林成分分析标准物质	标本资源	xls 文件、doc 文件、jpg 文件	2007FY130100	道地中药材及主要成分的标准物质研制与分析方法研究	12KB
281	2007FY130100—91—2014072891	标准科学技术	金银花中绿原酸成分分析标准物质	标本资源	xls 文件、doc 文件、jpg 文件	2007FY130100	道地中药材及主要成分的标准物质研制与分析方法研究	10KB
282	2007FY130100—92—2014072892	标准科学技术	矮地茶中岩白菜素成分分析标准物质	标本资源	xls 文件、doc 文件、jpg 文件	2007FY130100	道地中药材及主要成分的标准物质研制与分析方法研究	12KB
283	2007FY130100—93—2014072893	标准科学技术	当归中阿魏酸成分分析标准物质	标本资源	xls 文件、doc 文件、jpg 文件	2007FY130100	道地中药材及主要成分的标准物质研制与分析方法研究	10KB
284	2007FY130100—94—2014072894	标准科学技术	何首乌中大黄素成分分析标准物质	标本资源	xls 文件、doc 文件、jpg 文件	2007FY130100	道地中药材及主要成分的标准物质研制与分析方法研究	10KB
285	2007FY130100—95—2014072895	标准科学技术	川芎中阿魏酸成分分析标准物质	标本资源	xls 文件、doc 文件、jpg 文件	2007FY130100	道地中药材及主要成分的标准物质研制与分析方法研究	12KB

序号	资源标识/项目编号	领域学科	资源名称	资源类型	资源格式	项目编号	项目名称	数据情况
286	2007FY130100—96—2014072896	标准科学技术	黄柏中盐酸小檗碱成分分析标准物质	标本资源	xls 文件、doc 文件、jpg 文件	2007FY130100	道地中药材及主要成分的标准物质研制与分析方法研究	12KB
287	2007FY130100—97—2014072897	标准科学技术	黄连中盐酸小檗碱成分分析标准物质	标本资源	xls 文件、doc 文件、jpg 文件	2007FY130100	道地中药材及主要成分的标准物质研制与分析方法研究	12KB
288	2007FY130100—98—2014072898	标准科学技术	蛇床子中蛇床子素成分分析标准物质	标本资源	xls 文件、doc 文件、jpg 文件	2007FY130100	道地中药材及主要成分的标准物质研制与分析方法研究	12KB
289	2007FY130100—99—2014072899	标准科学技术	天麻中天麻素成分分析标准物质	标本资源	xls 文件、doc 文件、jpg 文件	2007FY130100	道地中药材及主要成分的标准物质研制与分析方法研究	12KB
290	2007FY210500—01—2014090901	水产资源学	2007～2010年中国近海药用资源调查研究报告	研究报告	doc 文件	2007FY210500	中国近海重要药用生物和药用矿物资源调查	1.59MB
291	2007FY210500—02—2014090902	水产资源学	2007～2010年中国近海药用生物资源统计分析报告	研究报告	doc 文件	2007FY210500	中国近海重要药用生物和药用矿物资源调查	1.51MB
292	2007FY210500—03—2014090903	水产资源学	2007～2010年中国海洋药用生物活性筛选评价报告	研究报告	doc 文件	2007FY210500	中国近海重要药用生物和药用矿物资源调查	7.36MB
293	2007FY210500—04—2014090904	水产资源学	2007～2010年中国海洋生物化学成分及药用价值分析评价报告	研究报告	doc 文件	2007FY210500	中国近海重要药用生物和药用矿物资源调查	18.7MB
294	2007FY210500—05—2014090905	水产资源学	2007～2010年中国海洋药用生物民间调访报告	研究报告	doc 文件	2007FY210500	中国近海重要药用生物和药用矿物资源调查	447KB

续表

序号	资源标识/项目编号	领域学科	资源名称	资源类型	资源格式	项目编号	项目名称	数据情况
295	2007FY 210500—06—2014 090906	水产资源学	2007～2010年中国近海药用生物资源状况分析报告	研究报告	doc文件	2007FY 210500	中国近海重要药用生物和药用矿物资源调查	8.13MB
296	2007FY 210500—07—2014 090907	水产资源学	2007～2010年中国海洋药用生物与药用矿物名录报告	研究报告	doc文件	2007FY 210500	中国近海重要药用生物和药用矿物资源调查	3.12MB
297	2007FY 210500—08—2015 052008	水产资源学	2007～2010年中国海洋药用生物与药用矿物资源标本库	标本资源	xls文件	2007FY 210500	中国近海重要药用生物和药用矿物资源调查	178KB 1243条
298	2007FY 210500—09—2015 052009	水产资源学	2007～2010年中国海洋药用生物资源数据集	科学数据	xls文件、jpg文件	2007FY 210500	中国近海重要药用生物和药用矿物资源调查	4.09MB 190条
299	2007FY 210500—10—2015 052010	水产资源学	《中华海洋本草》	典籍	doc文件	2007FY 210500	中国近海重要药用生物和药用矿物资源调查	838MB
300	2007FY 230500—01—2014 122501	中药学	150种中药材急性毒性基本信息和分级	标准规范	doc文件	2007FY 230500	中药毒性分类标准研制	16.2MB
301	2007FY 230500—02—2014 122502	中药学	中药材急性毒性分类标准	科学数据	doc文件	2007FY 230500	中药毒性分类标准研制	23KB
302	2007FY 240500—01—2015 061601	计算机应用	安防人脸识别应用系统—人脸识别算法测试方法	标准规范	pdf文件	2007FY 240500	人脸识别算法与产品评价体系	45KB
303	2007FY 240500—02—2015 061602	计算机应用	影响人脸识别性能的关键因素评测报告	研究报告	pdf文件	2007FY 240500	人脸识别算法与产品评价体系	459KB
304	2007FY 240500—03—2015 061603	计算机应用	证件照片图像库数据集	科学数据	img文件	2007FY 240500	人脸识别算法与产品评价体系	763MB 21 026张图片

序号	资源标识/项目编号	领域学科	资源名称	资源类型	资源格式	项目编号	项目名称	数据情况
305	2007FY 240500—04—2015 062904	计算机应用	2008年出入境千万级人脸识别产品评测数据	研究报告	pdf文件	2007FY 240500	人脸识别算法与产品评价体系	283KB
306	2008FY 120200—01—2014 072901	中医学	中医古籍数字图书馆	科学数据	MySQL数据库文件	2008FY 120200	350种传统医籍整理与深度加工	421MB
307	2008FY 120200—02—2014 072902	中医学	中医古籍知识库	科学数据	MySQL数据库文件	2008FY 120200	350种传统医籍整理与深度加工	421MB
308	2008FY 120200—03—2014 072903	中医学	中医古籍叙词表	科学数据	Access数据库文件	2008FY 120200	350种传统医籍整理与深度加工	9.73MB 105 000条
309	2008FY 120200—04—2014 072904	民族医学	藏医药古籍影像数据库	科学数据	Access数据库文件	2008FY 120200	350种传统医籍整理与深度加工	6.62GB
310	2008FY 120200—05—2014 072905	民族医学	藏医药古籍文献数据库	科学数据	Access数据库文件	2008FY 120200	350种传统医籍整理与深度加工	437MB 2919条
311	2008FY 120200—06—2014 090306	民族医学	藏医药物别名考	论文专著	doc文件	2008FY 120200	350种传统医籍整理与深度加工	49MB 7086条
312	2008FY 130100—05—2014 082205	兽医学	禽免疫抑制性病毒标准毒种（7个）	标本资源	xls文件、jpg文件	2008FY 130100	重大动物疫病病原及相关制品标准物质研究	20.1MB 7条
313	2008FY 130100—07—2014 082507	兽医学	禽白血病病毒的ELISA检测方法	研究报告	doc文件	2008FY 130100	重大动物疫病病原及相关制品标准物质研究	20KB
314	2008FY 130100—101—2014 0829101	兽医学	狂犬病病毒标准毒种（3个）	标本资源	xls文件、jpg文件	2008FY 130100	重大动物疫病病原及相关制品标准物质研究	5.05MB 3条

续表

序号	资源标识/项目编号	领域学科	资源名称	资源类型	资源格式	项目编号	项目名称	数据情况
315	2008FY130100—113—20140901113	兽医学	猪繁殖与呼吸综合征病毒RT—PCR检测方法和试剂盒	研究报告	doc文件	2008FY130100	重大动物疫病病原及相关制品标准物质研究	13KB
316	2008FY130100—114—20140901114	兽医学	高致病性猪蓝耳病病毒参考毒株（1个）	标本资源	xls文件、jpg文件	2008FY130100	重大动物疫病病原及相关制品标准物质研究	2.11MB
317	2008FY130100—115—20140901115	兽医学	一种检测高致病性猪繁殖与呼吸综合征变异株的试剂盒	研究报告	doc文件	2008FY130100	重大动物疫病病原及相关制品标准物质研究	15KB
318	2008FY130100—119—20140901119	兽医学	禽流感病毒参考毒株（2个）	标本资源	xls文件、jpg文件	2008FY130100	重大动物疫病病原及相关制品标准物质研究	551KB
319	2008FY130100—130—20150110130	兽医学	禽用疫苗检验用标准物质（19种）	标本资源	xls文件、jpg文件	2008FY130100	重大动物疫病病原及相关制品标准物质研究	5.66MB
320	2008FY130100—131—20150110131	兽医学	哺乳动物用疫苗检验用标准物质（26种）	标本资源	xls文件、jpg文件	2008FY130100	重大动物疫病病原及相关制品标准物质研究	6.95MB
321	2008FY130100—132—20150110132	兽医学	核酸检验标准物质（7种）	标本资源	xls文件、jpg文件	2008FY130100	重大动物疫病病原及相关制品标准物质研究	2.49MB
322	2008FY130100—133—20150131133	兽医学	兽用生物制品检验相关菌毒种质量标准（22项）	标准规范	doc文件	2008FY130100	重大动物疫病病原及相关制品标准物质研究	23KB
323	2008FY130100—134—20150131134	兽医学	兽用生物制品及核酸检验用标准物质质量标准（52项）	标准规范	doc文件	2008FY130100	重大动物疫病病原及相关制品标准物质研究	26KB
324	2008FY130100—15—2014082515	兽医学	禽网状内皮组织增生症病毒（REV）检验法	研究报告	doc文件	2008FY130100	重大动物疫病病原及相关制品标准物质研究	47KB

续表

序号	资源标识/项目编号	领域学科	资源名称	资源类型	资源格式	项目编号	项目名称	数据情况
325	2008FY130100—16—2014082516	兽医学	鸭瘟活疫苗外源病毒检验方法	研究报告	doc 文件	2008FY130100	重大动物疫病病原及相关制品标准物质研究	35KB
326	2008FY130100—25—2014082625	兽医学	一种鸭瘟活疫苗及其制备方法	研究报告	doc 文件	2008FY130100	重大动物疫病病原及相关制品标准物质研究	32KB
327	2008FY130100—26—2014082626	兽医学	小反刍兽疫病毒标准毒种（1个）	标本资源	xls 文件、jpg 文件	2008FY130100	重大动物疫病病原及相关制品标准物质研究	40.8KB
328	2008FY130100—27—2014082627	兽医学	小反刍兽疫活疫苗病毒含量测定方法	研究报告	doc 文件	2008FY130100	重大动物疫病病原及相关制品标准物质研究	20KB
329	2008FY130100—28—2014082628	兽医学	小反刍兽疫病毒抗体间接ELISA 试剂盒	研究报告	doc 文件	2008FY130100	重大动物疫病病原及相关制品标准物质研究	19KB
330	2008FY130100—29—2014082629	兽医学	小反刍兽疫活疫苗鉴别检验方法	研究报告	doc 文件	2008FY130100	重大动物疫病病原及相关制品标准物质研究	20KB
331	2008FY130100—30—2014082630	兽医学	小反刍兽疫活疫苗（Clone9株）效力检验	研究报告	doc 文件	2008FY130100	重大动物疫病病原及相关制品标准物质研究	21KB
332	2008FY130100—42—2014082742	兽医学	布鲁氏菌标准菌种（3个）	标本资源	xls 文件、jpg 文件	2008FY130100	重大动物疫病病原及相关制品标准物质研究	169KB
333	2008FY130100—43—2014082743	兽医学	羊种布鲁氏菌PCR 鉴定方法	研究报告	doc 文件	2008FY130100	重大动物疫病病原及相关制品标准物质研究	25.7KB
334	2008FY130100—44—2014082744	兽医学	猪种布鲁氏菌PCR 鉴定方法	研究报告	doc 文件	2008FY130100	重大动物疫病病原及相关制品标准物质研究	26.9KB

续表

序号	资源标识/项目编号	领域学科	资源名称	资源类型	资源格式	项目编号	项目名称	数据情况
335	2008FY 130100—45—2014 082745	兽医学	牛种布鲁氏菌 PCR 鉴定方法	研究报告	doc 文件	2008FY 130100	重大动物疫病病原及相关制品标准物质研究	26.5KB
336	2008FY 130100—46—2014 082746	兽医学	一种利用基因重组技术获得的粗糙型布氏杆菌及其疫苗的生产方法	研究报告	doc 文件	2008FY 130100	重大动物疫病病原及相关制品标准物质研究	74.7KB
337	2008FY 130100—47—2014 082747	兽医学	表达 O 型口蹄疫病毒 VP1 基因的重组布鲁氏菌及其疫苗的生产方法	研究报告	doc 文件	2008FY 130100	重大动物疫病病原及相关制品标准物质研究	65.2KB
338	2008FY 130100—48—2014 082748	兽医学	表达 Asia I 型口蹄疫病毒 VP1 基因的重组布鲁氏菌及其疫苗的生产方法	研究报告	doc 文件	2008FY 130100	重大动物疫病病原及相关制品标准物质研究	82.5KB
339	2008FY 130100—49—2014 082749	兽医学	一种布鲁氏菌活疫苗及其生产方法	研究报告	doc 文件	2008FY 130100	重大动物疫病病原及相关制品标准物质研究	87.4KB
340	2008FY 130100—51—2014 082851	兽医学	口蹄疫病毒标准毒种（5 个）	标本资源	xls 文件、jpg 文件	2008FY 130100	重大动物疫病病原及相关制品标准物质研究	325KB
341	2008FY 130100—56—2014 082856	兽医学	基于基因测序技术的口蹄疫毒株认定方法	研究报告	doc 文件	2008FY 130100	重大动物疫病病原及相关制品标准物质研究	32.4KB
342	2008FY 130100—57—2014 082857	兽医学	用乳鼠组织毒代替牛舌皮毒作为牛口蹄疫疫苗检验用毒	研究报告	doc 文件	2008FY 130100	重大动物疫病病原及相关制品标准物质研究	141KB
343	2008FY 130100—58—2014 082858	兽医学	口蹄疫疫苗有效抗原含量 ELISA 测定方法	研究报告	doc 文件	2008FY 130100	重大动物疫病病原及相关制品标准物质研究	95.1KB

序号	资源标识/项目编号	领域学科	资源名称	资源类型	资源格式	项目编号	项目名称	数据情况
344	2008FY130100—60—2014082860	兽医学	A型流感病毒通用荧光RT-PCR检测方法	研究报告	doc文件	2008FY130100	重大动物疫病病原及相关制品标准物质研究	54.9KB
345	2008FY130100—61—2014082861	兽医学	新城疫中强毒株荧光RT-PCR检测方法	研究报告	doc文件	2008FY130100	重大动物疫病病原及相关制品标准物质研究	132KB
346	2008FY130100—62—2014082862	兽医学	口蹄疫病毒亚洲1型荧光RT-PCR检测方法	研究报告	doc文件	2008FY130100	重大动物疫病病原及相关制品标准物质研究	115KB
347	2008FY130100—63—2014082863	兽医学	猪伪狂犬病病毒gB荧光RT-PCR检测方法	研究报告	doc文件	2008FY130100	重大动物疫病病原及相关制品标准物质研究	93.4KB
348	2008FY130100—64—2014082864	兽医学	猪源链球菌荧光PCR检测方法	研究报告	doc文件	2008FY130100	重大动物疫病病原及相关制品标准物质研究	113KB
349	2008FY130100—65—2014082865	兽医学	猪繁殖与呼吸综合征美洲型荧光RT-PCR检测方法	研究报告	doc文件	2008FY130100	重大动物疫病病原及相关制品标准物质研究	96KB
350	2008FY130100—66—2014082866	兽医学	牛疱疹病毒I型荧光PCR检测方法	研究报告	doc文件	2008FY130100	重大动物疫病病原及相关制品标准物质研究	115KB
351	2008FY130100—67—2014082867	兽医学	H1亚型流感病毒荧光RT-PCR检测方法	研究报告	doc文件	2008FY130100	重大动物疫病病原及相关制品标准物质研究	75.7KB
352	2008FY130100—68—2014082868	兽医学	H3亚型流感病毒荧光RT-PCR检测方法	研究报告	doc文件	2008FY130100	重大动物疫病病原及相关制品标准物质研究	119KB
353	2008FY130100—69—2014082869	兽医学	H1亚型及H3亚型流感病毒双重荧光RT-PCR检测方法	研究报告	doc文件	2008FY130100	重大动物疫病病原及相关制品标准物质研究	116KB

序号	资源标识/项目编号	领域学科	资源名称	资源类型	资源格式	项目编号	项目名称	数据情况
354	2008FY130100—70—2014082870	兽医学	甲型 H1N1（2009）变异株荧光 RT-PCR 检测方法	研究报告	doc 文件	2008FY130100	重大动物疫病病原及相关制品标准物质研究	124KB
355	2008FY130100—71—2014082871	兽医学	甲型 H1N1（2009）变异株以及猪流感病毒双重荧光 RT-PCR 检测方法	研究报告	doc 文件	2008FY130100	重大动物疫病病原及相关制品标准物质研究	241KB
356	2008FY130100—93—2014082993	兽医学	动物流感病毒荧光 RT-PCR 检测方法及攻毒方式参考标准（7项）	标准规范	doc 文件	2008FY130100	重大动物疫病病原及相关制品标准物质研究	804KB
357	2008FY130100—99—2014082999	兽医学	禽流感及狂犬病检疫技术规范（2项）	标准规范	doc 文件	2008FY130100	重大动物疫病病原及相关制品标准物质研究	311KB
358	2008FY230400—01—2014081601	中药学	"中药醌类成分标准化研究"专著	论文专著	pdf 文件	2008FY230400	含醌类地道中药材的测试分析标准方法及标准物质研制	45.8MB
359	2008FY230400—02—2015052602	中药学	含醌类中草药的标准分析方法	研究报告	doc 文件	2008FY230400	含醌类地道中药材的测试分析标准方法及标准物质研制	1.72MB
360	2008FY230400—03—2015052603	中药学	醌类标准化合物结构鉴定光谱图	研究报告	pdf 文件	2008FY230400	含醌类地道中药材的测试分析标准方法及标准物质研制	3.56MB
361	2008FY230400—04—2015052604	中药学	醌类标准物数据库	科学数据	table 文件	2008FY230400	含醌类地道中药材的测试分析标准方法及标准物质研制	221MB

序号	资源标识/ 项目编号	领域学科	资源名称	资源类型	资源格式	项目编号	项目名称	数据 情况
362	2008FY 230500— 01—2014 073001	中医学	中医临床诊疗术语·病状术语规范	标准规范	pdf 文件	2008FY 230500	《中医临床诊疗术语·症状体征部分》国家标准编制项目	6.15MB 15 638 条
363	2008FY 230500— 01—2014 073002	中医学	中医临床诊疗术语·病状术语规范原始数据簿	科学数据	xls 文件	2008FY 230500	《中医临床诊疗术语·症状体征部分》国家标准编制项目	3.32MB 33 836 条
364	2009FY 110100— 01—2015 102301	心理测量	中国人的基本认知特点数据（2014 年）	科学数据	sav 文件	2009FY 110100	国民重要心理特征调查	126KB 9 845 条
365	2009FY 110100— 02—2015 102602	心理测量	中国人的语言理解数据（2013 年）	科学数据	sav 文件	2009FY 110100	国民重要心理特征调查	31KB 9 912 条
366	2009FY 110100— 03—2015 102603	心理测量	中国人的发散思维-5 分钟版数据（2011 ~ 2012 年）	科学数据	sav 文件	2009FY 110100	国民重要心理特征调查	132KB 25 479 条
367	2009FY 110100— 04—2015 102604	心理测量	中国人的发散思维-10 分钟版数据（2013 年）	科学数据	sav 文件	2009FY 110100	国民重要心理特征调查	58KB 11 781 条
368	2009FY 110100— 05—2015 102605	心理测量	中国人的发散思维-图画测验数据（2013 年）	科学数据	sav 文件	2009FY 110100	国民重要心理特征调查	75KB 20 100 条
369	2009FY 110100— 06—2015 102606	心理测量	中国人的推理数据（2011 ~ 2013 年）	科学数据	sav 文件	2009FY 110100	国民重要心理特征调查	358KB 57 920 条
370	2009FY 110100— 07—2015 102607	心理测量	中国人的风险倾向数据(2011 ~2014 年)	科学数据	sav 文件	2009FY 110100	国民重要心理特征调查	554KB 24 933 条

序号	资源标识/ 项目编号	领域学科	资源名称	资源类型	资源格式	项目编号	项目名称	数据 情况
371	2009FY 110100— 08—2015 102608	心理测量	中国人的损失规避数据（2011～2014年）	科学数据	sav 文件	2009FY 110100	国民重要心理特征调查	500KB 23 375 条
372	2009FY 110100— 09—2015 102609	心理测量	中国人的过分自信数据（2011～2014年）	科学数据	sav 文件	2009FY 110100	国民重要心理特征调查	522KB 23 265 条
373	2009FY 110100— 10—2015 102610	心理测量	中国人的储蓄比例数据（2011～2014年）	科学数据	sav 文件	2009FY 110100	国民重要心理特征调查	866KB 66 471 条
374	2009FY 110100— 11—2015 102611	心理测量	中国人的时间折扣率数据（2011～2014年）	科学数据	sav 文件	2009FY 110100	国民重要心理特征调查	641KB 40 838 条
375	2009FY 110100— 12—2015 102612	心理测量	中国人的主观预期寿命数据（2011～2014年）	科学数据	sav 文件	2009FY 110100	国民重要心理特征调查	437KB 22 450 条
376	2009FY 110100— 13—2015 102613	心理测量	中国人的个体集体利益冲突——社会互动决策数据（2011～2014年）	科学数据	sav 文件	2009FY 110100	国民重要心理特征调查	385KB 25 486 条
377	2009FY 110100— 14—2015 102614	心理测量	中国人的人际利益冲突——社会互动决策数据（2011～2014年）	科学数据	sav 文件	2009FY 110100	国民重要心理特征调查	376KB 25 486 条
378	2009FY 110100— 15—2015 102615	心理测量	中国人的亲社会行为数据（2011～2014年）	科学数据	sav 文件	2009FY 110100	国民重要心理特征调查	360KB 24 377 条
379	2009FY 110100— 16—2015 102616	心理测量	中国人的信任数据（2011～2014年）	科学数据	sav 文件	2009FY 110100	国民重要心理特征调查	369KB 24 989 条

序号	资源标识/项目编号	领域学科	资源名称	资源类型	资源格式	项目编号	项目名称	数据情况
380	2009FY110100—17—2015102617	心理测量	中国人的公平感数据（2011~2014年）	科学数据	sav 文件	2009FY110100	国民重要心理特征调查	510KB 24 981 条
381	2009FY110100—18—2015102618	心理测量	中国人的心理健康数据（2011~2013年）	科学数据	sav 文件	2009FY110100	国民重要心理特征调查	799KB 78 912 条
382	2009FY110100—19—2015102619	心理测量	中国人的个性特征数据（2011~2013年）	科学数据	sav 文件	2009FY110100	国民重要心理特征调查	217KB 45 968 条
383	2009FY110100—20—2015102620	心理测量	中国人的政府满意度数据（2011~2013年）	科学数据	sav 文件	2009FY110100	国民重要心理特征调查	485KB 25 547 条
384	2009FY110100—21—2015102621	心理测量	中国人的集群行为意向数据（2011~2013年）	科学数据	sav 文件	2009FY110100	国民重要心理特征调查	474KB 25 547 条
385	2009FY110100—22—2015102622	心理测量	中国人的经济信心数据（2011~2013年）	科学数据	sav 文件	2009FY110100	国民重要心理特征调查	492KB 25 547 条
386	2009FY110100—23—2015102623	心理测量	中国人的社会公平感数据（2011~2013年）	科学数据	sav 文件	2009FY110100	国民重要心理特征调查	499KB 25 547 条
387	2009FY110100—24—2015102624	心理测量	中国人的心理和谐数据（2011~2013年）	科学数据	sav 文件	2009FY110100	国民重要心理特征调查	1.14MB 154 938 条
388	2009FY110100—25—2015102625	心理测量	中国人的生活满意度数据（2011~2013年）	科学数据	sav 文件	2009FY110100	国民重要心理特征调查	457KB 25 823 条
389	2009FY110100—26—2015102626	心理测量	中国人的地区认同数据库（2011~2013年）	科学数据	sav 文件	2009FY110100	国民重要心理特征调查	537KB 25 499 条

续表

序号	资源标识/项目编号	领域学科	资源名称	资源类型	资源格式	项目编号	项目名称	数据情况
390	2009FY110100—27—2015102627	心理测量	"国民重要心理特征调查"总报告	研究报告	pdf文件	2009FY110100	国民重要心理特征调查	351MB
391	2009FY110100—28—2015102628	心理测量	"国民重要心理特征调查"指标与工具	研究报告	pdf文件	2009FY110100	国民重要心理特征调查	91.8MB
392	2009FY110100—29—2015102629	心理测量	"国民重要心理特征调查"技术报告	研究报告	pdf文件	2009FY110100	国民重要心理特征调查	38.7MB
393	2009FY110100—30—2015102630	心理测量	"国民重要心理特征调查"数据库使用手册	研究报告	pdf文件	2009FY110100	国民重要心理特征调查	605MB
394	2009FY120100—01—2015111001	分子生物学	2009～2015年生物信息科学数据和信息资源数据标准和管理准则	标准规范	doc文件	2009FY120100	生物信息学基础信息整编	4篇
395	2009FY120100—02—2015111002	分子生物学	1976～2015年蛋白质序列结构数据库镜像	科学数据	txt文件	2009FY120100	生物信息学基础信息整编	11GB
396	2009FY120100—03—2015111003	分子生物学	1976～2015年基因组数据库镜像	科学数据	txt文件	2009FY120100	生物信息学基础信息整编	1008GB
397	2009FY120100—04—2015111004	分子生物学	1976～2015年基因本体数据库镜像	科学数据	txt文件	2009FY120100	生物信息学基础信息整编	310GB
398	2009FY120100—05—2015111005	分子生物学	1976～2015年内切酶数据库镜像	科学数据	txt文件	2009FY120100	生物信息学基础信息整编	1.4GB
399	2009FY120100—06—2015111006	分子生物学	1976～2015年欧洲分子生物学实验室数据库镜像	科学数据	txt文件	2009FY120100	生物信息学基础信息整编	633GB

续表

序号	资源标识/项目编号	领域学科	资源名称	资源类型	资源格式	项目编号	项目名称	数据情况
400	2009FY120100—07—2015111007	分子生物学	2005～2015年蛋白质数据库镜像	科学数据	txt 文件	2009FY120100	生物信息学基础信息整编	399GB
401	2009FY120100—08—2015111008	分子生物学	2006～2015年蛋白质序列分析和分类数据库镜像	科学数据	txt 文件	2009FY120100	生物信息学基础信息整编	28GB
402	2009FY120100—09—2015111009	分子生物学	2013～2015年基因组分析工具数据库镜像	科学数据	txt 文件	2009FY120100	生物信息学基础信息整编	703GB
403	2009FY120100—10—2015111010	分子生物学	2006～2015年分子相互作用数据库镜像	科学数据	txt 文件	2009FY120100	生物信息学基础信息整编	24GB
404	2009FY120100—11—2015111011	分子生物学	2003～2015年参考序列数据库镜像	科学数据	txt 文件	2009FY120100	生物信息学基础信息整编	1 126.4GB
405	2009FY120100—12—2015111012	分子生物学	1976～2015年结构相似蛋白质家族数据库镜像	科学数据	txt 文件	2009FY120100	生物信息学基础信息整编	0.3GB
406	2009FY120100—13—2015111013	分子生物学	1976～2015年蛋白质二级结构数据库镜像	科学数据	txt 文件	2009FY120100	生物信息学基础信息整编	2.5GB
407	2009FY120100—14—2015111014	分子生物学	2007～2015年蛋白质结构数据库镜像	科学数据	txt 文件	2009FY120100	生物信息学基础信息整编	359GB
408	2009FY120100—15—2015111015	分子生物学	2012～2013年蛋白质家族数据库镜像	科学数据	txt 文件	2009FY120100	生物信息学基础信息整编	127GB
409	2009FY120100—16—2015111016	分子生物学	1997～2014年同源蛋白数据库镜像	科学数据	txt 文件	2009FY120100	生物信息学基础信息整编	14GB

续表

序号	资源标识/项目编号	领域学科	资源名称	资源类型	资源格式	项目编号	项目名称	数据情况
410	2009FY120100—17—2015111017	分子生物学	1976～2015年蛋白质结构分类数据库镜像	科学数据	txt 文件	2009FY120100	生物信息学基础信息整编	22GB
411	2009FY120100—18—2015111018	分子生物学	2005～2015年SRA 数据库	科学数据	dmp 文件	2009FY120100	生物信息学基础信息整编	100GB
412	2009FY120100—19—2015111019	分子生物学	2009～2015年细菌比较基因组数据库	科学数据	sql 文件	2009FY120100	生物信息学基础信息整编	110 条
413	2009FY120100—20—2015111020	分子生物学	2001～2014年虚拟中国人基因组数据库	科学数据	sql 文件	2009FY120100	生物信息学基础信息整编	260GB
414	2009FY120100—21—2015111021	分子生物学	2009～2012年水稻比较基因组和进化生物学数据库	科学数据	sql 文件	2009FY120100	生物信息学基础信息整编	0.1GB
415	2009FY120100—22—2015111022	分子生物学	2009～2013年人类转录组交互式注释系统	科学数据	sql 文件	2009FY120100	生物信息学基础信息整编	5 943 083条 EST 数据,18 621个基因信息
416	2009FY120100—23—2015111023	分子生物学	2009～2015年微生物基因组数据库	科学数据	txt 文件	2009FY120100	生物信息学基础信息整编	4GB
417	2009FY120100—24—2015111024	分子生物学	1976～2015年重大疾病分子分型与传染病相关分子生物学数据库	科学数据	sql、dmp文件	2009FY120100	生物信息学基础信息整编	36GB
418	2009FY120100—25—2015111025	分子生物学	2009～2015年人类元基因组数据库	科学数据	dmp 文件	2009FY120100	生物信息学基础信息整编	2.4GB
419	2009FY120100—26—2015111026	分子生物学	2009～2015年人类肿瘤基因组数据库	科学数据	sql 文件	2009FY120100	生物信息学基础信息整编	1GB

序号	资源标识/项目编号	领域学科	资源名称	资源类型	资源格式	项目编号	项目名称	数据情况
420	2009FY 120100—27—2015 111027	分子生物学	2009～2015年人类代谢组数据库	科学数据	txt文件	2009FY 120100	生物信息学基础信息整编	4.4GB
421	2009FY 120100—28—2015 111028	分子生物学	1976～2015年人类蛋白质组数据库	科学数据	dmp文件	2009FY 120100	生物信息学基础信息整编	90GB
422	2009FY 120100—29—2015 111029	分子生物学	1976～2015年人类基因表达谱数据库	科学数据	dmp文件	2009FY 120100	生物信息学基础信息整编	236GB
423	2009FY 120100—30—2015 111030	分子生物学	1976～2015年核酸序列数据库	科学数据	dmp文件	2009FY 120100	生物信息学基础信息整编	100GB
424	2009FY 120100—31—2015 111031	分子生物学	1976～2014年生物信息在线资源索引	科学数据	xls文件	2009FY 120100	生物信息学基础信息整编	2597条
425	2009FY 120300—01—2015 101301	中医学	《中医历代名家学术研究丛书》	论文专著	doc文件	2009FY 120300	中医药古籍与方志的文献整理	48册
426	2009FY 120300—02—2015 101302	中医学	《中医古籍孤本大全》	论文专著	文本	2009FY 120300	中医药古籍与方志的文献整理	57种
427	2009FY 120300—03—2015 101303	中医学	《中医古籍孤本丛刊》	论文专著	文本	2009FY 120300	中医药古籍与方志的文献整理	37种
428	2009FY 120300—04—2015 101304	中医学	《欧美收藏稀见中医书丛刊》	论文专著	文本	2009FY 120300	中医药古籍与方志的文献整理	33种
429	2009FY 120300—05—2015 101305	中医学	《中医孤本总目提要》	论文专著	文本	2009FY 120300	中医药古籍与方志的文献整理	1份

续表

序号	资源标识/项目编号	领域学科	资源名称	资源类型	资源格式	项目编号	项目名称	数据情况
430	2009FY 120300—06—2015 101306	中医学	《欧美收藏中医古籍联合目录》	论文专著	文本	2009FY 120300	中医药古籍与方志的文献整理	1 份
431	2009FY 120300—07—2015 101407	中医学	珍稀孤本中医古籍调查、选编、出版研究报告	研究报告	文本	2009FY 120300	中医药古籍与方志的文献整理	1 份
432	2009FY 120300—08—2015 101408	民族医学	《仫佬、毛南、京三个少数民族医药文献及口述资料汇编与研究》研究报告	研究报告	文本	2009FY 120300	中医药古籍与方志的文献整理	1 份
433	2009FY 120300—09—2015 101409	中医学	《江苏方志载中医药文献资料辑录与研究》研究报告	研究报告	文本	2009FY 120300	中医药古籍与方志的文献整理	1 份
434	2009FY 120300—10—2015 101410	中医学	《河南方志载中医药文献资料辑录与研究》研究报告	研究报告	文本	2009FY 120300	中医药古籍与方志的文献整理	1 份
435	2009FY 120300—11—2015 101411	中医学	《上海方志载中医药文献资料辑录与研究》研究报告	研究报告	文本	2009FY 120300	中医药古籍与方志的文献整理	1 份
436	2009FY 120300—12—2015 101412	中医学	《福建方志载中医药文献资料辑录与研究》研究报告	研究报告	文本	2009FY 120300	中医药古籍与方志的文献整理	1 份
437	2009FY 120300—13—2015 101413	中医学	《安徽方志载中医药文献资料辑录与研究》研究报告	研究报告	文本	2009FY 120300	中医药古籍与方志的文献整理	1 份
438	2009FY 120300—14—2015 101414	中医学	《陕西方志载中医药文献资料辑录与研究》研究报告	研究报告	文本	2009FY 120300	中医药古籍与方志的文献整理	1 份
439	2009FY 120300—15—2015 101415	中医学	《贵州方志载中医药文献资料辑录与研究》研究报告	研究报告	文本	2009FY 120300	中医药古籍与方志的文献整理	1 份

续表

序号	资源标识/项目编号	领域学科	资源名称	资源类型	资源格式	项目编号	项目名称	数据情况
440	2009FY 120300—16—2015 101416	中医学	中国两晋至清代医家医案数据库	科学数据	数据库	2009FY 120300	中医药古籍与方志的文献整理	11 760 条
441	2009FY 120300—17—2015 101417	中医学	中国元代至民国孤本中医古籍的书目信息数据库	科学数据	文本	2009FY 120300	中医药古籍与方志的文献整理	1370 条
442	2009FY 120300—18—2015 101418	民族医学	广西2009~2014年民族医药数据库	科学数据	数据库	2009FY 120300	中医药古籍与方志的文献整理	1 212 条
443	2009FY 120300—19—2015 101419	中医学	欧美收藏明代至民国中医药古籍数据库	科学数据	数据库	2009FY 120300	中医药古籍与方志的文献整理	33 条
444	2009FY 120300—20—2015 101420	中医学	江苏、河南、上海、福建、安徽、陕西、贵州7省市明代至民国地方志中的中医药文献数据库	科学数据	数据库	2009FY 120300	中医药古籍与方志的文献整理	45 716 条
445	2009FY 120300—21—2015 101421	中医学	中医古籍文献整理规范	标准规范	文本	2009FY 120300	中医药古籍与方志的文献整理	1 份
446	2009FY 120300—22—2015 101422	民族医学	民族医药（口承医药部分）文献发掘整理操作规范	标准规范	文本	2009FY 120300	中医药古籍与方志的文献整理	1 份
447	2009FY 120300—23—2015 101423	中医学	方志文献中中医药学术辑录与整理规范	标准规范	文本	2009FY 120300	中医药古籍与方志的文献整理	1 份
448	2009FY 120300—24—2015 101424	中医学	珍贵典籍数字化保护技术标准及操作规程	标准规范	文本	2009FY 120300	中医药古籍与方志的文献整理	1 份

续表

序号	资源标识/项目编号	领域学科	资源名称	资源类型	资源格式	项目编号	项目名称	数据情况
449	2009FY210200—01—2014073101	微生物学	2009~2014年中国西南地区6属72种食用菌常规成分分析	科学数据	xls 文件	2009FY210200	西南地区食用菌特异种质资源调查	31KB792 条
450	2009FY210200—02—2014112402	微生物学	2009~2014年中国西南地区6属72种食用菌氨基酸分析	科学数据	xls 文件	2009FY210200	西南地区食用菌特异种质资源调查	91KB5 760 条
451	2009FY210200—03—2014112403	微生物学	2009~2014年中国西南地区6属72种食用菌微量元素及重金属分析	科学数据	xls 文件	2009FY210200	西南地区食用菌特异种质资源调查	77KB4 032 条
452	2009FY210200—04—2014112404	微生物学	2009~2014年中国西南地区6属72种食用菌农药残留分析	科学数据	xls 文件	2009FY210200	西南地区食用菌特异种质资源调查	60KB1 440 条
453	2009FY210200—05—2014112405	微生物学	2009~2014年中国西南地区6个种灵芝的萜类分析	科学数据	xls 文件	2009FY210200	西南地区食用菌特异种质资源调查	14KB6 条
454	2009FY210200—06—2014112406	微生物学	2009~2014年中国西南地区灵芝属6个种的酶类（SOD）及红菇、乳菇属7个种的漆酶性质测定	科学数据	xls 文件	2009FY210200	西南地区食用菌特异种质资源调查	17KB13 条
455	2009FY210200—07—2014112407	微生物学	牛肝菌属141个种微量元素及重金属分析	科学数据	xls 文件	2009FY210200	西南地区食用菌特异种质资源调查	161KB7 896 条
456	2009FY210200—08—2014112408	微生物学	牛肝菌属141个种的氨基酸分析	科学数据	xls 文件	2009FY210200	西南地区食用菌特异种质资源调查	187KB11 280 条
457	2009FY210200—09—2014112409	微生物学	牛肝菌属141个种的农药残留分析	科学数据	xls 文件	2009FY210200	西南地区食用菌特异种质资源调查	131KB2 820 条

续表

序号	资源标识/项目编号	领域学科	资源名称	资源类型	资源格式	项目编号	项目名称	数据情况
458	2009FY 210200—10—2014 112410	微生物学	中国西南地区大型真菌特异种质资源	标本资源	xls文件、jpg文件	2009FY 210200	西南地区食用菌特异种质资源调查	4.27GB 2 032条
459	2009FY 210200—11—2014 112411	微生物学	大型真菌种质资源调查规程	标准规范	doc文件	2009FY 210200	西南地区食用菌特异种质资源调查	189KB
460	2009FY 210200—12—2014 112412	微生物学	中国西南地区食用菌特异种质资源综合调查报告	研究报告	doc文件	2009FY 210200	西南地区食用菌特异种质资源调查	482KB
461	2009FY 210200—13—2014 112413	微生物学	中国西南地区大型真菌图册	图集及其他	doc文件	2009FY 210200	西南地区食用菌特异种质资源调查	1.17GB
462	2009FY 210500—01—2014 091801	运动生理学	不同运动项目运动员体能素质、身体形态和机能参数数据	科学数据	xls文件	2009FY 210500	中国运动员体能素质、身体形态参数调查及参考范围构建	6.76MB 10 199条
463	2009FY 210500—02—2014 091802	运动生理学	不同运动项目运动员体能素质、身体形态和机能评价指标体系	标准规范	doc文件	2009FY 210500	中国运动员体能素质、身体形态参数调查及参考范围构建	1.39MB
464	2009FY 210500—03—2014 091803	运动生理学	不同运动项目运动员体能素质、身体形态测试指标的标准测试方法	标准规范	doc文件	2009FY 210500	中国运动员体能素质、身体形态参数调查及参考范围构建	5.7MB
465	2009FY 210500—04—2014 091804	运动生理学	不同运动项目运动员体能素质、身体形态和机能参数参考范围研究报告	研究报告	doc文件	2009FY 210500	中国运动员体能素质、身体形态参数调查及参考范围构建	8.31MB
466	2009FY 220100—01—2014 102801	民族医学	全国藏医药古籍名录专著	志书典籍	pdf文件	2009FY 220100	藏药古籍文献的抢救性整理研究	8.19MB

续表

序号	资源标识/项目编号	领域学科	资源名称	资源类型	资源格式	项目编号	项目名称	数据情况
467	2009FY 220100—02—2014 122302	民族医学	藏医药古籍综合名录专著	志书典籍	pdf 文件	2009FY 220100	藏药古籍文献的抢救性整理研究	5.03MB
468	2009FY 220100—03—2014 122303	民族医学	藏医药古籍整理与信息化平台建设专著	论文专著	pdf 文件	2009FY 220100	藏药古籍文献的抢救性整理研究	5.84MB
469	2009FY 220100—04—2014 122304	民族医学	2009～2014 年藏药古籍数据	科学数据	pdf 文件	2009FY 220100	藏药古籍文献的抢救性整理研究	1.17MB 243 条
470	2009FY 220100—05—2014 122305	民族医学	民族医药科技发展现状与对策研究报告	研究报告	pdf 文件	2009FY 220100	藏药古籍文献的抢救性整理研究	758KB
471	2009FY 220100—06—2014 122306	民族医学	北京地区藏医药古籍名录专著	志书典籍	pdf 文件	2009FY 220100	藏药古籍文献的抢救性整理研究	1.55MB
472	2011FY 130100—01—2016 100901	分析化学	氢化可的松纯度标准物质	标本资源	xls 文件、pdf 文件、jpg 文件	2011FY 130100	心脑血管与肿瘤疾病诊断重要标志物标准物质的研究	16.7MB
473	2011FY 130100—02—2016 100902	分析化学	17α-羟孕酮纯度标准物质	标本资源	xls 文件、pdf 文件、jpg 文件	2011FY 130100	心脑血管与肿瘤疾病诊断重要标志物标准物质的研究	15.2MB
474	2011FY 130100—03—2016 100903	分析化学	血清中氢化可的松成分分析标准物质（92.2ng.g）	标本资源	xls 文件、pdf 文件、jpg 文件	2011FY 130100	心脑血管与肿瘤疾病诊断重要标志物标准物质的研究	14.2MB
475	2011FY 130100—04—2016 100904	分析化学	血清中氢化可的松成分分析标准物质（107.6ng.g）	标本资源	xls 文件、pdf 文件、jpg 文件	2011FY 130100	心脑血管与肿瘤疾病诊断重要标志物标准物质的研究	14.9MB

序号	资源标识/项目编号	领域学科	资源名称	资源类型	资源格式	项目编号	项目名称	数据情况
476	2011FY130100—05—2016100905	分析化学	血清中孕酮成分分析标准物质（1.09ng.g）	标本资源	xls文件、pdf文件、jpg文件	2011FY130100	心脑血管与肿瘤疾病诊断重要标志物标准物质的研究	12.8MB
477	2011FY130100—06—2016100906	分析化学	血清中孕酮成分分析标准物质（21.89ng.g）	标本资源	xls文件、pdf文件、jpg文件	2011FY130100	心脑血管与肿瘤疾病诊断重要标志物标准物质的研究	13MB
478	2011FY130100—07—2016100907	分析化学	血清中17α-羟孕酮成分分析标准物质（0.51ng.g）	标本资源	xls文件、pdf文件、jpg文件	2011FY130100	心脑血管与肿瘤疾病诊断重要标志物标准物质的研究	13.1MB
479	2011FY130100—08—2016100908	分析化学	血清中17α-羟孕酮成分分析标准物质（1.65ng.g）	标本资源	xls文件、pdf文件、jpg文件	2011FY130100	心脑血管与肿瘤疾病诊断重要标志物标准物质的研究	12.9MB
480	2011FY130100—09—2016101009	分析化学	冰冻男性血清睾酮成分分析标准物质	标本资源	xls文件、pdf文件、jpg文件	2011FY130100	心脑血管与肿瘤疾病诊断重要标志物标准物质的研究	9.7MB
481	2011FY130100—10—2016101010	分析化学	血清中雌二醇标准物质	标本资源	xls文件、pdf文件、jpg文件	2011FY130100	心脑血管与肿瘤疾病诊断重要标志物标准物质的研究	9.9MB
482	2011FY130100—11—2016101011	分析化学	人血清中电解质成份标准物质（Level-1）	标本资源	xls文件、jpg文件、pdf文件、doc文件	2011FY130100	心脑血管与肿瘤疾病诊断重要标志物标准物质的研究	10MB
483	2011FY130100—12—2016101012	分析化学	人血清中电解质成份标准物质（Level-2）	标本资源	xls文件、jpg文件、pdf文件、doc文件	2011FY130100	心脑血管与肿瘤疾病诊断重要标志物标准物质的研究	9.91MB

续表

序号	资源标识/项目编号	领域学科	资源名称	资源类型	资源格式	项目编号	项目名称	数据情况
484	2011FY130100—13—2016101013	分析化学	人血清中电解质成份标准物质（Level-3）	标本资源	xls 文件、jpg 文件、pdf 文件、doc 文件	2011FY130100	心脑血管与肿瘤疾病诊断重要标志物标准物质的研究	9.63MB
485	2011FY130100—14—2016101014	分析化学	氧化钛比表面积标准物质（20m²/g）	标本资源	xls 文件、jpg 文件、pdf 文件、doc 文件	2011FY130100	心脑血管与肿瘤疾病诊断重要标志物标准物质的研究	15.1MB
486	2011FY130100—15—2016101015	分析化学	氧化钛比表面积标准物质（100m²/g）	标本资源	xls 文件、jpg 文件、pdf 文件、doc 文件	2011FY130100	心脑血管与肿瘤疾病诊断重要标志物标准物质的研究	14.7MB
487	2011FY130100—16—2016101116	分析化学	睾酮纯度标准物质	标本资源	xls 文件、jpg 文件、pdf 文件、doc 文件	2011FY130100	心脑血管与肿瘤疾病诊断重要标志物标准物质的研究	14.4MB
488	2011FY130100—17—2016101117	分析化学	甲羟孕酮纯度标准物质	标本资源	xls 文件、jpg 文件、pdf 文件、doc 文件	2011FY130100	心脑血管与肿瘤疾病诊断重要标志物标准物质的研究	14.4MB
489	2011FY130100—18—2016101118	分析化学	5，7-二羟基黄酮纯度标准物质	标本资源	xls 文件、jpg 文件、pdf 文件、doc 文件	2011FY130100	心脑血管与肿瘤疾病诊断重要标志物标准物质的研究	14.4MB
490	2011FY130100—19—2016101119	分析化学	水飞蓟宾纯度标准物质	标本资源	xls 文件、jpg 文件、pdf 文件、doc 文件	2011FY130100	心脑血管与肿瘤疾病诊断重要标志物标准物质的研究	14.5MB
491	2011FY130100—20—2016101120	分析化学	香豆素纯度标准物质	标本资源	xls 文件、jpg 文件、pdf 文件、doc 文件	2011FY130100	心脑血管与肿瘤疾病诊断重要标志物标准物质的研究	14.4MB

续表

序号	资源标识/项目编号	领域学科	资源名称	资源类型	资源格式	项目编号	项目名称	数据情况
492	2011FY 130100— 21—2016 101121	分析化学	橙皮苷纯度标准物质	标本资源	xls 文件、jpg 文件、pdf 文件、doc 文件	2011FY 130100	心脑血管与肿瘤疾病诊断重要标志物标准物质的研究	14.4MB
493	2011FY 130100— 22—2016 101122	分析化学	川陈皮素纯度标准物质	标本资源	xls 文件、jpg 文件、pdf 文件、doc 文件	2011FY 130100	心脑血管与肿瘤疾病诊断重要标志物标准物质的研究	14.4MB
494	2011FY 130100— 23—2016 101123	分析化学	C 反应蛋白标准物质	标本资源	xls 文件、jpg 文件、pdf 文件、doc 文件	2011FY 130100	心脑血管与肿瘤疾病诊断重要标志物标准物质的研究	9.94MB
495	2011FY 130100— 24—2016 101124	分析化学	肌钙蛋白标准物质	标本资源	xls 文件、jpg 文件、pdf 文件、doc 文件	2011FY 130100	心脑血管与肿瘤疾病诊断重要标志物标准物质的研究	10.8MB
496	2011FY 130100— 25—2016 101125	分析化学	瘦素标准物质	标本资源	xls 文件、jpg 文件、pdf 文件、doc 文件	2011FY 130100	心脑血管与肿瘤疾病诊断重要标志物标准物质的研究	9.97MB
497	2011FY 130100— 26—2016 101226	分析化学	17β-雌二醇纯度标准物质	标本资源	xls 文件、jpg 文件、pdf 文件、doc 文件	2011FY 130100	心脑血管与肿瘤疾病诊断重要标志物标准物质的研究	13.3MB
498	2011FY 130100— 27—2016 101227	分析化学	雌三醇纯度标准物质	标本资源	xls 文件、jpg 文件、pdf 文件、doc 文件	2011FY 130100	心脑血管与肿瘤疾病诊断重要标志物标准物质的研究	13MB
499	2011FY 130100— 28—2016 101228	分析化学	雌酮纯度标准物质	标本资源	xls 文件、pdf 文件、jpg 文件	2011FY 130100	心脑血管与肿瘤疾病诊断重要标志物标准物质的研究	13.1MB

续表

序号	资源标识/项目编号	领域学科	资源名称	资源类型	资源格式	项目编号	项目名称	数据情况
500	2011FY 130100—29—2016 101229	分析化学	香草扁桃酸纯度标准物质	标本资源	xls 文件、pdf 文件、jpg 文件	2011FY 130100	心脑血管与肿瘤疾病诊断重要标志物标准物质的研究	12.5MB
501	2011FY 130100—31—2016 101231	分析化学	17α-羟孕酮甲醇溶液标准物质	标本资源	xls 文件、pdf 文件、jpg 文件	2011FY 130100	心脑血管与肿瘤疾病诊断重要标志物标准物质的研究	9.73MB
502	2011FY 130100—32—2016 101232	分析化学	17β-雌二醇甲醇溶液标准物质	标本资源	xls 文件、pdf 文件、jpg 文件	2011FY 130100	心脑血管与肿瘤疾病诊断重要标志物标准物质的研究	9.75MB
503	2011FY 130100—33—2016 101233	分析化学	香草扁桃酸甲醇溶液标准物质	标本资源	xls 文件、pdf 文件、jpg 文件	2011FY 130100	心脑血管与肿瘤疾病诊断重要标志物标准物质的研究	9.7MB
504	2011FY 130100—35—2016 101235	分析化学	17-OHP、氢化可的松混合溶液标准物质	标本资源	xls 文件、pdf 文件、jpg 文件	2011FY 130100	心脑血管与肿瘤疾病诊断重要标志物标准物质的研究	10.4MB
505	2011FY 130100—36—2016 101236	分析化学	雌二醇、雌三醇、雌酮甲醇混合溶液标准物质	标本资源	xls 文件、pdf 文件、jpg 文件	2011FY 130100	心脑血管与肿瘤疾病诊断重要标志物标准物质的研究	10.4MB
506	2011FY 130100—37—2016 123037	分析化学	C 反应蛋白酶联免疫分析方法	研究报告	pdf 文件、doc 文件	2011FY 130100	心脑血管与肿瘤疾病诊断重要标志物标准物质的研究	508KB
507	2011FY 130100—38—2016 123038	分析化学	C 反应蛋白化学发光免疫分析方法	研究报告	pdf 文件、doc 文件	2011FY 130100	心脑血管与肿瘤疾病诊断重要标志物标准物质的研究	508KB

续表

序号	资源标识/项目编号	领域学科	资源名称	资源类型	资源格式	项目编号	项目名称	数据情况
508	2011FY 130100—39—2016 123039	分析化学	人绒毛膜促性腺激素特征肽的分析检测方法	研究报告	pdf 文件、doc 文件	2011FY 130100	心脑血管与肿瘤疾病诊断重要标志物标准物质的研究	1.3MB
509	2011FY 130100—40—2016 123040	分析化学	人绒毛膜促性腺激素蛋白质的分析检测方法	研究报告	pdf 文件、doc 文件	2011FY 130100	心脑血管与肿瘤疾病诊断重要标志物标准物质的研究	1.3MB

2.3.2 项目数据内容要素分析

根据表 2-2，2006～2011 年人口健康领域科技基础性工作已完成整编集成的 21 个项目中，共涉及数据资源 449 个。根据其主要内容进行分析，涉及的一级学科有 12 个，主要包括：心理学、中医学与中药学、预防医学与公共卫生学、临床医学、基础医学、工程与技术科学基础学科、水产学、计算机科学技术、畜牧兽医科学、生物学、体育科学、化学。各学科相关数据资源情况如图 2-6 所示。

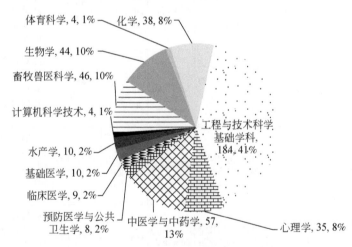

图 2-6 2006～2011 年人口健康领域科技基础性工作项目数据资源涉及学科情况

2006～2011 年人口健康领域科技基础性工作项目涉及的二级学科有 16 个，包括心理测量、发展心理学、中医学、中药学、民族医学、妇幼卫生学、临床诊断学、基础医学其他学科、标准科学技术、水产资源学、计算机应用、兽医学、分子生物学、微生物学、运动生理学、分析化学。各二级学科相关数据资源数量情况如图 2-7 所示。

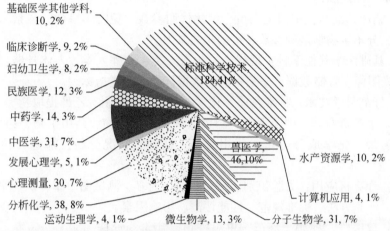

图 2-7　2006～2011 年人口健康领域科技基础性工作项目数据资源涉及二级学科情况

　　按照数据资源的 16 个二级学科领域分类，2006～2011 年人口健康领域科技基础性工作项目涉及的高频、核心及共性关键词主要包括以下 16 组。

　　1）心理测量：基本认知、高级认知、空间认知、自我认识、认知效能、加工速度、工作记忆、情景记忆、言语能力、语言理解、对话理解、阅读理解、发散思维、条件推理、类比推理、概率推理、风险倾向、风险寻求、损失规避、过分自信、储蓄比例、跨期选择、时间折扣率、个体决策、社会决策、个体集体利益冲突、人际利益冲突、亲社会行为、人际交往、信任、情绪体验、适应能力、地区认同、心理健康、预期寿命、领导性、可靠性、容纳性、人际取向、社会心理、社会预警、集群行为、心理和谐、自我和谐、家庭和谐、人际和谐、社会和谐、经济信心、生活满意度、幸福感、社会公平感、政府满意度、指标、工具、常模、心理测量。

　　2）发展心理学：临床、认知能力、社会适应、青少年、学业成就。

　　3）中医学：中医、针灸、中医临床诊疗、学术思想、理论内涵、语义、规范、概念术语、知识元、叙词表、图像、病状、症状、体征、病位、诊疗经验、书目、古籍、孤本、方志、医案、提要、点校、影印、数字化、数据库。

　　4）中药学：中药材、药用植物、珍稀濒危药材、常用大宗药材、急性毒性、醌类中草药、醌类成分、标准化、指纹图谱、光谱图、重点药材市场、静态调查、动态调查。

5）民族医学：民族医药、藏医药、药物别名、古籍、名录、图像、文本、发展现状、对策研究、信息化平台。

6）妇幼卫生学：婴儿、母乳喂养、城市、农村、生长速率、体格发育、社会人口学、纵向随访。

7）临床诊断学：中国运动员、生化代谢参数、免疫学参数、激素参数、微量元素、分子生物学基础参数、运动相关基因。

8）基础医学其他学科：现代人、化石人类、墓葬人类、人体骨骼、标本图像、X光图像、骨骼数据、采集标准、数据标准、测量指标。

9）标准科学技术：标准物质、化学纯度、成分分析、乙醇提取物。

10）水产资源学：中国近海、药用资源、海洋生物、药用生物、药用矿物、标本、名录、化学成分分析、药用价值、活性、状况分析、筛选评价、民间调访。

11）计算机应用：人脸识别、一对一、一对多、测试图像库、识别率、正确报警率、评测方法、标准规范、性能评测、影响因素。

12）兽医学：种属、疫苗、重组疫苗、病毒、毒株、冻干、病毒、标准毒种、菌种、测序、基因缺失、基因序列、克隆、中和抗体测定、毒株认定、快速检测、双重荧光 RT-PCR、间接 ELISA、PCR 鉴定。

13）分子生物学：细菌、病毒、微生物、生物信息学、基因组、元基因组、蛋白质组、转录组、代谢组、基因、蛋白质、核酸、核酸序列、内切酶、多肽、高通量测序、质谱、序列、功能位点、结构、二级结构、结构分类、表达谱、比较基因组、EST、差异表达、相互作用、注释、同源家族、传染病、肿瘤、生物标记物、临床化学、代谢通路、基因芯片、交互式数据库、镜像、可视化、工具、大数据、标准、规范。

14）微生物学：食用菌、种质资源、标本、大型真菌、常规成分分析、氨基酸分析、微量元素分析、重金属分析、农药残留分析、总三萜、灵芝属、红菇属、乳菇属、牛肝菌属、超氧化物歧化酶、漆酶、担子菌门、子囊菌门、资源调查。

15）运动生理学：中国运动员、身体形态、体能素质、机能参数，指标体系、参考范围。

16）分析化学：标准物质、纯度、人血清、电解质、比表面积、成分分析、标准值、扩展不确定度、化学发光免疫法、同位素稀释质谱法、ELISA、CLIA、IDMS。

2.3.3　项目数据时空范围分析

从项目数据的时间范围来看，2006～2011 年人口健康领域科技基础性工作项目数据资料时间跨度较长，从公元元年至今的数据资料均有涉及，这与不同项目类型有很大关系。如前所述，项目按照类型分为科学考察与调查，科技资料整编和图集、典籍编研，以及科学规范与标准物质研制三大类。其中，科学考察与调查类项目最多，科学规范与标准物质研制项目次之。这两类项目的数据资源，因自身项目类型，相关数据资源的时间范围多数集中在项目执行期间，即 2006 年 6 月至 2016 年 6 月；个别项目的数据资源时间跨度略长。如"生物信息学基础信息整编"，该项目采集我国自主产生的人类、动物、植物、微生物等基因组数据，同时还建立了国际重要生物信息数据库相关数据的镜像系统。项目的数据资源时间范围与相关生物信息产生时间有关，数据时间跨度在 1976～2015 年。而科技资料整编和图集、典籍编研类项目，由于涉及内容多是对以往文献资料的搜集、整编，相关数据的内容表达时间范围较宽，公元前后至近现代的均有涉及。例如，"藏医古籍整理与信息化平台建设"、"350 种传统医籍整理与深度加工"、"中医药古籍与方志的文献整理"和"藏药古籍文献的抢救性整理研究"等项目，多是将中医药的古籍文献进行深度的整理、加工，不少古籍文献的时间可追溯至公元元年之前。

从项目数据的空间范围来看，人口健康领域科技基础性工作项目相关数据涉及区域覆盖全球。其中，绝大多数项目数据资源的空间范围在国内地区，基本覆盖除台湾以外的国内全部地区。例如，科学考察与调查类项目"国民重要心理特征调查"，涉及安徽、北京、重庆、福建、广东、甘肃、广西、贵州、海南、湖北、河北、黑龙江、河南、湖南、吉林、江苏、江西、辽宁、内蒙古、宁夏、青海、四川、山东、上海、陕西、山西、天津、新疆、西藏、云南、浙江共计 31 个省（自治区、直辖市）。个别项目的数据资源空间范围涉及全球，如"生物信息学基础信息整编"项目，因其搜集、整编的数据中，不少来自美国国家生物技术信息中心（National Center for Biotechnology Information，NCBI）、欧洲生物信息学研究所（European Bioinformatics Institute，EBI）等国际重要生物信息数据存储、管理机构。这些机构的数据来自全球范围内相关专业机构、领域专家提交的可共享利用的生物信息数据，因此数据的空间范围覆盖全球。此外，科学规范与标准物质研制类项目中，研制的很多标本资源、标准物质等资源，保存地点多为项目承担单位的相关实验室。

2.3.4 项目数据资料类型格式分析

2006~2011 年，人口健康领域科技基础性工作项目合计 31 项。截至 2018 年 6 月 30 日，完成全部数据汇交的项目有 21 项，涉及 449 个数据资源。

在数据集成和规范化整编过程中，根据历年基础性工作项目数据资料的特点，以及研究过程中制定的相应分类编码标准、规范化整编技术方法规程等，可将项目的数据资源类型主要分为科学数据、标准规范、标本资源/标准物质、论文专著、研究报告、图集及其他六种类型。2006~2011 年已完成整编集成的 21 项人口健康领域科技基础性工作项目中的 449 个数据资源，其数据资源类型情况为：科学数据（105 个，占比 23.39%）、标准规范（22 个，占比 4.90%）、标本资源/标准物质（230 个，占比 51.22%）、论文专著（21 个，占比 4.68%）、研究报告（69 个，占比 15.37%）、图集及其他（2 个，占比 0.44%）（图 2-8）。

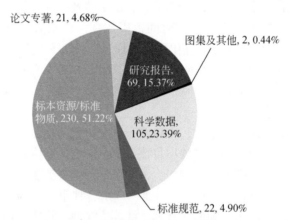

图 2-8 2006~2011 年人口健康领域科技基础性工作项目产出资源类型

在数据资源的格式方面，每种类型的数据资源，均有多重数据格式。其中，科学数据类的资源涉及的数据格式最多，主要包括 dmp 文件、mdb 文件、pdf 文件、sav 文件、sql 文件、table 文件、txt 文件、xls 文件等。其中以 sav 文件（31 个）、xls 文件（30 个）和 txt 文件（18 个）这三类格式居多。

标本资源/标准物质涉及的数据格式主要包括 doc 文件、jpg 文件、pdf 文件、xls 文件等，标本资源/标准物质资源的表述通常包括标准物质检测、标本资源检测数据、图谱集、标准值等，因此每个标本资源/标准物质的表述几乎包括所涉及的各种格式数据。

　　研究报告、论文专著、标准规范、图集及其他类型的数据资源，其数据格式主要包括 doc 文件和 pdf 文件两种。研究报告和标准规范资源均以 doc 文件为主，论文专著资源则以 pdf 文件为主，图集及其他资源以被编辑为图文一体 word 文档的形式展示。

第3章 人口健康领域科技基础性工作数据资料规范化整编和共享利用技术方法

3.1 人口健康领域科技基础性工作数据资料规范化整编和共享利用的总体思路和步骤

对人口健康领域科技基础性工作项目数据资料进行规范化整编的主要目的是摸清我国人口健康领域科技基础性工作数据、资料的家底，促进已有人口健康领域科技基础性工作数据资料的广泛共享和有效利用，保障我国科技基础性工作数据资料长期、持续的集成与共享服务，为人口健康领域科技基础性工作规划的实施和项目布局决策等提供辅助支持。

科技基础性工作通过考察、观测、探测、监测、调查、试验、实验等方式获取到的原始数据资料往往很难直接利用，特别是非本专业领域的用户使用时，经常不理解这些数据资料的实际含义，造成了数据使用上的困难。因此，这些科技基础性工作项目产生的原始数据资料必须经过汇交采集、整合集成、规范化整编等步骤，形成相应的数据产品后，才能被广泛地共享利用（图3-1）。

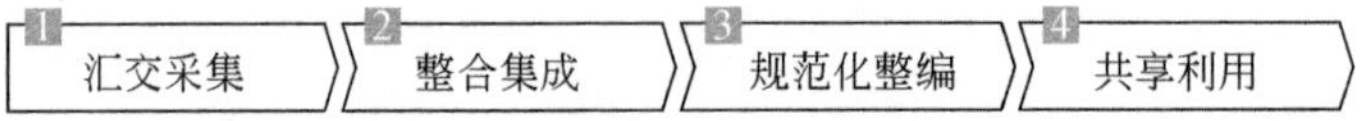

图 3-1 人口健康领域科技基础性工作数据资料集成和共享利用整体步骤

通过对人口健康领域科技基础性工作数据资料的集成整编，实现跨部门、跨学科、跨区域数据资料的重组融合。面向人口健康领域的重大科学问题和国家战略决策需求，加工形成生产专题数据产品，进一步提高这些人口健康领域科技基础性工作数据资料的价值，提升人口健康领域科技基础性工作服务科技原始性创新和社会经济发展的能力，进而推动基础性工作事业的持续发展，提升中国基础性工作服务科技创新、国家战略决策和社会经济发展的能力。

人口健康领域科技基础性工作数据资料规范化整编和共享利用的步骤主要包括以下5个方面。

3.1.1 人口健康领域科技基础性工作项目数据资料集成

人口健康领域科技基础性工作项目数据资料集成是指，对人口健康领域科技基础性工作项目进行调研和分析，全面梳理和分析相关项目数据资料的形式、内容、特征及其保存、整理、建库和利用现状等；研究制定人口健康领域科技基础性工作数据资料的分类体系，将人口健康领域科技基础性工作数据资料分为志书/典籍、标准规范/术语、标准物质/标本样品、数据、图集等类别；制定人口健康领域科技基础性工作项目数据资料的编码规范和集成框架；基于分类体系与编码规范，根据集成框架，按照分领域、分类型、分阶段的思路和顺序，实现人口健康领域科技基础性工作数据资料的分类整理、集成与建库。人口健康领域科技基础性工作项目数据资料集成流程如图 3-2 所示。

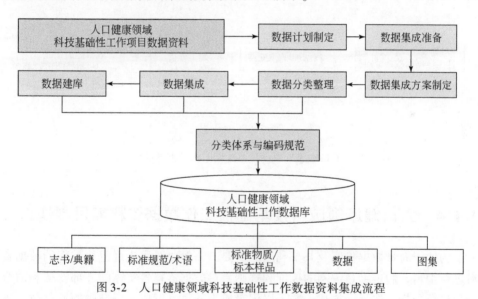

图 3-2 人口健康领域科技基础性工作数据资料集成流程

3.1.2 人口健康领域科技基础性工作数据资料规范化整编

针对人口健康领域科技基础性工作数据资料的特点、规律，制定数据资料规范化整编的相关技术方法规程。建立质量控制规范，包括原始数据质量评价、标准化处理、转换、数据描述信息质量控制与评定等。开展数据资料的规范化整编，可分为两个层次：第一层次为基础性的规范化整编，主要包括数据检查、一致性转换（时间、空间、要素、格式、单位等的一致性转换）等；第二层次为专题整编，采用扫描数字化、数据重组、数据关联等整编方式，通过适当的数据资料补充，形成人口健康领域的专题数据库。同时，编制相应的元数据及数据字典。

3.1.3 人口健康领域科技基础性工作数据产品加工生产

基于已经规范化整编的人口健康领域科技基础性工作数据资料，适当补充、更新相关的数据资料，通过跨项目、跨学科、跨领域数据资料的重组、融合与再加工，形成人口健康领域的综合产品数据库，提升人口健康领域科技基础性工作项目数据、资料的价值。例如，综合利用地理环境、气候、极端天气、人口结构、生理参数、营养健康、地方病、急慢性病等数据，可以整合加工生产形成用于指导人群健康和环境协调发展的环境健康产品数据库。人口健康领域科技基础性工作数据产品加工流程如图 3-3 所示。

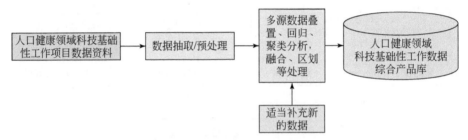

图 3-3　人口健康领域科技基础性工作数据产品加工流程

3.1.4 人口健康领域科技基础性工作数据资料编目制作

为便于海量数据检索及共享利用的需要，一般要对完成规范化整编的数据资料进行编目。制定编目编制的标准和规则，对数据资料各实体的外部特征和内容特征进行分析、选择、描述，并予以记录成为款目，形成人口健康领域科技基础性工作项目数据资料的编目。目前，人口健康领域科技基础性工作项目数据资料编目被分为数据、图集、文献（志书、典籍）、标准规范（基准）、标准物质/标本/样品 5 类。

3.1.5 人口健康领域科技基础性工作规范化整编数据的共享利用

人口健康领域科技基础性工作项目数据集成和规范化整编形成的专题数据库

（集）、综合数据产品等，目前主要通过两个途径进行共享利用。一个是通过国家人口健康科学数据中心进行共享利用。该中心是国家科技基础条件平台的重要组成，已形成了相对成熟、完善的领域数据标准体系。在数据的集成过程中，也参考国家人口健康科学数据中心的建设规范、元数据标准、数据交换和在线接口服务规范等进行数据的整编。另一个是通过国家基础性工作数据资料汇交共享中心进行共享利用。该中心基于分布式的集成服务系统，实现已经规范化整编的基础性工作数据库、专题数据库、产品数据库及元数据的发布，基础性数据资料的分类分级共享，以及编目、分析报告、标准规范等资料的下载服务。

3.2　人口健康领域科技基础性工作项目数据资料分类和编码方法

进行分类和编码的目的，是便于对数据资料进行集成和规范化的整编，实现人口健康领域科技基础性工作专项项目数据资料的唯一标识。为科技基础性工作专项项目数据资料的管理维护、交换共享、应用服务与统计分析等提供支撑。

3.2.1　数据资料分类原则与方法

1. 分类原则

对数据资料进行分类，需要把握住系统性、实用性、可扩展性、科学性、稳定性等原则。

系统性原则：综合考虑数据集主题一致性，按其内在联系进行系统化排列，确保类目唯一、结构合理、层次清晰，减少冗余。

实用性原则：满足数据集分类编目的简便性、可操作性和通用性需求及方便数据集查询的一致性理解，从便于信息资源归类、利用服务和统计分析的角度，保证分类的实用性。

可扩展性原则：充分考虑科技基础性工作的发展，在类目扩展上预留空间，保证分类体系框架适应数据集不断丰富的内容和日益增长的种类与数量，可根据需要在本分类体系上进行扩展和细化。

科学性原则：自顶层向下，优先选择最能代表人口健康领域数据集主题的语言、词条定义类目名称，编制受控分类体系表。

稳定性原则：使用稳定的因素作为分类依据，同时提高分类体系的可延展性或兼容性，促进稳定性。

2. 分类方法

数据资料的分类基本遵循《信息分类和编码的基本原则与方法》（GB/T 7027—2002）的规定，采用混合分类法。分类类目编码使用的罗马字符和阿拉伯数字遵循《信息技术 中文编码字符集》（GB 18030—2000）① 的规定。

按科技基础性工作专项数据资料类型、所属的学科及来源项目三个维度进行混合分类。

数据资料类型：主要包括科学数据、志书/典籍、自然科技资源、计量基标准、标准规范、文献资料6 种类型。每一种数据资料类型又可进一步根据数据资源特征（内容特征、形态特征等）进行下一级分类。

科学数据包括数据、地图图集、多媒体资料等下级分类。

自然科技资源包括植物种质资源、动物种质资源、微生物菌种资源、人类遗传资源、生物标本资源、岩矿化石资源、实验材料资源、标准物质等下级分类。自然科技资源分类遵循《自然科技资源共性描述规范》，一般情况下可只分到自然科技资源的一级类，但如果可以精确到二级类，则尽量精确到二级类（《自然科技资源共性描述规范》中的资源编码分为大类、小类、一级类、二级类和三级类）。

计量基标准包括计量基准和计量标准。

标准规范包括国际标准、区域标准、国家标准、行业标准、地方标准、内部规范等下级分类。

文献资料包括考察/调研/研究报告、专著、论文等下级分类。

学科分类遵循《学科分类与代码》（GB/T 13745—2009）。一般情况下，数据资料分到二级学科。

3.2.2 数据资料编码原则与方法

1. 编码原则

对数据资料进行编码，需要把握住唯一性、匹配性、可扩充性、简洁性、区段性等原则。

唯一性原则指在人口健康领域数据集编码体系中，每一个类目仅有一个代码，一个代码只表示一个主题概念。

匹配性原则指代码结构应与分类体系相匹配。

---

① 该标准已被《信息技术 中文编码字符集》（GB 18030—2005）取代。

可扩充性原则指代码应留有适当的后备容量，以便适应不断扩充的需要。

简洁性原则指代码结构应尽量简单，以便减少代码的差错率，便于管理。

区段性原则指在人口健康领域数据集编码体系设置若干区段，每个区段表达不同的类目属性，便于实现不同维度检索。

2. 编码方法

依据前述混合分类方法，科技基础性工作专项数据资料编码由五部分构成：①数据资料类型代码，②数据特征代码，③学科分类代码，④项目编号，⑤扩展码。分类代码结构如图 3-4 所示。

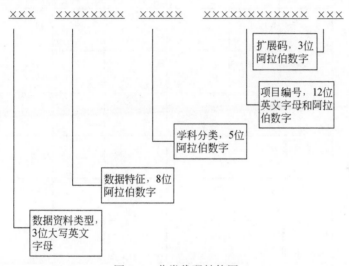

图 3-4　分类代码结构图

具体的编码规则如下。

第一部分：数据资料类型用 3 位大写英文字母表示。其中：DAT 表示科学数据，REC 表示志书/典籍，RES 表示自然科技资源，BAS 表示计量基标准，STD 表示标准规范，DOC 表示文献资料。

第二部分：数据特征用 8 位阿拉伯数字表示。其中：数据特征大类用 2 位阿拉伯数字表示，前 1 位表示特征大类分组号（如果特征大类可按条件分成若干组，则赋予相同编号），从 "1" 开始；后 1 位表示同组大类下类别顺序号，从 "1" 开始，为了便于扩展，采用间隔 1 位的方法进行编码。例如，自然科技资源中的植物种质资源、动物种质资源、微生物菌种资源、人类遗传资源都属于涉及生命的自然资源，则分为一个组，赋予相同的首位码 "1"。植物种质资源、动物种质资源、微生物菌种资源、人类遗传资源编码分别为 "11" "13" "15"

"17"；而生物标本资源和岩矿化石资源属于无生命的自然资源，分为一个组，赋予相同的首位码"2"。生物标本资源和岩矿化石资源的编码分别为"21""23"。小类、一级类、二级类也分别用 2 位阿拉伯数字表示，规则同大类。没有细分小类、一级类、二级类的用"00"补齐。

数据资料类型和数据特征分类与编码如表 3-1 所示。

表 3-1　数据资料类型、特征分类与编码

数据资料类型	数据特征（大类）	小类	一级类	二级类	备注
科学数据 DAT	数据 11				
	地图图集 21				
	多媒体资料 31				
	其他 99				
志书/典籍 REC	志书 11				
	典籍 21				
	其他 99				
自然科技资源 RES	植物种质资源 11	农作物 11	粮食作物 11		具体编码与《自然科技资源共性描述规范》保持一致
			纤维作物 13		
			……		
		林木 13	乔木类 11		
			灌木类 13		
			……		
		……	……		
	动物种质资源 13	……	……		

续表

数据资料类型	数据特征（大类）	小类	一级类	二级类	备注
自然科技资源 RES	微生物菌种资源 15	……	……		具体编码与《自然科技资源共性描述规范》保持一致
	人类遗传资源 17	……	……		
	生物标本资源 21	……	……		
	岩矿化石资源 23	……	……		
	实验材料资源 31	实验动物 11	小鼠 11		
			大鼠 13		
			……		
		微生物培养基 13	细菌培养基 11		
			真菌培养基 13		
			……		
		……	……		
	标准物质 33	化学成分 11	钢铁成分 11		
			有色金属及金属中气体成分分析 13		
			……		
		物理特性与物理化学特性 13	……		
		……	……		
	其他 99				

续表

数据资料类型	数据特征（大类）	小类	一级类	二级类	备注
计量基标准 BAS	计量基准 11				
	计量标准 21				
标准规范 STD	国际标准 11				
	区域标准 21				
	国家标准 31				
	行业标准 41				
	地方标准 51				
	内部规范 61				
	其他 99				
文献资料 DOC	专著 11				
	论文 21				
	考察/调研/研究报告 31				
	其他 99				
其他 OTH					

第三部分：学科分类用 5 位阿拉伯数字表示。具体遵循《学科分类与代码》（GB/T 13745—2009）。根据《学科分类与代码》（GB/T 13745—2009），学科分类代码共 7 位，其中前 3 位数字表示一级学科，中间 2 位表示二级学科，最后 2

位表示三级学科，如"3201110"，"320"表示一级学科"临床医学"，"32011"表示二级学科"临床诊断学"，"3201110"表示三级学科"症状诊断学"。在这一标准中，仅将数据资料分到二级学科，因此用《学科分类与代码》（GB/T 13745—2009）中的前5位阿拉伯数字进行表示。

第四部分：项目编号用12位英文字母和阿拉伯数字表示。具体以科学技术部批复的项目任务书编号为准，如标准依托项目"科技基础性工作数据资料集成与规范化整编"的项目编号为"2013FY110900"。对于不足12位且缺乏年份的编号，首先在前面加上4位年份，仍不足时在后面用"0"补齐，如2002年立项的"中国甲类传染病—鼠疫、霍乱菌种资源库"的编号为"2000年度21号"，补齐后为"200021000000"。对于有非英文字母和阿拉伯数字的其他符号（如"–""、"等），先去掉其他符号，字母全部大写后，再补齐，如1999年立项的"细胞培养细胞库建设"，编号为"G99-A-14a"，清洗补齐后为"1999G99A14A0"。

第五部分：扩展码用3位阿拉伯数字表示。根据需要，依据编码规则，可以对数据资料编码进行扩展。使用扩展码时，需要在本规范的基础上，增加扩展码定义和解释的内容。

例如，科技基础性工作专项"国民重要心理特征调查"（编号：2009FY110100）项目中"中国人的基本认知特点数据（2014年）"的分类编码为：DAT11000000190452009FY110100000。其中："DAT"表示该数据集为科学数据资源；"11000000"表示该资料属于科学数据中的数据类（大类），没有细分小类、一级类、二级类的用"00"补齐；"19045"表示心理测量学；"2009FY110100"表示科学技术部批复的项目编号；最后3位"000"表示扩展码。

3.3　人口健康领域科技基础性工作项目数据资料质量控制

组织开展数据资料整编工作中，需要建立数据质量管理体系，在执行过程中应对其有效性进行持续改进，实现数据质量的持续提高，以保证人口健康领域科技基础性工作专项数据资料整编工作效率。

3.3.1　总体要求

质量控制的总体要求包括以下6个方面。

1）识别数据质量管理工作覆盖的范围，确定数据质量管理涉及的环节和流程。

2）确定这些环节和流程的顺序及相互关系。

3）确定所需采取的准则和方法，以确保这些环节和流程的有效运行及控制。

4）确保管理职责明晰、保障机制健全，以支持这些环节和流程的运行及监控。

5）对这些环节和流程进行分析、监督和考核。

6）采取必要的措施，以实现数据质量管理目标与对这些环节和流程的持续改进。

3.3.2　数据资料整编质量管理

数据资料整编质量管理主要是对人口健康领域科技基础性工作专项项目数据整编过程中的数据质量进行规范和控制。参考《质量管理体系基础和数语》（GB/T 19000—2016）、《质量管理体系要求》（GB/T 19001—2016）、科技基础性工作专项数据整编规程、基础性工作专项数据资料分类与编码标准、基础性工作专项数据库设计规范等对"人口健康领域科技基础性工作专项数据资料整编"进行质量管理。数据资料整编质量管理框架如图 3-5 所示。

3.3.3　数据质量描述

1. 数据质量描述组件

数据质量描述可用于数据集系列、数据集或数据集内具有相同特征的一部分数据，具体使用数据质量定量元素、数据质量非定量元素两个组件来描述。

每个数据质量定量元素可细分为多个数据质量定量子元素，每个数据质量定量子元素可用多个数据质量定量子元素描述子描述。它们共同描述数据满足相应规范中预先设定的标准的程度并提供定量的质量信息。

数据质量非定量元素提供非定量的质量信息，当评价数据集在不同于预期应用的特定应用中的质量时很有用。

数据质量信息框架如图 3-6 所示。

2. 数据质量定量元素与定量子元素

（1）数据质量定量元素

数据质量定量元素被用来描述数据集满足预先设定在产品规范中的标准的程度，具体如下。

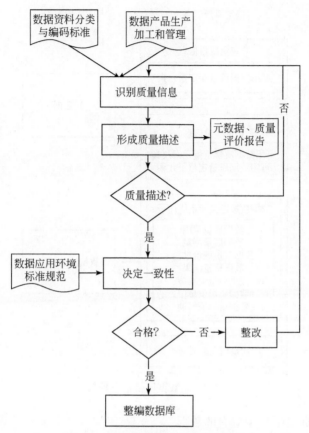

图 3-5　数据资料整编质量管理框架

完整性：特征、特征属性及特征关系存在或不存在。

逻辑一致性：数据结构（包括概念的、逻辑的或物理的数据结构）、属性及其相互关系符合逻辑规则的程度。

位置精度：特征的位置精度。

时间精度：时间属性及特征之间的时间关系的精度。

专题精度：定量属性的精度、非定量属性的正确性、特征分类的正确性及特征之间相互关系的正确性。

（2）数据质量定量子元素

与数据质量定量元素相对应的数据质量定量子元素，可用来描述数据集的定量质量信息，具体如下。

完整性定量元素包括多余和缺少两种数据质量定量子元素。

多余：数据集中有多余数据。

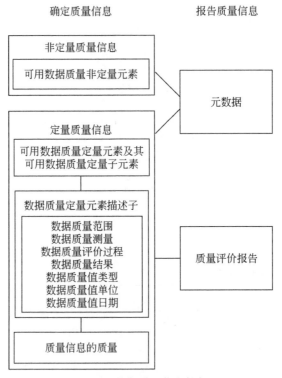

图 3-6　数据质量信息框架

　　缺少：数据集中缺少应有的数据。

　　逻辑一致性定量元素包括概念一致性、值域一致性、格式一致性、拓扑一致性 4 种数据质量定量子元素。

　　概念一致性：符合概念模式规则。

　　值域一致性：值在值域范围内。

　　格式一致性：数据存储与数据集物理结构的一致性。

　　拓扑一致性：数据集拓扑关系的正确性。

　　位置精度定量元素包括绝对精度和相对精度两种数据质量定量子元素。

　　绝对精度：坐标值与其可接受的坐标值或真值之间的接近程度。

　　相对精度：特征相对位置与其可接受的相对位置或真值之间的接近程度。

　　时间精度定量元素包括时间测量精度、时间一致性和时间正确性 3 种数据质量定量子元素。

　　时间测量精度：时间测量的正确性。

　　时间一致性：有序事件或有序序列的正确性。

　　时间正确性：数据在与时间有关的方面的正确性。

专题精度定量元素包括分类正确性、非定量属性正确性和定量属性精度 3 种数据质量定量子元素。

分类正确性：特征或其属性的分类相对于分类标准的正确性。

非定量属性正确性：非定量属性的正确性。

定量属性精度：定量属性的精度。

（3）数据质量非定量元素

数据质量非定量元素，可用于描述数据集的非定量的质量信息，具体如下。

目的：描述数据集的创建原因和其预定的使用目的。

用途：描述使用过该数据集的应用。数据生产者或其他数据使用者通过用途来描述数据集的使用情况。

数据志：描述数据集的历史，即数据集从搜集、获取、汇编到现状的整个生命周期。数据志包含两部分：①描述数据集起源的源信息；②描述数据集生命周期中的事件或转换的处理步骤或历史信息（包括连续性或周期性地维护数据集的处理过程）。

3.3.4　数据质量的识别

1. 定量数据质量信息的识别

（1）识别可用的数据质量定量元素

可用于数据集的所有数据质量定量元素都应当被识别。有些数据质量定量元素也许不能用于某一特定类型的数据集。若该标准所列的数据质量定量元素没有充分描述某一质量部件，则应当命名并定义附加数据质量定量元素。附加数据质量定量元素的命名和定义应当被包括为数据集质量信息的一部分。

（2）识别可用的数据质量定量子元素

每个可用数据质量定量元素的所有可用数据质量定量子元素（每个可用数据质量定量元素至少有一可用数据质量定量子元素）均应可被识别。有些可用数据质量定量元素的数据质量定量子元素也许不能用于某一特定类型的数据集。若该标准所列的数据质量定量子元素没有充分描述数据质量的某一方面，则应当命名并定义附加数据质量定量子元素。附加数据质量定量子元素的命名和定义应当被包括为数据集质量信息的一部分。

（3）使用数据质量定量子元素描述子

通过数据质量范围描述数据质量定量子元素。对每个可用数据质量定量子元素，必须识别至少一个数据质量范围。数据集范围可以是该数据集所属的数据集系列、数据集本身或是该数据集内具有某些相同特征的一小部分。若数据质量范围不能被识别，则其数据质量范围为数据集本身。

在同一数据集内，质量也可有所不同。故对每个可用数据质量定量子元素，应当识别多个数据质量范围，以便更全面地描述定量的质量信息。数据质量范围应被充分描述。描述数据质量范围可通过以下几个维度。

层次：数据集所属的数据集系列、数据集或数据集内具有某些相同特征的一小部分。

数据项类型：特征类型、特征属性及特征间的相互关系（或特定数据项，即特征实例、属性值及特征间的关系实例）。

时间范围：时间帧及时间帧精度。

地理范围：地理属性及坐标精确度。

（4）数据质量测量

每个数据质量范围均包括一个数据质量测量过程。数据质量测量应当简要描述并命名（若名称存在）应用于该数据质量范围所规定的测试类型，并应当包含边界或限制参数。

（5）数据质量评价过程

每个数据质量测量均包括一个数据质量评价过程。数据质量评价过程应当描述（或引用文档描述）将数据质量测量应用到数据质量范围所限定的数据的方法，并应包含对该方法进行表述的报告。

（6）数据质量结果

每个数据质量测量均包括一个数据质量结果，就是将数据质量测量应用到数据质量范围所限定的数据后得到值或值的集合，用一指定的、可接受的一致性质量层次评价这些值或值的集合后得到的结果。数据质量结果为通过或不通过。

（7）数据质量值日期

每个数据质量测量应当注明一个数据质量日期。

2. 识别非定量的数据质量信息

识别可用的数据质量非定量元素有以下前提：①数据集的目的总是可用的。②数据集生产者所知道的所有用途都是可用的。③数据集的数据志总是可用的。在极少数情况下，也许不知道数据志的相关信息。或报告数据志，或报告缺少数据志的原因。

数据质量范围所限定的数据集内的一小部分数据的数据志可与数据集其他部分的数据志不同。对数据质量范围所限定的数据集内具有不同数据志的小部分数据，应当提供其数据志并将其作为数据集非定量的质量信息的一部分，以便完全记录非定量的质量信息。

若该规范所列的数据质量非定量元素没有充分描述非定量数据质量的某一方面，则应当命名并定义附加数据质量非定量元素。附加数据质量非定量元素的命名和定义应当被包括为数据集质量信息的一部分。

3. 数据质量评价过程

数据质量评价过程是产生和报告数据质量结果的一系列步骤。数据质量评价过程可用在静态数据集上，也可用在动态数据集上。

数据质量评价包括以下 5 个步骤。

1）识别可用的数据质量定量元素、数据质量定量子元素及数据质量范围。

2）识别数据质量测量。

3）选择并运用数据质量评价方法。对每个被识别的数据质量测量，选择数据质量评价方法。

4）决定数据质量结果。结果为定量数据质量结果、数据质量值或数据质量值集合、数据质量值单位及数据质量日期。

5）决定一致性。一致性数据质量结果（通过或不通过）是定量数据质量结果与一致性质量层次比较后的结果。

数据质量评价流程如图 3-7 所示。

3.3.5　数据质量评价方法

数据质量评价过程要运用一种或多种数据质量评价方法。数据质量评价方法可分为两类：直接评价方法和间接评价方法。直接评价方法通过比较数据与内部或外部参考信息来决定数据质量。间接评价方法使用与数据相关的信息推断或估计数据质量。

（1）直接评价方法

直接评价方法分为自动或手工评价方法，还可分为完全检查方法和取样测试方法。

完全检查方法测试数据质量范围内的所有数据项。取样测试方法通过对数据质量范围内足够的数据项取样，从而获得数据质量结果。取样方法类型、取样率及取样的详细过程描述要在质量评价报告中有所体现。

使用取样时，应分析数据质量结果的可靠性，特别是在使用小样本，或取样方法不是随机取样时更应如此。

（2）间接评价方法

间接评价方法根据外部知识评价数据集的质量。外部知识包括但并不限于数

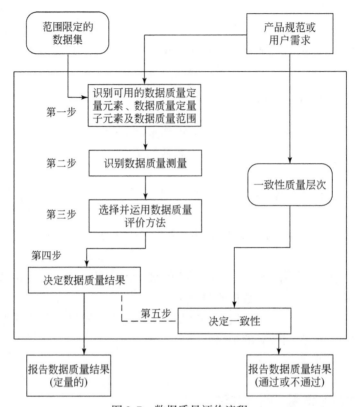

图 3-7　数据质量评价流程

据质量非定量元素、数据集的其他质量报告或关于产生该数据集的数据的质量报告。需要注意的是，仅在直接评价方法不可用时才用间接评价方法。

3.3.6　数据质量控制

（1）数据质量控制原则

任何纳入"人口健康领域科技基础性工作专项"的数据资料必须与数据质量描述概要测试包一致。

（2）数据质量描述概要测试包

数据质量描述概要测试包包括组件测试、正确性测试、定量的质量可用性测试、非定量的质量可用性测试、排斥性测试、数据质量定量子元素描述子使用正确性测试、在元数据中报告数据质量信息测试 7 项测试。

a. 测试一：组件测试

测试目的：证实质量组件都在质量描述中。

测试方法：检查质量描述，证实数据质量定量元素、数据质量定量子元素及数据质量定量子元素描述子已被用来描述定量的质量信息。

检查质量描述，证实数据质量非定量元素已被用来描述非定量的质量信息。

b. 测试二：正确性测试

测试目的：证实质量描述的正确性。

测试方法：检查质量描述，证实其数据质量定量元素及数据质量定量子元素在该标准中，或是用户附加的以便用来描述不在该标准中的数据质量组件或方面。

检查质量描述，证实该标准中的数据质量定量子元素描述子已被用来描述定量的质量信息。

检查质量描述，证实其数据质量非定量元素在该标准中，或是用户附加的以便用来描述不在该标准中的非定量的数据质量信息。

c. 测试三：定量的质量可用性测试

测试目的：证实定量质量描述的可用性。

测试方法：识别产品规范中与定量质量相关的语句并用它们来识别可用的数据质量定量元素及其可用的数据质量定量子元素。比较这些数据质量定量子元素与质量描述中所用的数据质量定量子元素，确保该数据集可用的所有数据质量定量子元素都已被识别并被用在质量描述中。

d. 测试四：非定量的质量可用性测试

测试目的：证实非定量的质量描述的可用性。

测试方法：证实可用的数据质量非定量元素被用来描述非定量的质量信息。

e. 测试五：排斥性测试

测试目的：证实质量描述中的附加元素是排斥性的，证实关于附加元素的信息已被充分提供。

测试方法：检查所有附加数据质量定量元素，证实每个都描述了该标准中数据质量定量元素没有描述的定量质量信息。

检查所有附加数据质量定量子元素，证实每个都描述了该标准中数据质量定量子元素没有描述的定量质量信息。

检查所有附加数据质量非定量元素，证实每个都描述了该标准中数据质量非定量元素没有描述的非定量质量信息。

f. 测试六：数据质量定量子元素描述子使用正确性测试

测试目的：证实数据质量定量子元素描述子使用正确。

测试方法：比较该标准及每个可用数据质量定量子元素（包括附加数据质量定量子元素）所提供的质量信息，证实数据质量定量子元素描述子的使用符合该标准。

g. 测试七：在元数据中报告数据质量信息测试

测试目的：证实质量描述已在元数据中报告。

测试方法：证实定量的质量信息已按"科技基础性工作专项项目数据汇交元数据标准"在元数据中报告；证实非定量的质量信息已按"科技基础性工作专项项目数据汇交元数据标准"在元数据中报告。

（3）数据质量概要测试包

数据质量概要测试包包括测试目的和测试方法两个部分。

测试目的：保证纳入"人口健康领域科技基础性工作专项"的数据资料及其质量描述的质量。

测试方法：任何"人口健康领域科技基础性工作专项"的数据资料必须提供与数据质量描述概要测试包一致的元数据及质量评价报告。质量描述必须识别以下数据规范中的所有质量信息，并在这些数据规范上的数据质量结果均为"合格"。

（4）数据质量控制方法

数据质量控制大体上可分为自查、第三方检查及项目组检查 3 个步骤。

1）自查：数据集生产者自查认为数据及其质量描述完全符合数据质量控制要求，才能将其提交给第三方检查。

2）第三方检查：第三方检查认为数据集生产者提交的数据及其质量描述完全符合数据质量控制的要求，才能将其提交给项目组检查。否则，详细指出错误，将材料返回给数据集生产者让其修改。

3）项目组检查：项目组检查认为数据集生产者提交的数据及其质量描述完全符合"数据质量概要测试包"的所有要求，才能将其纳入"人口健康领域科技基础性工作专项数据汇交"。否则，详细指出错误，将材料返回给数据集生产者让其修改。

3.3.7 数据质量控制流程

1. 总体原则

应按照数据质量管理的要求，对整编工作中影响数据质量的数据流程加以识别，制定管理措施，并实施流程控制。

1）从数据采集源头开始疏理数据流向，识别影响数据质量的数据流程，关键流程至少应包括数据采集、数据审核、数据校验、数据标记、数据更正、数据质量追溯。

2）应明晰每个关键流程的工序、内容和岗位职责，对重要工序编制作业指导文件或操作指南，以使这些关键流程得到有效控制。

3）在实施流程控制过程中，应建立数据责任制。

4）对关键流程要进行过程控制，并形成相应的记录。

2. 数据采集

应明确数据采集流程的工序、内容和岗位职责，编制程序文件和相应的作业指导文件，在数据采集工作中做好以下七方面工作：

1）制定基础数据采集的业务规则，并负责监督在各级各类相关信息系统中实现。

2）承担数据采集任务的操作人员应进行培训。

3）基础数据应与相关标准所定义的数据项集合相吻合，以保证原始数据的完整性。

4）基础数据中的数据项应和数据项名称对应的标准数据代码相吻合，且符合逻辑校验关系，同时符合数据项名称表征的客观实体，以保证原始数据的准确性。

5）基础数据应和操作日志所记载的最末一次数据属性相吻合，以保证原始数据的鲜活性。

6）基础数据中的数据项应和数据标准规定的数据属性相吻合，以保证原始数据的规范性。

7）出现数据异动时，应形成正式的备案文件，以保证原始数据异动的合法性。

3. 数据审核

明确数据审核流程的工序、内容和岗位职责，在数据审核工作中做好以下四方面工作：

1）建立基础数据采集的审核程序，对数据质量进行审核。

2）在基础数据采集过程中，应采用抽验方式对数据质量进行人工或计算机检验，抽验样本数量应按一定比率进行抽取。抽验样本周期和抽验样本数据跨度应分别控制在规定时间之内。

3）采用计算机自动审核方式进行数据审核时，应当制定相应的审核规则。

4）保持上述数据审核的全部记录。

4. 数据校验

应明确数据校验流程的工序、内容和岗位职责，在数据校验工作中做好以下三方面工作：

1）建立校验程序和相关校验规程，对数据完整性、准确性、鲜活性、规范性进行校验。

2）设立相应的数据校验岗位，有针对性地制定相应的校验方法，采取交叉校验以提高校验的可信度。

3）应保持上述数据校验的全部记录。

5. 数据标记

明确数据标记流程的工序和内容，在数据标记工作中做好以下两方面工作：

1）建立数据标记的业务规则，并负责监督、指导操作人员对业务规则的执行。

2）在整编工作中需要改变基础数据的属性或状态时，应依据制定的业务规则进行，在不破坏基础数据原始状态的前提下，对需要改变的基础数据进行文件或电子的标记操作。

6. 数据更正

明确数据更正流程的工序和内容，在数据更正工作中做好以下三方面工作：

1）在基础数据审核或校验过程中，若发现质量不合格的数据，应要求采集人员重新核对，经确认后，对原录入数据进行更正。

2）对已被标记的数据，数据管理人员应及时加以识别，并按相应程序对标记数据实施更正。对标记数据更正后，应撤销标记。

3）对外部受众提出的数据质量问题，应启动更正程序，及时更正外部受众发现的质量不合格数据。

7. 数据质量追溯

建立数据质量追溯机制，使数据质量可以追溯。在数据质量追溯中做好以下五方面工作：

1）数据所包含的信息中应设有标识信息，标识信息具有唯一性，不可更改。

2）数据在采集、审核、更正等流程中的状态应及时添加标识，并可进行查验。

3）可依据标识追溯数据的来源及更正情况。

4）发现数据质量差错，可进行错误原因的追溯。

5）只有通过原数据采集单位或人员才能更正的错误数据，要及时追溯并加以修改。

第4章 人口健康领域科技基础性工作专项规范化整编数据库简介

人口健康领域科技基础性工作项目数据库建设工作是科技基础性工作数据资料集成、整编和加工等工作中的一项重要内容。

按照统一的技术标准，对人口健康领域历年科技基础性工作项目对应的要素数据进行质量审核、转换处理（格式、计量单位等），借助相关软件工具，实施数据的批量入库。对已入库的原始数据资料进行数据检查、分类整理和标准化处理工作，沿着"领域概念–要素对象–属性内容"的思路，完成原始数据资料数据跨领域、跨项目、分要素的规范化整编，构建形成人口健康领域科技基础性工作领域专题数据库、综合数据产品库。已建立的数据库，能够根据统计要求，为用户提供精准、可靠的可视化分析结果。

4.1 专题数据库

为促进基础性工作数据资料增值，提升基础性工作服务重大科技创新和社会经济发展能力的需要，基于已完成分类集成和规范化整编的人口健康领域基础性工作数据资料，通过适当的数据资料补充，构建形成包括中国人生理常数和心理状况、中国人营养和健康状况、中医药学和中国疾病谱调查 4 个专题数据库。

4.1.1 设计原则

人口健康领域科技基础性工作项目专题数据库总体上按照通用稳定、易于拓展、维护的原则进行设计，具体包括以下 5 改革方面。

1）实现"一表一用"，将具有同一个主题的数据存储在一个数据表中；

2）消除数据间的冗余，提高访问数据库的速度；

3）数据库设计遵从第三范式，多对多，最大限度消除了数据冗余、修改异常、插入异常、删除异常，满足关系规范化的要求；

4）各个数据表之间关系为一对一或一对多的关系。对于多对多的关系转换为一对多的关系来处理；

5）在设计数据表结构时，考虑表结构的动态适应性。

4.1.2 数据库总体架构

专题数据库是基于 BS 架构实现的，通过浏览器即可访问。数据库采用的是读写分离的主从架构，如图 4-1 所示，主库提供读写服务，从库仅负责读取数据。读写分离的架构可以避免主服务器出现性能瓶颈、降低阻塞、提高系统可用性。

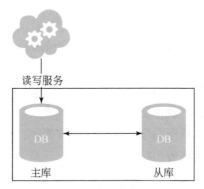

图 4-1　数据架构图

4.1.3 数据库设计实现

1. 专题数据库技术路线

专题数据库系统所采用的编程语言为 PHP，是基于较为简洁的 Laravel 框架实现的，数据库则是基于 MySQL 实现的。

2. 专题数据库设计

（1）用户数据表设计

专题数据库系统设计了三个存储用户信息的表，分别为 user 表、role 表以及 role_user 表。user 表用于存储用户登录注册的基本信息，role 表记录了用户的权限，role_user 表负责映射以上两个表的关系，每个用户都有对应的一个权限。表 4-1 ~ 表 4-3 分别为 user 表、role 表及 role_user 表的数据字典。图 4-2 为三个表的关系。

表 4-1　user 表

字段	类型	含义	默认是否为空
user_id	int	用户编号	否
user_name	varchar	用户姓名	否
password	varchar	用户密码	否
email	varchar	邮箱	否
token	int	用户每次登录信息	否
created_at	timestamp	创建时间	否
updated_at	timestamp	更新时间	否

表 4-2　role 表

字段	类型	含义	默认是否为空
role_id	int	角色编号	否
role_name	varchar	角色名	否
created_at	timestamp	创建时间	否
updated_at	timestamp	更新时间	否

表 4-3　role_user 表

字段	类型	含义	默认是否为空
user_id	int	用户编号	否
role_id	int	角色编号	否

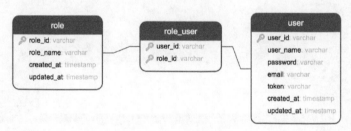

图 4-2　用户表关系图

（2）数据表数据字典设计

表 4-4 为数据表的数据字典，主要记录了各个专题数据库的数据表基本信息。

表 4-4　数据表基本信息

字段	类型	含义	默认是否为空
id	varchar	数据表编号	否
table_name	varchar	数据表名称	否
table_name_chs	varchar	数据表所属项目	否
file_name	varchar	数据表说明文档	否

4.1.4　数据库系统基本功能和使用

系统可实现单个或批量导入导出数据，以及对数据的检索、查看以及修改等功能。系统主要面对的用户为从事科技基础性工作管理和保障人员、人口健康领域教学、科研人员、基础和临床医学、药学、中医学和中药学等专业技术人员，用户注册登录后即可对数据进行操作。用户可自行上传及下载数据，并根据需求对数据进行查询。此外，管理人员还可以对数据进行增删改查。

1. 普通用户系统登录

打开浏览器，输入网址 http://blog.test 进入数据库系统，随即进入登录界面，如图 4-3 所示，使用注册账号密码登录。

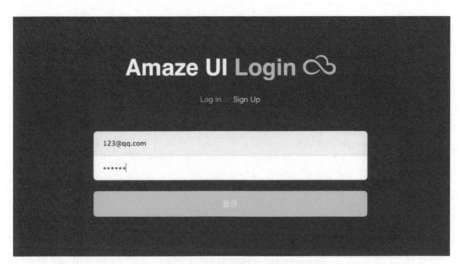

图 4-3　专题数据库登录界面

2. 管理员登录

使用管理员账号密码登录专题数据库，登录界面如图 4-4 所示。管理员界面比普通用户多了一个用户管理的功能，点击进入用户管理界面，管理员可以查看并删除用户信息，如图 4-5 所示。

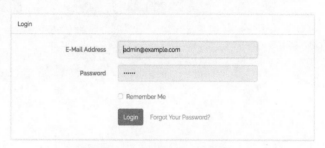

图 4-4　管理员登录界面

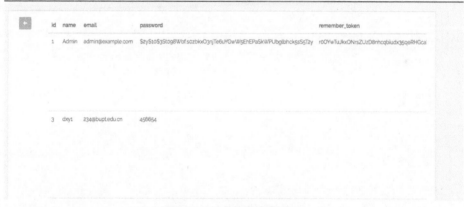

图 4-5　用户管理界面图示

3. 系统登录后主页面

登录成功进入用户界面，可根据需求选择专题数据库对数据进行查看，如图 4-6 所示。

4. 数据查询及导出

点击"非空间数据"标签（图 4-7）会显示该资源库包含的数据表以及相关信息，用户可根据表名称、主要字段以及操作人等条件对数据进行查询：

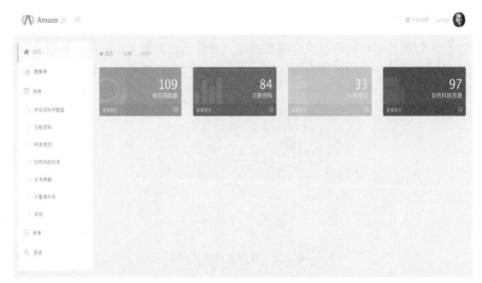

图 4-6　用户登录主界面

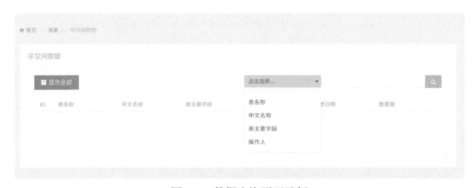

图 4-7　数据查询页面示例

选择并点击任意一个数据表，页面会显示该数据表的字段以及相关数据详细信息，用户可对数据进行导出，如图 4-8 所示。

用户可以进行多条件查询并下载数据对应的说明文档，如图 4-9 ～ 图 4-11 所示。

5. 数据维护与管理

当以管理员身份登录数据库，点击"数据维护"，可对数据进行增删改查等操作。在输入框中填入相应的数据表名称即可对该数据表中的数据进行操作，如图 4-12 所示。

id	distric	gender	age	attention	vision	memory	inference	cognize
10001101	0	1	7	85.14	95	93.84	96.55	91.49
10001102	0	1	8	87.43	82.94	87.47	78.58	81.63
10001103	0	1	6.5	70.18	82.98	95.19	100.77	85.3
10001104	0	1	6.5	72.97	85.44	70.97	91.96	77.27
10001105	0	1	7	92.88	95.04	105.13	102	98.52
10001106	0	2	7	73.35	76.97	88.3	85.24	78
10001107	0	2	7	92.46	84.16	81.82	84.04	83.39
10001108	0	2	7	85.21	72.19	73.5	81.78	74.77
10001109	0	2	6.5	84.03	84.21	73.05	89.99	80.15

图 4-8　数据表图示

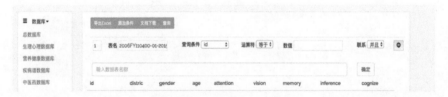

图 4-9　数据查询页面示例

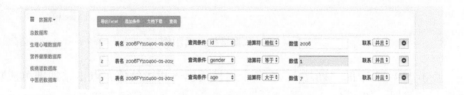

图 4-10　数据多条件查询页面示例

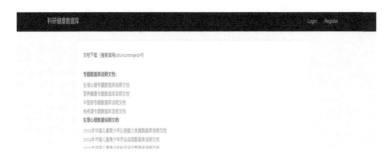

图 4-11　数据说明文档下载页面

id	table_name	table_name_chs	file_name	操作
4	2006FY110400-04-2015042204	2009年中国儿童青少年临床—认知能力数据库	2009年中国儿童青少年临床—认知能力数据库说明文档.doc	编辑 删除
5	2006FY110400-05-2015042205	2009年中国儿童青少年临床—社会适应数据库	2009年中国儿童青少年临床—社会适应数据库说明文档.doc	编辑 删除
6	2006FY230200-01-2014091601	2007-2008年中国城市地区母乳喂养婴儿社会人口学信息数据库	2007-2008年中国城市地区母乳喂养婴儿社会人口学信息数据库说明文档.doc	编辑 删除
7	2006FY230200-02-2014091602	2007-2008年中国农村地区母乳喂养婴儿社会人口学信息数据库	2007-2008年中国农村地区母乳喂养婴儿社会人口学信息数据库说明文档.doc	编辑 删除
8	2006FY230200-03-2014091603	2007-2009年中国城市地区母乳喂养婴儿生长发育数据库	2007-2009年中国城市地区母乳喂养婴儿生长发育数据库说明文档.doc	编辑 删除
9	2006FY230200-04-2014091604	2007-2009年中国农村地区母乳喂养婴儿生长发育数据库	2007-2009年中国农村地区母乳喂养婴儿生长发育数据库说明文档.doc	编辑 删除
10	2007FY130100-01-2014072301-1	标准物质描述规范表		编辑 删除

图 4-12　数据维护界面示例

　　点击图 4-12 中的"新增"，在各个属性后填入相应的值，点击添加即可成功新增一条数据，如图 4-13 所示。

　　任意选择一条数据，点击图 4-12 中的"编辑"，即可对该条数据的值进行修改，如图 4-14 所示。

图 4-13　数据增加页面示例

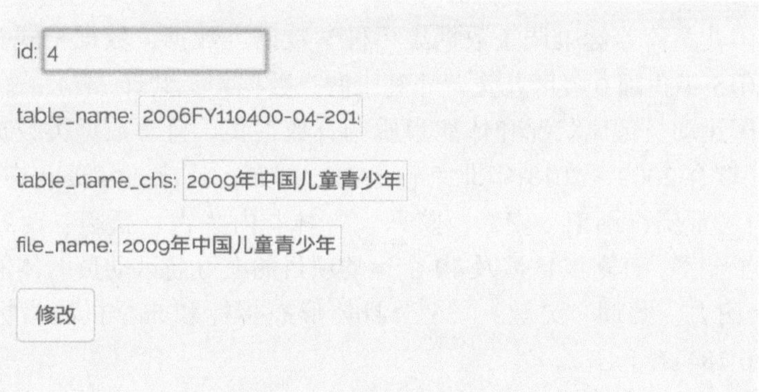

图 4-14　数据编辑页面示例

任意选择一条数据，点击图 4-12 中的"删除"按钮即可删除该数据。

4.1.5　专题数据库数据基本情况

基于已经集成的人口健康领域基础性工作原始数据资料，通过适当的数据资料补充，完成基础性工作数据资料的规范化整编，重点形成人口健康领域 4 个专题数据库（19 个数据集）。

1. 中国人生理常数和心理状况专题数据库

1）中国人生理常数数据集。科学数据类数据，数据格式为 SQL，包括 2003

年北京、浙江、河北和广西等4个省（自治区、直辖市）人群各种生理机能变化的正常变异值，包括反映体质和生长发育的一般指标，以及反映人体主要器官系统功能状态的正常数据，共计68 211条。

2）中国人心理特征数据集。科学数据类数据，数据格式为SQL，数据集包括反映同一人群体质表型和生长发育、主要器官系统功能状态，以及人格和行为智力等心理状态的数据，共计500 236条。

3）青少年心理特征数据集。科学数据类数据，数据格式为SQL，数据集包括儿童青少年的认知能力数据、学业成就数据以及社会适应数据等数据，共计88 949条。

4）儿童乳牙萌出数据集。科学数据类数据，数据格式：SQL，数据集包括2013～2015年期间北京市、陕西省、海南省0～3岁正常儿童的乳牙萌出情况，共计4925条。

2. 中国人营养和健康状况数据库

1）中国儿童营养健康调查数据集。科学数据类数据，数据格式为SQL，整合2012～2015年我国6省区儿童营养健康调查数据集，共计7424条。

2）中国运动员健康状况和体能素质调查数据集。科学数据类数据，数据格式为SQL，整合2009～2013年北京、上海、山东、辽宁、江苏、广东、浙江、河北、四川、重庆、湖南、安徽、陕西、吉林、内蒙古、新疆、西藏、广西等18个省（自治区、直辖市）涉及40个运动项目的上万名运动员的体能素质（力量、速度、耐力、柔韧、灵敏）、36个身体形态指标和5个机能指标的测试数据，共计10 184条。

3）中国母乳喂养婴儿生长速率监测数据集。科学数据类数据，数据格式为SQL，包括2007～2008年全国16个地市1840名母乳喂养婴儿从出生至12月龄生长发育情况数据，共计25 464条。

3. 中医药学专题数据库

1）珍稀濒危和常用药用植物数据集。科学数据类，数据格式为SQL，涵盖300余种药用植物动态调查（物候期观察记录、人工更新试验记录、自然更新观察地季相和生境变化观察记录、药用植物自然更新观察记录）数据等，共计17 287条。

2）海洋药用生物和矿物数据集。科学数据类数据，数据格式为SQL，涵盖海洋药用生物资源190个物种的相关数据，包括物种、形态特征、资源状况、功效主治、化学成分、药理作用等数据，共计2589条。

3）中药材图像数据集。科学数据类数据，数据格式为 jpg，整合常用中药材名称、图像、药理等数据，共计 400 条。

4）道地中药材及主要成分标准物质研制与分析方法数据集。科学数据类数据，数据格式为 sql，涵盖近 200 个道地中药材及主要成分的标准物质研制及相关分析结果，共计 368 条。

5）中药材毒性分类及标准数据集。标准规范类数据，数据格式为 doc，采用中药材最大给药容积法，根据中药材性质的不同，通过动物实验判定毒性分级标准，共计 184 条。

6）中医药古籍文献数据集。志书典籍类数据，数据格式为 pdf，涵盖 350 余种国内外中医药古籍文献，共计 350 条。

7）中国藏医药古籍名录数据集。科学数据类数据，数据格式为 sql，涉及全国各地收集藏医药古籍资料，共计 4325 条。

8）针灸理论文献数据集。志书典籍类数据，数据格式为 pdf，整理古代针灸理论文献汇辑、针灸学基本概念术语通典、针灸学基本概念术语文献通考、先秦两汉非医文献针灸理论资料汇辑等数据资料形成，合计 45 条。

9）针灸穴位图数据集。图集类数据，数据格式为 jpg，整理中医针灸穴位的图集等数据，共计 530 条。

10）中医临床诊疗术语数据集。科学数据类数据，数据格式为 sql，涵盖中医临床诊疗术语症状体征部分所涉及的病位、症状要素、舌像、脉象、复合症状、临床表现、临床特点等方面数据资料，共计 33 836 条。

4. 中国疾病谱调查专题数据库：

1）中国门急诊病人疾病谱数据集。科学数据类数据，数据格式为 sql，整合 2007～2013 年全国 10 个省级行政单位的疾病谱调查门急诊病历数据，共计 2 928 608 条。

2）中国死亡疾病谱数据集。科学数据类数据，数据格式为 sql，涉及 2007～2013 年全国 6 个省级行政单位的死亡病例数据，共计 13 960 条。

4.1.6　专题数据库数据的可视化展示

为便于数据的整体理解、交互和展示，专题数据库构建过程中，利用计算机图形学和图像处理技术，将涉及的数字信息转换成直观的图形、图像信息，并可根据需求查看不同数据集的统计分析结果。

1. 生理心理数据可视化展示示例

生理心理数据整体概况统计如图 4-15 所示，主要包括人体生理常数、儿童生长发育、国民重要心理特征、青少年儿童心理发育特征等内容，可通过图上颜色比例反映出数据比例情况。

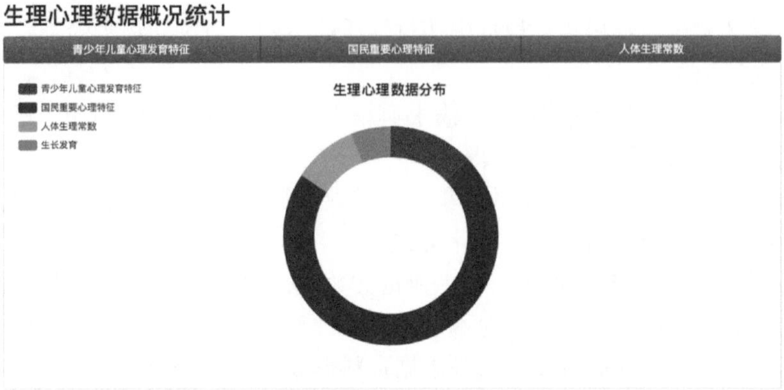

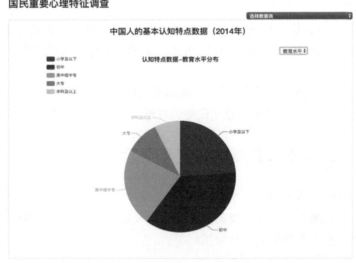

图 4-15　生理心理数据概况统计可视化展示示例图

用户可根据需求选择查看不同项目的统计结果，例如，选择国民重要心理特征，然后在该页面选择想要查看的数据表以及属性，图 4-16 展示了国民重要心理特征数据中中国人的基本认知特点数据表的教育水平分布属性的统计结果。

图 4-16　中国人基本认知特点——教育水平分布可视化展示示例

2. 营养健康数据统计

营养健康数据概况如图 4-17 所示，摘要包括儿童、妇女、老人、运动员等人群的营养健康数据，以及营养与食品安全相关数据。

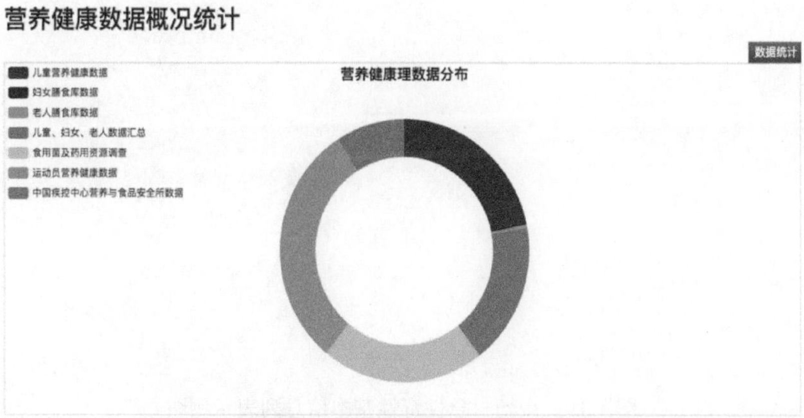

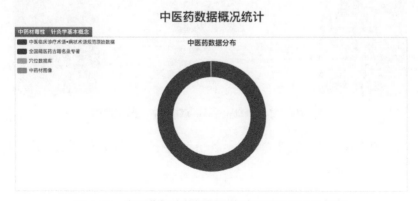

图 4-17　营养健康数据概况统计可视化展示示例图

点击数据统计进入具体项目的统计页面，用户可根据需求选择查看不同项目的统计结果，例如选择中国运动员体能素质、身体形态参数调查及参考范围构建，然后在该页面选择想要查看的数据表以及属性。该数据集的可视化展示以地图形式展开，可查看不同省份的运动员体能数据的部分统计结果。

3. 中医药数据统计

点击中医药专题数据库进入如图 4-18 所示页面，展示了中医药专题数据库的部分情况。

图 4-18　中医药部分数据概况统计可视化展示示例图

点击"中药材毒性",进入如图4-19所示页面,展示了相关药材列表,可根据需求选择查看各个药材毒性的基本信息。

150种中药材急性毒性基本信息

一点红.pdf	三棱.pdf	不出林.pdf
两面针.pdf	乌梅.pdf	九里光.pdf
九里香.odf	五指毛桃.pdf	五爪金龙.pdf
仙鹤草.pdf	伸筋草.pdf	佛手.pdf
使君子.pdf	侧柏叶.pdf	关防风子.pdf
关黄柏.pdf	冬凌草.pdf	决明子.pdf
刀豆.pdf	前胡.pdf	北沙参.pdf
北豆根.pdf	千里光.pdf	南酸枣.pdf
厚朴.pdf	喇铃草.pdf	四块瓦.pdf
土茯苓.pdf	地榆.pdf	地榴.pdf
地骨皮.pdf	大头陈.pdf	大皂角.pdf
大蓟.pdf	天丁.pdf	天花粉.pdf
女贞子.pdf	密蒙花.pdf	射干子.pdf
小蓟.pdf	山芝麻根.pdf	岗梅根.pdf

图 4-19　中药材急性毒性基本信息列表示例图

例如,点击"一点红",出现的页面如图4-20所示,展示该药材的中文名称、英文名称、拼音、别名、急性毒性分级等信息,有对应图片展示,并提供下载功能。

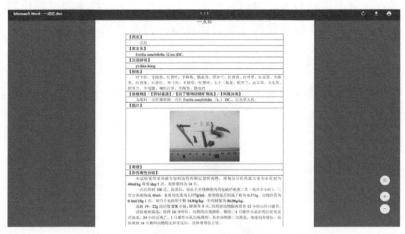

图 4-20　"一点红"急性毒性基本情况示例图

点击"针灸学基本信息",可展示各个针灸疗法以及穴位列表,用户可根据需求选择查看,如图4-21所示。

针灸学基本概念术语文献通考

刺法灸法

1.砭石.pdf	10.壮数.pdf	11.随年壮.pdf
12.刺灸.pdf	13.刺法.pdf	14.经刺.pdf
15.缪刺.pdf	16.刺络.pdf	17.押手.pdf
18.行针.pdf	19.留针.pdf	2.九针.pdf
20.点穴.pdf	21.针游于巷.pdf	22.得气.pdf
23.气至病所.pdf	24.守气.pdf	25.候气.pdf
26.调气.pdf	27.催气.pdf	28.治神.pdf
29.三部.pdf	3.锋针.pdf	30.导气.pdf
31.迎随.pdf	32.徐疾补泻.pdf	33.阴阳补方.pdf
34.呼吸补泻.pdf	35.开阖补泻.pdf	36.从卫取气.pdf
37.子母补泻.pdf	38.平补平泻.pdf	4.毫针.pdf
5.火针.pdf	6.艾炷.pdf	7.艾火.pdf
8.艾条.pdf	9.艾绒.pdf	

图4-21 针灸学基本概念术语信息列表示例图

例如点击"砭石",将展示该刺法灸法的具体信息,如图4-22所示,同时提供下载功能。

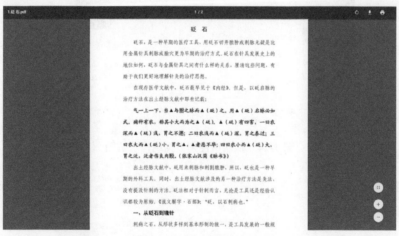

图4-22 "砭石"概念示例图

4. 疾病谱数据统计

点击疾病谱数据统计选项即可进入疾病谱数据概况统计界面,疾病谱数据统计分为门诊数据、住院数据、死因数据以及地方病数据四部分。疾病谱数据的可视化展示以地图形式进行检索。图4-23 ~ 图4-25 分别展示的是疾病谱门诊数据统计、疾病谱性别数据统计、年龄数据统计等。

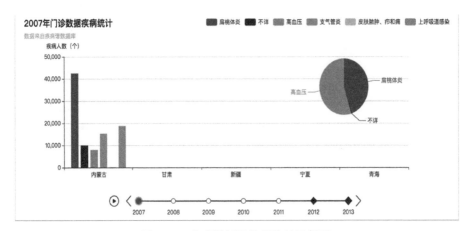

图 4-23　疾病谱门诊数据统计示例图

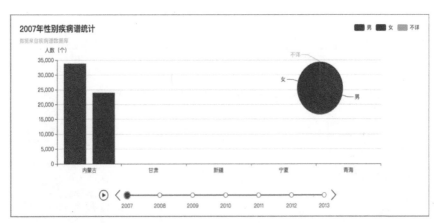

图 4-24　疾病谱性别数据统计示例图

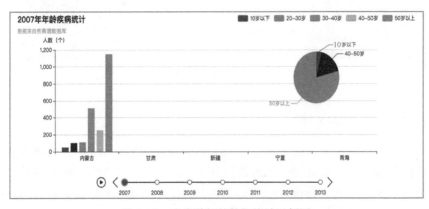

图 4-25　疾病谱年龄数据统计示例图

4.2　综合数据产品

通过跨部门、跨学科、跨区域基础性工作数据资料的重组融合，加工形成综合数据产品，有利于提升基础性工作服务科技原始性创新和社会经济发展的能力。在人口健康领域，利用人口健康基础数据（人体生理常数、居民营养、地方病、遗传病、传染病调查数据等）与地理环境（地形地貌、水文、土壤、植被等）数据、气候与极端天气（气压、气温、湿度，高温热浪、低温寒潮、洪涝水灾、沙尘暴等）数据的重组融合，可以构建形成指导疾病防控的综合数据产品。

4.2.1　综合数据产品基本情况

目前我们构建的综合数据产品是基于地理环境、气候、极端天气、人口结构、生理参数、营养健康、地方病、急慢性病等数据，通过跨领域融合形成可用于指导人群健康和环境协调发展的环境健康数据综合产品数据库，包括中国地方病地理环境数据集、中国慢性病地理环境数据集、气候敏感性疾病数据集 3 个数据集。

id	year	district	gender	age	diagnosis
1	2013	阜南	男	(NULL)	支气管肺炎
2	2013	阜南	男	(NULL)	新生儿肺炎
3	2013	阜南	男	2	手足口病
4	2013	阜南	男	1	感染性喉炎
5	2013	阜南	男	2	腹股沟斜疝（
6	2013	阜南	男	2	支气管肺炎
7	2013	阜南	女	38	细支气管炎
8	2013	阜南	男	39	输尿管结石
9	2013	阜南	男	40	结核性胸膜炎
10	2013	阜南	男	1	手足口病
11	2013	阜南	男	2	急性支气管炎
12	2013	阜南	男	2	支气管肺炎
13	2013	阜南	女	9	白血病
14	2013	阜南	女	9	白血病
15	2013	阜南	女	(NULL)	待查
16	2013	阜南	男	(NULL)	支气管肺炎（
17	2013	阜南	男	(NULL)	新生儿呼吸窘
18	2013	阜南	女	70	脑动脉供血不
19	2013	阜南	男	(NULL)	手足口病
20	2013	阜南	男	(NULL)	急性支气管炎
21	2013	阜南	男	(NULL)	支气管肺炎（
22	2013	阜南	女	2	支气管肺炎
23	2013	阜南	男	(NULL)	新生儿高胆红
24	2013	阜南	女	37	输卵管积水
25	2013	阜南	女	6	肺炎
26	2013	阜南	男	3	阑尾炎
27	2013	阜南	男	51	椎-基底动脉低
28	2013	阜南	男	3	支气管肺炎
29	2013	阜南	女	32	骨髓增生异常

图 4-26　重构数据库疾病谱数据示意图

结合多年份不同疾病监测数据和对应的气象数据,并从中提取疾病的发病地区、监测对象,气压,气温概况等字段所对应的具体内容,并将相关内容进行规范化、标准化的处理,最终整合到重新构建的数据库中存储,如图 4-26 和图 4-27 所示。结合气象数据,对历年来疾病谱数据进行整理与统计,建立中国地方病、慢性病、气候敏感性疾病预测模型。以预测模型和相关数据为基础,构建形成对应的疾病发生预测预警系统。下文以气候敏感性疾病预测系统为例,进行综合数据产品应用实例说明。

Pressure	Wind	Temperature	ShuiQY	RH	Sunlight	Pressure_min	Temperature_min	Pressure_max	Temperature_max	Wind_max	Wind_maxfx	RH_min
1026.9	1.8	1.5	6.1	90	0	1023.9	-0.8	1029.8	3.5	3	NULL	81
1025.3	1.2	1	5.7	87	0	1022.1	-0.7	1028.1	3	2.8	NULL	76
1029	1.2	0.5	4.3	69	2	1024.8	-1.9	1031.7	4	3.1	NULL	28
1031.5	1	-1.9	3.5	67	7.4	1029.6	-5.7	1034.7	4.1	2.4	NULL	44
1026.5	1	-1.5	3.1	60	7.1	1023	-6.6	1030.8	6.3	4.2	NULL	25
1028.5	1.5	0.1	2.9	50	8.8	1024.2	-4.8	1031.2	7.1	4	NULL	25
1031.3	2	0.9	3.7	57	6.3	1029.2	-4.1	1034.3	6.7	4.6	NULL	42
1028.4	1.1	2.9	4.9	66	1.1	1026.4	0.6	1030.5	7.1	1.8	NULL	50
1027.7	1.1	0.9	5.8	88	1.2	1025.6	-3.6	1030.1	6.8	2.5	NULL	69
1027.1	1.5	0.6	5.5	87	0	1025.3	-3.8	1028.8	5.2	2.6	NULL	72
1032.4	1.8	1.3	4.5	69	1.5	1028.8	-0.9	1036.4	5.5	4.5	NULL	36
1025	1.2	1	4.7	70	0	1022.1	-3.4	1031.8	3.8	2.2	NULL	53
1022.8	0.7	3.1	5.5	72	0	1021	1.6	1025	5	2.2	NULL	60
1020.1	1.1	3.4	6.1	78	0	1018.3	2.4	1022.6	4.5	2.3	NULL	71
1017.9	2	3.9	6	75	0	1015.2	2	1021.1	5.4	4.3	NULL	69

图 4-27 重构数据库气象数据示意图

4.2.2 综合数据产品应用实例——气候敏感性疾病预测系统

1. 应用背景

气候敏感性疾病是指因天气和气候异常变化而诱发或加重的相关疾病,如呼吸系统疾病、循环系统疾病等。

随着全球经济的发展和工业化水平的不断提高,人们越发关注全球气候环境变化对人类健康的影响。气候环境的变化直接或间接地影响着土壤、水质等环境条件,进而影响着人们的身体状况,因此气候敏感性疾病也逐渐进入人们的视野。尤其像我国幅员辽阔,在南北气温相差 40 多度、东西海拔相差 8000 多米的实际情况下,我国成为全世界气象敏感性疾病发病类型最多的国家之一,因此气象敏感性疾病的研究和预防成为重大需求。

通过从卫健局、医院等部门广泛搜集的疾病数据(门急诊、住院、死亡疾病谱数据等),以及从气象和环保部门获得的各类气象数据(地面气象数据、高空气象数据、健康天气分型数据等)、大气污染数据（PM_{10}、$PM_{2.5}$、CO、SO_2、NO_2、O_3等）如图4-28所示，可分析得出气候敏感性疾病发病的年龄特征、气象敏感性特征、气候敏感性疾病谱排序等。如在气候敏感性疾病谱排序中，循环系统和呼吸系统疾病的构成比居于前两位，分别为32.45%和12.96%。通过医学气象预报的手段可以让人们更早的了解近期的气象情况，有效避开对人体健康不利的气象条件，合理利用有利的气象条件来保护人体的健康，达到趋利避害的目的。

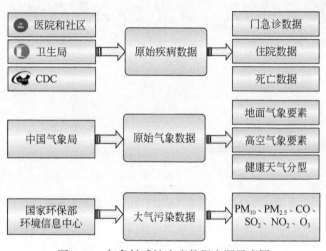

图4-28　气象敏感性疾病数据来源示意图

2. 应用实例

针对阜南县气象环境条件对人民群众健康的影响，我们开展了气象敏感性疾病数据库建设，构建形成《阜南县天气敏感性疾病预报系统》，如图4-29所示。依据发病人群时间序列特征、气象环境条件对疾病的影响等因素，分区块建立阜南县各乡镇气候敏感性疾病的气象阈值指标和疾病预报预警模型，搭建健康气象预报服务平台，多渠道为公众提供针对性、个性化健康服务。

用户可以通过健康气象预报服务平台网站了解阜南县实时的气候详情（图4-30），结合自身健康状况，生成针对性强、准确度高的个性化疾病发生预报预警结论，涉及呼吸系统、循环系统的5种疾病，后台还能依据特定算法提供相应的预防建议（图4-31）。

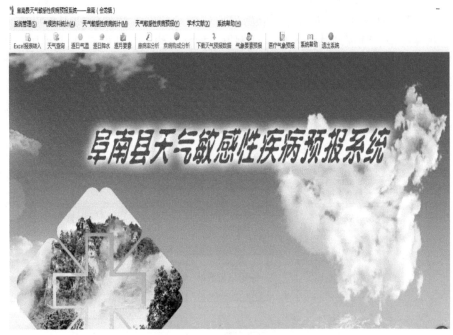

图 4-29　阜南县天气敏感性疾病预报系统界面

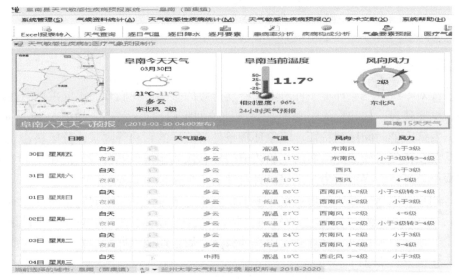

图 4-30　气候敏感性疾病预报系统——气象详情示例图

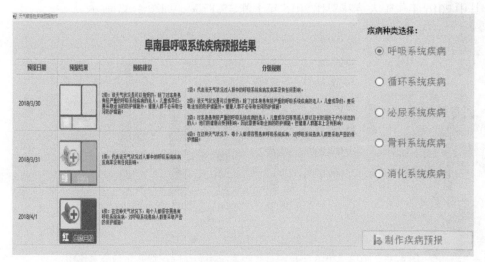

图 4-31　气候敏感性疾病预报结果示例图

3. 效果评估

（1）呼吸系统疾病

呼吸系统疾病住院人数方面，干预组疾病住院人员数量稳中有降，2016 年住院人数比 2015 年下降 0.45%；对照组发病人数攀升较为明显，其中 2016 年住院人数比 2015 年上涨 30.82%，如图 4-32 所示。

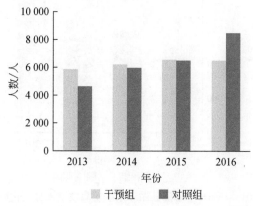

图 4-32　2013～2016 年阜南县呼吸系统疾病住院人员变化趋势对比图

呼吸系统疾病住院花费方面，干预组住院人员花费增长缓慢，较为稳定，2016 年住院花费仅比 2015 年上涨 0.4%；对照组住院人员花费攀升较为明显，其中 2016 年住院人员花费比 2015 年上涨 35.87%，如图 4-33 所示。

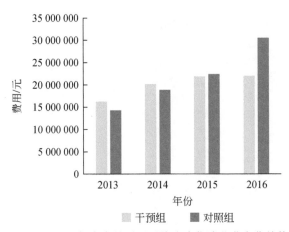

图 4-33　2013~2016 年阜南县呼吸系统疾病住院花费变化趋势对比图

（2）循环系统疾病

循环系统疾病住院人数方面，干预组住院人员数量增幅明显较小，如干预组和对照组，2016 年住院人数比 2015 年分别上涨 14.24% 和 23.87，如图 4-34 所示。

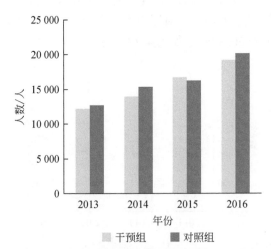

图 4-34　2013~2016 年阜南县循环系统疾病住院人员变化趋势对比图

循环系统疾病住院花费方面，干预组住院人员花费稳中有降，如干预组中 2016 年住院花费较 2015 年下降 1.22%；对照组住院人员花费持续攀升较为明显，如对照组中 2016 年住院花费较 2015 年上涨 8.17%，如图 4-35 所示。

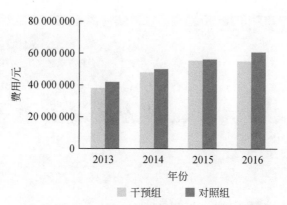

图 4-35　2013～2016 年阜南县循环系统疾病住院花费变化趋势对比图

系统上线运行 4 年，阜南县呼吸系统及循环系统疾病的住院人数增长幅度明显下降，同时疾病负担也得到有效控制，取得了良好的应用效果。

4. 应用推广

在阜南县天气敏感性疾病预报系统上线取得良好效果后，将该模式及相应系统进一步推广应用，构建形成了锦屏县敏感性疾病预报系统与遵义市敏感性疾病预报系统，如图 4-36 和图 4-37 所示。

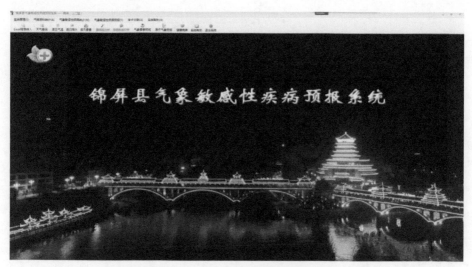

图 4-36　锦屏县气象敏感性疾病预报系统页面示例图

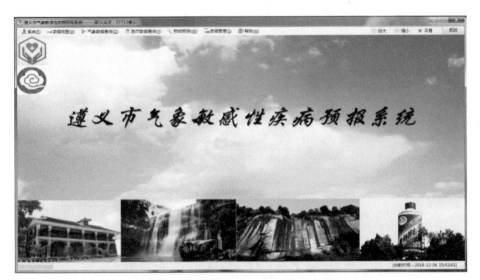

图 4-37　遵义市气象敏感性疾病预报系统页面示例图

第 5 章 人口健康领域科技基础性工作研究发展趋势及部署建议

5.1 人口健康领域所面临的典型问题与挑战

党的十八大以来，中国深化医药卫生体制改革取得重大阶段性成效，公共卫生整体实力再上新台阶，中国特色基本医疗卫生制度立柱架梁的任务基本完成，初步建立了分级诊疗体系，医疗服务质量和水平得到明显改善。经过不懈努力，中国居民主要健康指标已经优于中高收入国家平均水平，国民健康素质稳步提升，部分领域健康产业的研发和制造能力已接近或达到国际领先水平。然而，人均期望寿命、孕产妇和婴幼儿死亡率等指标的持续向好却难以掩饰中国人口健康领域所面临的一系列的棘手新问题。特别是进入 21 世纪以来，中国居民慢性病发病率逐年攀升，患病群体和肥胖人口数量居全球之首，人口老龄化、少子化不断加剧，人口性别比失衡严重，中国人口健康领域存在的这些问题严重影响甚至威胁着中华民族的伟大复兴进程，深入研究和分析存在的这些问题及产生的原因，对于部署人口健康领域科技基础性工作有较强的指导意义。

5.1.1 人口结构领域问题

1. 人口老龄化趋势加速，养老负担巨大

人口老龄化指总人口中年轻人口数量减少、年长人口数量增加而导致的老年人口比例相应增长的动态过程。中华人民共和国成立至今，中国人口的再生产类型先后经历了由传统型到过渡型再到现代型的历史性转变，人口年龄结构也随之从年轻型过渡到成年型再转变为老年型。1999 年底，中国 60 岁以上老年人口比例首次超过 10%，达到 10.3%，意味着中国从进入 21 世纪之初就进入了老龄化社会。2001 年底，中国 65 岁以上老年人口为 9062 万人，占人口总数的比例达到 7.1%。至此，按照国际标准（旧标准：一个国家或地区 60 岁以上老年人口占人口总数的 10%，视为进入老龄化社会。新标准：65 岁以上老年人口占人口总数

的7%，视为进入老龄化社会），中国老龄人口比例双双过线，正式进入老龄化社会。截至 2018 年底，全国 60 岁以上老年人口为 24 949 万人，占总人口的17.9%；65 岁以上人口为 16 658 万人，占总人口的 11.9%（图 5-1）；老年人口数量占世界老年人口总量的 1/4，居世界首位。"失能、高龄、三无、空巢"四类老人数量和比例高。

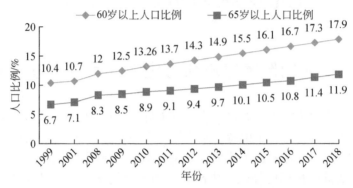

图 5-1　1999～2018 年中国 60 岁和 65 岁以上老龄人口比例变化趋势

目前中国 80 岁以上的高龄人口已超过 2400 万人，且年均增长约 100 万人；失能、半失能老年人大致为 4063 万人，占老年人口总量的 18.3%；空巢老年人口规模已突破 1 亿人。中国是典型的"未富先老"型国家。美国彭博新闻社2017 年发布的彭博夕阳指数（Bloomberg Sunset Index）显示，中国平均每 3.5 名劳动力供养 1 位退休老人，在全球人口老龄化风险最严重的国家中名列第五（前四名依次为法国、新加坡、俄罗斯和泰国），高于美国的 4.4∶1，养老负担压力巨大。

2. 严重少子化进一步恶化了人口结构

少子化指生育率下降，出生婴儿减少，造成幼年人口逐渐减少，无法保持现有的人口数量动态平衡的现象。中国 0～14 岁人口比例从 20 世纪六七十年代到现在一路下滑。2006 年，中国 0～14 岁人口占比首次少于 20%，为 19.8%，正式进入少子化状态。2010～2017 年，0～14 岁人口占总人口的比例介于 16.4%～16.8%，处于严重少子化状态。与国际上其他国家相比较，中国少子化问题依旧明显。通常还用人口出生率反映多子化或少子化状态。人口出生率达到 21.0‰以上为超多子化；人口出生率介于 19.0‰～21.0‰为严重多子化；人口出生率介于17.0‰～19.0‰为多子化；人口出生率介于 15.0‰～17.0‰为正常；人口出生率介于 13.0‰～15.0‰为少子化；人口出生率介于 11.0‰～13.0‰为严重少子化；

人口出生率在 11.0‰ 以下为超少子化。如果用该指标来衡量，中国从 1999 年即进入少子化状态。中国 2012～2016 年的人口出生率为 12.07‰～12.95‰（图 5-2），在世界 224 个国家和地区中处于倒数 1/4。

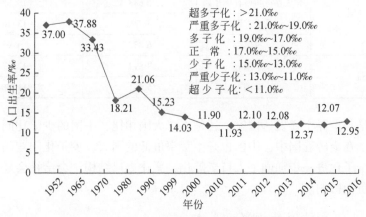

图 5-2　1952～2016 年中国人口出生率变化趋势

2014 年，世界人口出生率低于 14‰ 的国家和地区有 82 个，其中 64 个达到了联合国开发计划署规定的高收入国家标准，即人均 GDP 达到或超过 12 276 美元。18 个国家还不属于高收入国家，基本为原苏联加盟共和国及其他东欧国家，亚洲只有中国和泰国（表 5-1）。

表 5-1　2014 年低人口出生率国家人均 GDP 和人口出生率情况

地区/分类	国家	人均 GDP/美元	人口出生率/‰
原苏联加盟共和国	格鲁吉亚	3 670	12.93
	亚美尼亚	3 647	13.92
	摩尔多瓦	2 234	12.21
	白俄罗斯	8 040	10.86
	乌克兰	2 906	9.41
巴尔干半岛地区国家	波黑	4 796	8.89
	塞尔维亚	6 153	9.13
	黑山	7 368	10.59
	马其顿	5 372	11.64
东欧国家	阿尔巴尼亚	4 620	12.73
	罗马尼亚	9 997	9.27
	保加利亚	7 713	8.92

续表

地区/分类	国家	人均GDP/美元	人口出生率/‰
迷你岛国	圣卢西亚	7 418	13.94
	圣文森特和格林纳丁斯	6 688	13.85
	毛里求斯	10 005	13.46
	古巴	6 852	9.9
亚洲	中国	7 594	12.17
	泰国	5 561	11.26

无论是与世界主要发达国家,还是人口大国相比,中国的少子化问题都相对更为严重。在金砖五国中,中国也是生育率最低的国家,少子化问题的改善已刻不容缓。少子化进一步加剧了人口老龄化,恶化人口结构,会给社会经济发展带来长期的负面影响。

3. 出生人口性别结构严重失衡

人口性别结构指一定时期内一个国家或地区的人口构成中男性和女性所占比例及其相互关系。影响人口性别结构的直接因素有出生人口性别比、男女分年龄死亡率、迁移人口性别比例等。其中,出生人口性别比对于人口性别结构具有更为重要的影响。通常情况下,出生人口性别比由生物学规律决定,男性略高于女性。联合国明确认定出生人口性别比的正常值域为102~107,其他值域则被视为异常。中国的出生人口性别比失衡始于20世纪80年代,此后呈快速升高趋势。伴随人口老龄化和生育率的下降造成的少子化,出生人口性别比持续升高逐渐成为中国人口近40年中最显著的结构性变化之一。根据人口普查数据,如1982年(第三次人口普查)、1990年(第四次人口普查)、2000年(第五次人口普查)、2010年(第六次人口普查)的出生人口性别比分别为108.47、111.14、116.86和117.94。在2004年,中国出生人口性别比高达121.20,为近40年的峰值(图5-3)。

中国是世界上出生人口性别结构失衡最严重、持续时间最长、波及人口最多的国家。出生人口性别比长期居高不下,造成了整个社会人口性别结构的病态。中国的出生人口性别比失衡不是局部地区的个别现象,而是普遍存在于全国各地区。安徽、广东、江西、河南、海南的出生人口性别比曾高达130以上(表5-2)。

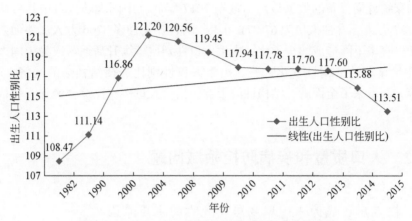

图 5-3 1982~2015 中国出生人口性别比变化趋势

表 5-2 四次人口普查中国出生人口性别比省域差异及变化趋势

状态	值域	1982 年 （第三次人口普查）	1990 年 （第四次人口普查）	2000 年 （第五次人口普查）	2010 年 （第六次人口普查）
正常	[102~107]	内蒙古 西藏 甘肃 上海 青海 新疆 湖北 宁夏 云南 黑龙江	上海 青海 贵州 宁夏 新疆 西藏	青海 贵州 新疆 西藏	新疆 西藏
轻度 失衡	(107~110)	北京 浙江 天津 福建 河北 江西 山西 山东 辽宁 湖南 吉林 陕西 四川 江苏	北京 福建 湖北 吉林 云南 山西 甘肃 内蒙古 黑龙江	吉林 内蒙古 宁夏 黑龙江	内蒙古
中度 失衡	[110~115)	安徽 广西 河南 广东	天津 湖南 辽宁 广东 海南 江苏 安徽 江西 陕西 四川 山东	北京 浙江 天津 山东 山西 辽宁 云南	北京 上海 天津 重庆 山西 辽宁 四川 云南 青海 宁夏
	[115~120)		河北 浙江 河南 广西	河北 上海 四川 重庆 甘肃	河北 吉林 浙江 陕西 黑龙江
重度 失衡	[120~125)			江苏 福建	江苏 山东 湖北 广西 甘肃
	[125~130)			湖北 湖南 广西 陕西	福建 江西 河南 湖南 贵州 海南
	130 及以上			安徽 广东 江西 河南 海南	安徽 广东

注：表中范围未涉及香港、澳门、台湾。

国家统计局公布的数据显示，截至 2017 年底，中国大陆人口中，男性人口为 71 137 万人，女性人口为 67 871 万人，男性比女性多 3266 万人。伴随人口老龄化和生育率下降造成的少子化，出生人口性别比持续升高逐渐成为中国人口近 40 年中最显著的结构性变化之一。出生人口性别比失衡给社会的经济、政治、文化等方面带来了全面的、结构性的影响，出生人口性别比综合治理工作依然任重道远。

5.1.2　人口质量和疾病防控领域问题

1. 慢性病已成为中国城乡居民死亡的主要原因

近些年，在传染病还未完全控制消灭的情况下，中国慢性非传染病人口数量与日俱增，已成为国人的头号健康威胁。由世界银行、世界卫生组织、中国财政部、卫生健康委员会、人力资源和社会保障部等机构联合发布的《深化中国医药卫生体制改革，建设基于价值的优质服务提供体系》指出，中国慢性病患者已近 3 亿人。慢性病也成为中国居民的头号死因。中国居民疾病谱从以传染病为主转向以高血压、糖尿病、心血管疾病、呼吸系统疾病、脑卒中、肿瘤等慢性非传染病为主。《中国居民营养与慢性病状况报告（2015）》显示，2012 年全国居民慢性病死亡率为 533/10 万，占总死亡人数的 86.6%。心脑血管病、癌症和慢性呼吸系统疾病为主要死因，占总死亡人数的 79.4%，其中心脑血管病死亡率为 271.8/10 万，癌症死亡率为 144.3/10 万（前五位分别是肺癌、肝癌、胃癌、食道癌、结直肠癌），慢性呼吸系统疾病死亡率为 68/10 万。慢性病的患病、死亡给社会经济发展带来沉重负担。慢性病患病率上升的同时，其知晓率、治疗率、控制率却严重不足。例如，2012 年中国城市居民的高血压的知晓率、治疗率和控制率仅分别为 46.5%、41.1%、13.8%，成人糖尿病的知晓率、治疗率和控制率仅分别为 36.1%、33.4%、30.6%，远低于世界平均水平。农村地区的慢病知晓率、治疗率和控制率更低。

2. 出生缺陷已成为儿童死亡的主要原因

出生缺陷，即先天性畸形，是指婴儿出生前发生的身体结构、功能或代谢异常，是一组疾病的统称，目前已知的出生缺陷疾病有 8 000～10 000 种。随着社会经济和科技水平的整体进步，中国出生缺陷率逐年下降，达到 5.6%，接近中等收入国家平均水平（表 5-3）。但中国是人口大国，人口基数大，仍旧是出生缺陷高发国家。

表5-3　不同发展阶段国家出生缺陷发生率

不同阶段的国家	出生缺陷发生率/%
低收入国家出生缺陷发生率	6.42
中等收入国家出生缺陷发生率	5.57
高收入国家出生缺陷发生率	4.72

目前，中国每年新增出生缺陷数约90万例，相当于平均每30秒诞生一名出生缺陷患儿，主要有先天性心脏病、多指（趾）、唇裂伴或不伴腭裂、神经管畸形、先天性脑积水等。出生时临床明显可见的出生缺陷约有25万例，出生缺陷已成为儿童死亡的主要原因。对于婴儿来说，2000年，出生缺陷在婴儿死因中的构成比顺位为第4位，2011年则上升至第2位，占比达到19.1%。2011~2014年，出生缺陷一直都是中国婴儿死亡的第2位原因（图5-4）。

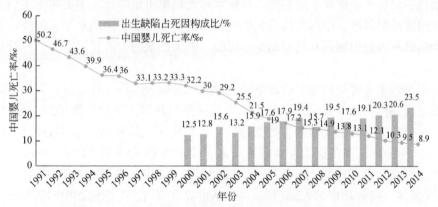

图5-4　1991~2014年中国婴儿死亡率及出生缺陷致死率趋势

对于5岁以下儿童来说，出生缺陷已成为其致死的首要因素。2006年，出生缺陷的死因构成比顺位为第2位，2011以来则都在第1位（表5-4）。虽然在城市和农村的情况略有差别，但出生缺陷无疑已成为儿童死亡的最重要原因。出生缺陷是导致早期流产、死胎、围产儿死亡、婴幼儿死亡和先天残疾的主要原因，不但严重危害儿童生存和生活质量，也给患儿家庭带来巨大痛苦，造成巨大的潜在寿命损失和社会经济负担，已成为影响中国人口素质和群体健康水平的重大公共卫生问题。

表5-4　5岁以下儿童死亡率、出生缺陷死因占比及顺位

项目	2006年		2011年		2017年	
	5岁以下儿童死亡率/‰	出生缺陷的死因占比及顺位	5岁以下儿童死亡率/‰	出生缺陷的死因占比及顺位	5岁以下儿童死亡率/‰	出生缺陷的死因占比及顺位

续表

项目	2006 年		2011 年		2017 年	
城市	9.6	27.2%（第 1 位）	7.1	21.5%（第 1 位）	5.2	20.5%（第 1 位）
农村	23.6	15.4%（第 4 位）	19.1	16.3%（第 1 位）	12.4	16.5%（第 2 位）
全国	20.6	16.6%（第 2 位）	15.6	17.0%（第 1 位）	10.2	17.1%（第 1 位）

3. 新发、突发传染病是我国人口健康的重大威胁和面临的严峻挑战

中华人民共和国成立初期，中国就制定了"预防为主"的医药卫生发展战略，逐步改善卫生和生活条件，并且在全国范围内广泛开展全民参与的"爱国卫生运动"，控制甚至消灭了霍乱、鼠疫、天花、回归热、斑疹伤寒、黑热病等严重危害人民健康的传染病。中国已经从乙型肝炎的高流行区降为中流行区，中国的结核病发病率呈逐年下降趋势，发病率和死亡率明显降低。中美两国疾病负担比较研究结果显示，中国的传染病疾病负担已基本接近美国的水平。传统、常见传染病已不再是中国民众健康的头号威胁。中国民众的十大死因中，已经没有传染病。

但是近年来曾经被控制的传染病呈现死灰复燃的趋势，且新发、突发传染病不断涌现，传染病的发病率和死亡率均呈反弹的趋势，防治形势依然十分严峻，仍旧是公共卫生的重大威胁，如艾滋病。根据中国疾病预防控制中心统计数据，自 1985 年中国发现首例艾滋病患者以来，截至 2018 年 8 月 31 日，全国报告现存活艾滋病病毒（HIV）感染者（493 255 例）/艾滋病患者（348 223 例）共计841 478 例，报告死亡 259 200 例。虽然从世界范围内，艾滋病在中国仍处于中低流行水平，但是每年的感染人数仍在快速增多（图 5-5）。艾滋病、病毒性肝炎、结核病等传染病至今尚无根治手段。

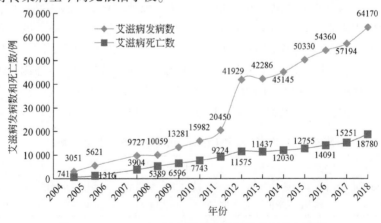

图 5-5　2004～2018 年中国艾滋病年发病和死亡情况

在传统传染病威胁持续存在的情况下，新发、突发传染病不断出现，防控工作面临来自传统传染病和新发传染病的双重压力。许多新发、突发传染病起病急，早期发现及诊断较为困难，缺乏特异性防治手段，早期病死率较高。例如，2002 年的重症急性呼吸综合征（SARS）、2012 年的中东呼吸综合征（MERS）、2014 年的埃博拉病毒，以及 2019 年底暴发的新型冠状病毒肺炎（NCP）疫情等都是人们记忆犹新的突发传染病事件。再如，拉萨热病毒、基孔肯尼亚病毒、登革热病毒、尼帕赫亨德拉病毒等的出现，也严重影响了人类健康与社会稳定。同时，随着环境和生产生活方式的改变，人口大规模流动，增加了传染病防治工作的复杂性。频繁的国际商贸往来加剧了传染病跨国界传播风险，2012 年中国报告疟疾病例中境外输入性病例占 91.1%。

可见，新发、突发传染病的发生频率不是在减少，而是在增加，受影响人群的规模也在不断扩大。这不仅仅是生物学问题，更是社会学问题，与生产方式、生产规模、生活方式、环境和行为等密切相关。新发、突发传染病极大地影响了生命健康、社会稳定、经济发展，甚至威胁国家安全，传染病的预防与控制仍然将是一项长期而艰巨的工作，必须予以高度重视。

4. 不良生活方式导致的健康问题十分突出

肥胖是众多慢性病的危险因素。改革开放以来，中国民众的生活方式和环境发生了重大改变，由"温饱"进入"过饱"，个体运动大幅度降低，导致肥胖人群持续扩大。2016 年《柳叶刀》发布的《全球成年人体重调查报告》显示，中国已超过美国，成为全球肥胖人口最多的国家，肥胖人数近 9000 万人，其中，男性肥胖人数为 4320 万人，女性肥胖人数为 4640 万人。中国肥胖人口约占全球的 13.98%，相当于全球 7 个肥胖人口中就有一个是中国人。根据《中国居民营养与慢性病状况报告（2015）》，2012 年全国 18 岁及以上成人超重率为 30.1%，肥胖率为 11.9%，分别比 2002 年上升了 7.3 个百分点和 4.8 个百分点，6～17 岁儿童青少年超重率为 9.6%，肥胖率为 6.4%，分别比 2002 年上升了 5.1 个百分点和 4.3 个百分点（图 5-6）。大量研究结果表明，肥胖是众多慢病的诱因，和正常体重的人相比，超重人群患高血压的概率是正常人的 2.5 倍，而肥胖人群患高血压的概率是正常人的 3.3 倍。除了高血压之外，胖人还更容易患上脂肪肝、Ⅱ型糖尿病、血脂异常和冠心病等疾病（图 5-7）。

吸烟对健康的危害早有定论，会导致哮喘、肺炎、肺癌、高血压、心脏病和生殖发育不良等多种疾病。世界卫生组织国际癌症研究机构公布的致癌物清单中，吸烟、二手烟草烟雾为一类致癌物。特别是二手烟，有焦油、氨、尼古丁、悬浮微粒、$PM_{2.5}$、^{210}Po 等超过 4000 种有害化学物质及数十种致癌物质，被称为

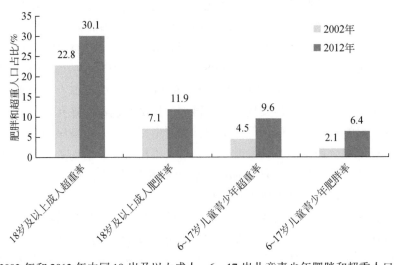

图 5-6　2002 年和 2012 年中国 18 岁及以上成人、6～17 岁儿童青少年肥胖和超重人口占比情况

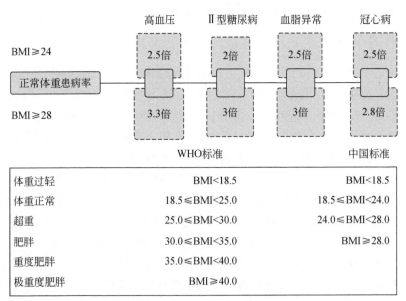

图 5-7　肥胖人群患病风险示意图

BMI 为身体质量指数, 其计算方法为体重与身高平方之比

危害最广泛、最严重的室内空气污染物。中国每年有超过 100 万人死于烟草导致的相关疾病。为遏制烟草流行, 我国签署了《世界卫生组织烟草控制框架公约》, 并宣传倡导戒烟和无烟环境。然而, 数据统计显示, 2015 年中国人群吸烟

率与 2010 年相比没有显著变化，但仍从 27.4% 上升到 27.7%，其中男性吸烟率
为 52.1%，女性吸烟率为 2.7%。2015 年吸烟者每天平均吸烟 15.2 支，与 2010
年前相比增加了 1 支。公众对吸烟危害的正确认识并没有提高，知晓吸烟导致肺
癌的比例接近 80%，但知晓吸烟导致的其他疾病（中风、心肌梗死和勃起障碍）
的比例较低，分别只有 31.0%、42.6% 和 19.7%，与 2010 年相比没有显著变
化。2015 年中国吸烟人数高达 3.16 亿人，与 2010 年相比增长了 1500 万人，并
且吸烟人群有朝低龄化方向发展的趋势。

　　此外，视觉健康问题也应引起足够重视。世界卫生组织 2013 年报告显示，
中国近视人群比例达 47%，与美国（42%）、日本（46%）、新加坡（59%）一
样，同属全球近视人群高比例国家（图 5-8），近视人口总数约 6 亿人。青少年
近视问题更为惊人。2014 年，教育部组织的"全国学生体质与健康调研"结果
显示，中国小学生视力不良检出率达到 45.71%，初中生达到 74.36%，高中生
达到 83.28%，远高于欧美国家。美国、德国中小学生近视率低于 10%，法国卫
生部公布数据显示其 20 岁以下青少年近视眼的比例约为 20%。如果不对近视情
况加以控制，未来中国在航空航天、精密制造、军事等行业领域，符合视力要求
的劳动力可能面临巨大缺口，将直接威胁国家经济社会可持续发展，甚至威胁国
家安全。

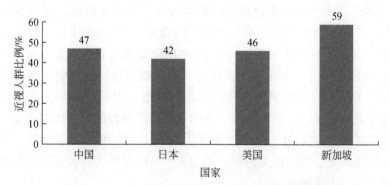

图 5-8　世界卫生组织调查统计的近视人群高比例国家

5.1.3　健康产业领域问题

　　健康产业涉及药品、医疗器械、营养食品、保健用品和器具、健康管理和咨
询等多个与健康紧密相关的生产和服务领域。其中以药品和医疗器械最为核心和
关键。近些年，中国在药品和医疗器械创新方面奋起直追，取得了令人瞩目的成
绩。例如，在药品研制方面，根据国际知名咨询公司麦肯锡的研究统计，上市前

新药研发产品数量占全球的比例上，中国的贡献率从 2016 年的 4.1% 跃升到 2018 年的 7.8%；上市后新药数占全球的比例上，中国的贡献率从 2016 年的 2.5% 跃升到 2018 年的 4.6%。

然而，需要正视的是，中国在创新药品和医疗器械方面仍旧十分缺乏，具有完全自主知识产权的产品整体较少，产业集中度偏低，大量核心、关键药品和医疗器械仍旧严重依赖进口，以新药研发和医疗器械为主体的健康科技产业仍旧普遍扮演着"跟跑"角色。

在药品研发、制造方面，中国当前生产的药品中，具有自主知识产权的药品极少，基本上为仿制药，或者为"仿创"型研发，如化学药 95% 以上为仿制药。多年来中国自主研发获得国际广泛认可的创新药物仅有青蒿素、二巯基丁二酸钠等为数不多的几种，而国际大型跨国制药公司每年都有 2~3 种具有新化学实体的新药投向市场。2016 年，全球抗肿瘤药物销售额前 20 名的药物及国内抗肿瘤药物销售额前 12 名的药物全部由外国药品企业研发生产；2018 年全球销售额最高的 10 种药物均非来自我国，全部由跨国药品企业研发生产。目前中国现有制药企业 5000 余家（生物制药企业 200 余家，中药生产企业 1100 余家，化学药品生产企业 4000 余家），大部分为中小型企业，行业集中度极低，2012 年全国纳入统计范围的制药企业中，大型制药企业只占 3.5%，中型企业占 18.6%，小型企业占 77.9%，中小型企业数量占据绝大多数。2014《财富》世界 500 强排行榜数据中，全球制药企业排名第一的为美国强生，其 2013 年的主营业务收入为 713.1 亿美元（约合 4392 亿元），而当年中国化学药品制剂制造行业的主营业务总收入为 5731 亿元，一家企业的营收几乎能与我国化学药品制剂制造行业的营收相匹敌。虽然，近些年中国在药品研发、制造方面的进步很大，水平提高迅速，但起点低、底子薄、规范程度不高的现状尚没有得到根本性的改变，如目前仅有 10% 左右的企业通过了国家新版药品 GMP 认证。更为关键的是，制药企业自主核心技术缺乏，创新能力薄弱，药物生产、研发所需的关键原材料及专用设备仍旧很大程度上依赖进口。

在医疗器械的研发、制造方面，近些年中国医疗器械频获政策支持，不管是"十三五"规划纲要，还是"中国制造"提升计划等，都将国产医疗器械的创新研发、质量升级提升到了前所未有的高度，中国医疗器械产业在近年也的确有了很大的发展，但与世界医疗器械强国相比，中国医疗器械产业发展基础薄弱，行业监管起步较晚，医疗器械企业小、多、散和低水平竞争的现象尚没有得到根本性转变。据统计，2016 年，中国医疗器械生产企业平均主营业务收入仅为 3230 万元。一小部分相对规模较大的上市公司主营业务收入与国外的跨国医疗器械集团的差距巨大。例如，迈瑞医疗国际有限公司作为国内知名的最大医疗器械生产商，2017 年销售额超过 110 亿元，与行业国际巨头相比仍具备较大的成长空间。2016 年全球前三大医疗器械公司美敦力、强生、西门子的销售额分别为 297 亿美元、251 亿美元和 150 亿美元。现有企业中，生产企业占 90% 以上，研发公司少，原创技术与原创产品更少。据中国医疗器械行业协会调查，中国医疗器械生产企业研发投入平均只占销售额的 2%~3%。而发达国家医疗器械公司的研发费用占总营业收入的 6%~13%，这也影响了中国医疗器械行业的创新发展。在中低端医疗器械方面，目前发达国家能够生产的医疗器械，中国基本上都能够生产，但产品同质化严重，不同企业之间的产品质量和性能没有明显的差别，在市场竞争方面主要靠打价格战。在高端医疗器械方面，产品核心技术竞争力不强，虽然专利数量增加较快，但核心专利数量较少，在总体质量和技术水平上与发达国家的同类产品相比还有不小差距，关键零部件依赖进口，高端产品仍以仿制、改进为主。这就使得国内医疗器械公司处于低端市场混战阶段，而高端市场节节失守。目前，中国 80% 以上的高端医疗器械依赖进口。国内大型医疗设备也多数被德国西门子、美国通用电气、荷兰飞利浦等国外厂家垄断。我国 10 000 多家医疗器械企业年销售收入仅与德国西门子一家公司相当。

产业集中度不高，同质化严重，低端产品重复，行政监管不力、流通费用高，导致价格虚高、虚低并存，伪劣产品频现。药品和器械研发不力，大量进口，这已成为"看病贵"的重要原因之一。

5.1.4　中医药领域问题

中医药是中华传统文化的瑰宝，守护了几千年来中华儿女的健康，为中华民族的繁衍生息发挥了重大作用。中医药本应是中国的特色优势医药资源。但是，近些年中医药面临着传承不足、特点淡化、创新乏力等一系列问题。

近现代以来，中医药逐渐受到世界认可。特别是中华人民共和国成立后，作为中华传统文化的典型代表，世界各国对中医药的了解和认识逐渐加深。目前，中医药已传播到 183 个国家和地区，有 30 多个国家和地区开办了数百所中医药院校，培养中医药人才。2018 年，世界卫生组织首次将中医药纳入了《国际疾病分类第十一次修订本（ICD-11）中文版》。虽然中医药在国际化方面取得了很多突破，但仍然存在不少问题与障碍。中医药的特色在于其独特的理论体系和丰富的临床经验。但是随着时代的发展和科学的进步，以个体化的辨证论治为基础，以整体的症状改善来观察临床疗效的方法受到了极大的冲击与质疑。当前，世界医学知识与实践的主流模式是以科学证据为核心的循证医学模式，临床证据成为评价医学治疗措施有效性、安全性的主要依据，也是国家制定卫生健康政策的重要参考内容之一。循证医学抛开医学基本原理的探讨，淡化医学本身的学科归属，对各种医学理论不做评价、改造或排斥，而是着眼于临床疗效的真实性和有效性，用严谨的方法进行验证与分析，并做出客观评价。由于中医药大量的诊疗手段和药物缺乏大样本循证的临床证据的支撑，加之国际社会对中医理论理解不够，中医药的安全性和有效性仍遭到很多质疑。

传统中医诊疗由药物疗法和非药物疗法两大系统共同构成。其中，中医非药物疗法以其独特的发展方式，逐步形成了一个内涵丰富、学科多元、形式多样、疗法独特的体系。中医非药物疗法临床适用范围广泛，如内病外治、外病内调、食疗药膳、神志疗法等。中医非药物疗法可作为我国重要的健康产业和医疗战略资源，在治未病、慢病防控、康复、养老等健康服务领域具有重要的作用。但是，目前中医非药物疗法的临床使用率越来越低，其特色优势没有得到充分的发挥。例如，中医正骨、小夹板治疗等许多特色技术，虽然患者受益大、创伤小，但由于技术难度高、风险大、诊疗价格偏低等，在医院临床诊疗中的使用大打折扣。全国不少地县级及以上中医医院的骨科基本上都采用了西医骨科的手术方法，中医骨伤专业的中医正骨术正逐渐变成纸上谈兵之技，在教学中中医正骨学的手法正骨、夹板固定等重点知识，医学生在临床实习中却很难有实践的机会，有技无用的尴尬已成为骨伤师生所面对的共同问题。面临传承危机，许多民间的特色诊疗技术更是濒临失传或已经失传，使得非药物疗法边缘化发展趋势明显。

产业方面，中国中药产业集中度低，野生中药材资源破坏严重，部分中药材品质下降，影响中医药可持续发展。以饮片行业为例，中药饮片行业虽历经数千年发展，但是真正开始产业化的时间并不长，行业中有大量中药饮片企业存在，尚无真正优势龙头企业出现。由于生态系统的大面积破坏和退化，中国高等植物中濒危物种已经有近5000种，占中国植物总数的15%。在《濒危野生动植物国际贸易公约》列出的世界性濒危物种中，中国就有156种。由于土地资源减少、生态环境恶化，部分野生中药材资源流失、枯竭，中药材生产技术相对落后，重产量轻质量，滥用化肥、农药、生长调节剂现象较为普遍，导致中药材品质下降，影响中药质量和临床疗效，损害了中医药信誉。

总之，中医药作为中国独具特色的原创科技资源，有巨大的原始创新潜力。但中医药继承不足，特色优势发挥不够。中医药临床疗效的科学表达还存在诸多问题，中医药优势病种及干预措施疗效还缺乏系统的评价研究；中医诊断技术相对滞后，望闻问切四诊客观化及评价指标体系还未建立；中药成分复杂，化学结构不清楚、作用机理不明确，严重影响了中药产业及国际化发展。

与此同时，西方发达国家却在加大力度研究开发中医传统知识，千方百计抢注标准、专利，掠夺知识产权。一些外资药企不断利用合作、并购、兼并等方式

"疯抢"中国有价值的古方、验方。例如，日本在我国经典名方"六神丸"的基础上开发出了"救心丸"，韩国在"牛黄救心丸"的基础上开发出了"牛黄清心液"。西方发达国家凭借其现代技术优势和雄厚的工业基础，特别是在技术装备和标准体系中快速推进，占领技术制高点，快速产业化，迅速地占领包括中国在内的国际市场。例如，韩国在中医诊断仪器和标准方面已经走向临床应用，甚至主导了国际市场；日本在中药材种植和中药制造方面，形成了从研究到应用、开发与制造产业化的综合优势；德国凭借智能制造优势，研制了用于高精尖的中药生产装备。中国中医药原创优势正被国外高新技术吞噬。跨国集团还通过对我国中药企业的投资型并购，以打"擦边球"的方式获取稀缺中药资源，占据传统中药市场份额。例如，2014 年德国拜耳公司斥巨资 36 亿元完成对拥有众多中药品种的云南滇虹药业集团股份有限公司的整体收购。

5.2　人口健康领域科技发展趋势

5.2.1　新发、突发传染病的防控、诊治技术始终是国际社会关注的重要方向

新发、突发传染病引发的疫情不仅严重危害人体健康，威胁人类生命，也会造成极大的经济损失，甚至心理恐慌。国际社会长期以来非常重视和加强生物安全及对跨物种传播新发、突发传染病的预防和控制。在新发、突发传染病诊断技术方面，除了越发成熟的 DNA 测序、抗体检测、病原体代谢产物、sRNA 检测等技术手段之外，目前还出现了纸上 DNA 诊断技术、miRNA 异常表达筛查技术、血清长编码 RNA 检测和诊断技术等。在治疗技术方面，全人源单克隆抗体制备技术、生物信息学预测技术、抗体药物偶联物的研制等受到业界的持续关注。此外，新近建立的 CRISPR-Cas9 基因编辑技术，可针对性地改变活细胞的基因组表达，通过对靶向基因进行特定 DNA 修饰，如改变细胞表面的病毒受体的结构、分布、数量等，从而实现获得性免疫，即抵抗病毒感染的能力，当遭受病毒或者外源质粒入侵时，会产生相应"记忆"，从而抵抗病毒的再次入侵，有效控制传染病的发生和蔓延。新型疫苗的研制仍然是目前控制新发传染病的最有效措施之一。目前，通过基因工程技术，可在较短时间内研发出基因工程疫苗、嵌合病毒活疫苗等，这对于新发、突发传染病的预防和控制具有重要应用价值。

5.2.2 预防和遏制慢性病持续上升已成为全球公用卫生的当务之急

以心脑血管疾病、癌症、慢性呼吸系统疾病和糖尿病等为代表的慢性病，是当前世界各国所面临的最重要公共卫生问题。正如世界卫生组织原总干事陈冯富珍所言："慢性非传染性疾病已经超过传染病成为全世界第一大死因。……自19世纪以来，随着卫生和生活条件的改善，全球健康状况大为改善，预期寿命大幅延长。环境改善推动了传染病控制，许多主要死因从现代社会销声匿迹。而今天，局势已发生逆转。疾病并没有在生活条件改善后消失，社会经济进步实际上反而为助长非传染性疾病上升创造了条件。经济增长、现代化和城市化为传播不健康生活方式敞开了大门。"2011年9月19~20日，第66届联合国大会预防和控制非传染性疾病高级别会议于在纽约联合国总部举行，与会的193个成员就非传染性疾病预防和控制问题进行磋商，并通过《关于预防和控制非传染性疾病问题高级别会议的政治宣言》。该政治宣言要求各国政府在应对非传染性疾病挑战方面应承担首要责任，社会所有部门都必须努力参与进来，并呼吁各国采取多部分、面向全民的干预措施，减少吸烟、不健康饮食、缺乏锻炼和酗酒等危险因素的影响，创造并促进健康的环境。

近年来，随着多学科的交叉融合，分子流行病学、生态流行病学、循证保健学等的发展成熟，在慢性病病因学、分子发病机制、发生发展规律、疾病防治等方面取得了长足进展。美国、澳大利亚、加拿大、英国、日本、德国、芬兰等国积极开展以医疗救治辅助降低危险因素水平、生活方式干预为主要措施的综合防治，有效降低慢性病的危险因素、发病率和死亡率，取得显著成效。以芬兰为例，20世纪60~70年代早期，芬兰人因冠心病和其他心血管疾病造成的死亡率极高，其中男性的死亡率居全球首位。芬兰政府决定从创造健康的环境、引导人们建立健康的生活方式、提供优质的卫生服务等多方面着手综合实施干预措施。芬兰政府建立了一个跨部门的委员会——公共卫生咨询委员会，由来自政府各个部门机构、非政府组织和科研机构人员组成。通过与社区机构紧密合作，利用各种机会与政府部门、非政府组织、大众传媒及食品行业进行沟通，探讨心血管疾病防控目标，利用跨部门的合作机制，颁布了一系列政策法规，共同构建利于健康的生活环境。例如，烟草和酒精摄入方面，在国内全部公共区域设立禁烟区，禁止任何形式的烟草广告，执行严格的控烟政策，同时大幅提高酒类、烟草制品的税收，减少人群对烟草和酒精制品的摄入。在饮食方面，芬兰制定了一系列配套法规。例如，食品生产类法规，要求牛奶的脂肪含量不能超过1%；价格类法规要求给予低脂奶制品价格补贴，取消面包业的黄油财政补贴，可乐定价高于非碳酸饮料等；商标类法规要求标明食品的含盐量等。同时，在政府引导下，全社会努力构建健康的生活方式，大力宣传科学饮食、健康饮食，积极参与体育运动，并推出了一系列营养干预行动，如"食物平衡表""胆固醇项目""草莓计划"等。在提供优质医疗卫生服务方面，广泛开展慢病高危人群筛查、"高血压计划"等行动，加强社区的健康教育。通过各部门紧密配合，利用法律法规、行政干预、宣传教育等多种手段的综合运用，改变了人们的生活方式，促进了健康生活习惯的养成，大幅降低了心血管疾病的危险因素。1969~2002年，北卡尔亚拉区和芬兰全国心血管疾病死亡率从600/10万和450/10万，均下降至150/10万，下降幅度分别达到75%和66.7%，成为世界卫生组织推荐的慢病防控典范（图5-9）。此外，英国的"减盐行动"、日本的"腰围行动"等也都有效改善了民众的健康状况。随着互联网+医疗、医疗大数据技术、3D打印技术、基因编辑技术、分子靶向治疗、细胞免疫疗法等的兴起，慢性病的预防和控制研究有了更大的空间和前景。

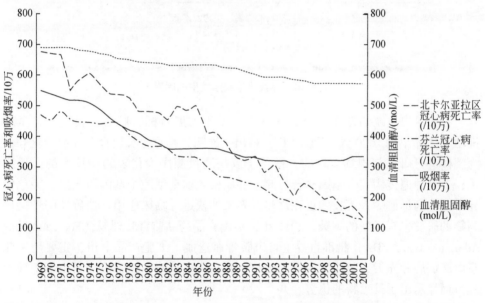

图5-9　1969~2002年芬兰30~59岁男性主要危险因素及冠心病死亡率变化趋势

5.2.3　生殖医学关系到人类社会的繁衍和可持续发展

出生缺陷，即先天性畸形，是指婴儿出生前发生的身体结构、功能或代谢异常，是一组疾病的统称，目前已知的出生缺陷疾病有8 000~10 000种。出生缺陷是导致早期流产、死胎、围产儿死亡、婴幼儿死亡和先天残疾的主要原因，不但严重危害儿童生存和生活质量，影响家庭幸福和谐，也会造成巨大的潜在寿命损失和社会经济负担。造成出生缺陷的因素很多，虽然目前多数出生缺陷的具体原因还无法准确得知，但大量研究和数据统计显示，在已知导致出生缺陷发生的因素中，遗传因素约占25%，环境因素约占10%，环境因素与遗传因素相互作用或原因不明者约占65%（图5-10）。

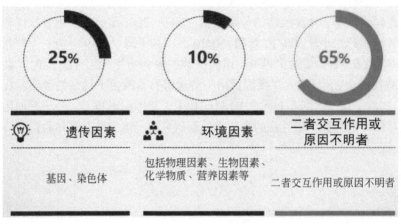

图5-10　导致出生缺陷发生的因素

在应对出生缺陷方面，2012年联合国千年发展目标首脑会议就提出在全球推动"生命早期1000天行动计划"，将出生缺陷、儿童生长发育、环境变化等作为整体进行研究与规划。目前，得益于以高通量测序为代表的新技术的广泛应用，上百种遗传病突变基因联合检测、胚胎植入前单细胞全基因组测序、染色体异常遗传病母血筛查等技术正在逐步成熟并加快进入临床应用。遗传缺陷性疾病药物的研发也有了新的突破。2011年，美国食品药品监督管理局（Food and Drug Administration，FDA）批准世界上首个脐带血造血干细胞产品上市，主要用于儿童血液疾病和先天遗传代谢疾病的治疗，其在出生缺陷的细胞治疗与组织工程修复方面显示出了其独特的优势。

避孕节育和辅助生殖是生殖医学的两个主要方面。避孕节育是人口规模控制的重要手段，但同时更为重要的是避孕节育也是保障育龄妇女健康的重要措施，已成为成本效益最高的健康干预方式之一。中国是目前国际上为数不多的具有完整而独立的避孕节育科学研究、技术服务、药具产业支撑体系的国家之一。目前避孕节育方面研究的主要方向包括避孕节育新技术新产品的研发推广、常用避孕节育适宜技术的评价、人类生育调控机制及避孕节育新靶点的鉴别等。辅助生殖则是采用医疗辅助手段使不育夫妇妊娠的技术，包括人工授精和体外受精—胚胎移植及其衍生技术等。辅助生殖技术的发展在提高人类生殖能力、解决不孕问题方面做出了巨大贡献。目前，研究的重点内容主要是以提高辅助生殖的成功率为根本目的，研发胚胎和子宫准确评价的新的技术手段和评判标准。

5.2.4　认知与行为科学的发展为精神疾病和神经疾病的预防和诊疗提供了全新思路

精神医学是现代医学的一个重要分支，主要研究精神障碍的病因、发病机制、临床症状和规律及预防、诊断、治疗和康复等有关问题。原国家卫生部 2004 年 10 月公布的数据显示，中国患有严重精神和心理障碍疾病的患者达到 1600 多万名，各类精神病患病率达 13.47‰，精神疾病在我国疾病总负担中排名首位，约占疾病总负担的 20%。同时，世界卫生组织曾推算，到 2020 年，中国的精神疾病负担将占到疾病总负担的四分之一以上。2010 年 1 月，时任 *Nature* 杂志主编的菲利浦·坎贝尔曾提出"将未来 10 年定为'精神障碍的 10 年'"。这并非指精神障碍在未来 10 年将出现大流行，而是说因神经科学和遗传学的进步，在不远的将来，人们对精神障碍的认识将极大地改变。2011 年，*Nature* 杂志发表的《全球精神卫生面对的巨大挑战》(*Grand Challenges in Global Mental Health*) 一文中，将全球对精神健康问题的关注度提升到前所未有的高度。在此背景下，精神医学迅速发展，通过多方面技术的创新和应用，使精神医学的诊断、识别、治疗等从单一手段向多元化方向发展，并在各方面都取得了一定的突破。

表观遗传现象是指基因表达发生改变但不涉及 DNA 序列的变化，能够在代与代之间传递。很多研究显示表观遗传变异与精神疾病有着密切的相关性。2013 年 12 月初，科学家发现了一个有趣的现象，老鼠的恐惧记忆可以遗传给下一代，甚至下下代。小鼠在闻到之前让其父辈（或是祖父辈）感到电击恐惧感的气味之时，会表现出恐惧。附加实验表明，母鼠的恐惧记忆也会遗传。研究显示，受惊老鼠的后代，其大脑含有更多该恐惧气味的神经元受体，这种代代相传的持久性记忆是由表观遗传变异所导致的。2016 年，*Cell* 上的一项研究表明，罕见及常见类型孤独症谱系障碍 (autism spectrum disorder, ASD) 患者的脑中具有共同的表观遗传修饰模式——组蛋白乙酰化。研究数据显示超过 68% 的 ASD 患者都出现了这种表观遗传改变，影响了脑中共同的分子通路，可能是这种精神疾病多种表现的基础。大量证据显示，环境因素和遗传因素可能是引起精神障碍发生、发展的两个最为关键的因素。然而，目前尚不清楚环境因素损伤大脑而导致精神疾病发生、发展的机理。同样，遗传因素与精神障碍发生、发展的关系也尚未找到确凿的特异性证据。近几年，基因测序技术越来越多地应用在精神疾病的研究中，相关研究结果找到了一些精神疾病治疗的潜在靶标，从而可以指导药物选择用于干预靶基因。另外，精神影像学的不断发展，也为精神疾病的诊疗提供了新的思路。通过影像学手段，对心理精神疾病患者的大脑结构、功能、脑代谢产物等多方面的综合观察、判断和评估，能够对精神疾病的诊断和病因探究起到关键作用。

随着社会的发展，人类预期寿命延长，社会老龄化现象日益加重，阿尔茨海默病（Alzheimer's disease，AD）、帕金森病（Parkinson disease，PD）等神经系统疾病患病率呈明显上升趋势。阿尔茨海默病是老年性痴呆的主要类型，俗称"老年痴呆症"，是一种起病隐匿的进行性发展的神经系统退行性疾病。临床上以记忆障碍、失语、失用、失认、视空间技能损害、执行功能障碍及人格和行为改变等全面性痴呆表现为特征，病因迄今未明。国际阿尔茨海默病协会（Alzheimer's Disease International，ADI）发布的《世界阿尔茨海默病2018年报告》显示，每3秒钟全球就有一位痴呆症患者产生。全球目前至少有5000万名痴呆患者，其中3500万人是阿尔茨海默病患者。2050年，预计全球痴呆患者将达到1.52亿人。其中，阿尔茨海默病患者占60%～70%。在中国，这一群体数量也十分庞大。报告显示，中国目前约有1000万名阿尔茨海默病患者，预计到2050年，中国的阿尔茨海默病患者将超过4000万人。

帕金森病，是一种神经系统变性疾病，老年人多见，平均发病年龄在60岁左右。帕金森病最主要的病理改变是中脑黑质多巴胺能神经元的变性死亡，由此而引起纹状体中脑黑质多巴胺含量显著性减少。导致这一病理改变的确切病因目前仍不清楚，遗传因素、环境因素、年龄老化、氧化应激等均可能参与中脑黑质黑质多巴胺能神经元的变性死亡过程。2005年时，世界上50岁以上患帕金森病的人数为410万～460万人；估计到2030年，全世界帕金森病患病人数将增加1倍多，达到870万～930万人。在中国，65岁以上老年人中，每100名就有1～2名帕金森病患者，目前全国有200多万名帕金森病患者，而且以每年10万名的速度递增。据估算，到2050年中国将有800万名帕金森病患者，占全世界帕金森病患者的一半以上。

世界卫生组织也将这两种疾病上升为全球普遍防控的重点疾病。迄今，这两种疾病的病因和发病机制尚未明确，也很难治愈，只能以预防为主。为此，寻找以阿尔茨海默病、帕金森病等为代表的老年失能、失智综合征的确切病因、危险因素、发病机制、有效干预与治疗策略仍然是研究的热点及难点问题。人胚胎脑组织含有丰富的多巴胺能神经元，一项关于人胚胎脑组织在帕金森病患者脑内纹状体的临床研究表明，其移植能够长时间改善帕金森病症状。细胞、组织移植可能是一种非常有前景的治疗方法，但考虑到移植效能、存活时间、存活数量、存活质量、免疫排斥及移植后可能出现的诸多副作用，还有细胞、组织移植的伦理问题，所以细胞、组织移植疗法从实验室阶段全面进入临床应用还有很长的一段路要走。有研究发现了一系列与阿尔茨海默病易感性相关的基因，但关于它们与阿尔茨海默病的关系及作用机制目前仍存在争议，无法广泛应用于临床。针对中国人群的大样本阿尔茨海默病遗传学研究具有重大意义。近些年，人们一直在寻找新一代、更有效更安全的疫苗，针对毒性 tau 蛋白的靶向疗法。除胆碱酯酶、Aβ 及 tau 蛋白等作为阿尔茨海默病治疗的重要靶点外，干细胞治疗也为阿尔茨海默病提供了新的治疗途径。尽管，我们对于这些疾病的了解取得了一定的进步，但是缺乏有效的干预措施，随着人口老龄化带来的老年失能、失智患者增多，由此引发的全球经济和社会负担也愈发沉重。许多发达国家出台了相关的国家研究计划或法案，尝试找出解决方案来应对老年失能、失智患者大量增多给社会、经济等方面带来的巨大挑战。"人类脑计划"（human brain project，HBP）、"使用先进革新型神经技术的人脑研究"（brain research through advancing innovative neurotechnologies，BRAIN）等，也将极大推动神经科学领域研究技术的创新与发展。

5.2.5　精准医学已成为未来医学发展的重要方向

随着人类基因组计划完成及二代、三代测序技术的不断成熟、完善，可获取的生物信息数据量急剧扩增。2011 年，著名基因组学家 Maynard V. Olson 博士参与起草的美国国家智库报告 *Toward Precision Medicine：Building a Knowledge Network for Biomedical Research and a New Taxonomy of Disease* 正式发表，报告提出通过遗传关联研究与临床医学紧密接轨，来实现人类疾病精准治疗和有效预警，从而迈向精准医学的时代。美国科学院、美国工程院、美国国立卫生研究院及美国科学委员会共同发出迈向精准医学的倡议。

精准医学是依据患者个人内在生物学信息及临床症状和体征，量身定制的针对患者个人的健康医疗和临床决策，是一种个性化临床诊疗方案。2015 年 1 月 20 日，时任美国总统奥巴马在国情咨文演讲中提出了"精准医学计划"（precision medicine），呼吁美国要增加医学研究经费，推动个体化基因组学研究，依据个人基因信息为癌症及其他疾病患者制定个性化医疗方案。1 月 30 日，奥巴马正式推出"精确医学计划"。该计划包括 4 个基本要素：精确（合适的患者、合适的时间、合适的治疗）、准时（应在合适的时间给予医疗资源）、共享（共同参与）和个性化（依据个体特性）；具体内容包括：①启动"百万人基因组计划"；②癌症的基因组学研究计划；③建立、评估基因检测的新方法、新技术；④制定信息数据相关政策和标准，保护患者隐私和信息安全。

近年来，临床信息学技术、组学生物学技术及大数据技术的快速发展，使临床数据对接生物组学数据成为可能，也为精准医学的发展奠定了坚实基础。精准肿瘤学是精准医学的领头羊。癌症是一类基因性疾病，几乎所有的癌症都隐藏着一系列突变或变异的原癌基因。肿瘤研究已从癌症基因组的系统研究中获益，这些研究揭示了癌症基因如何影响细胞信号、染色体、表观调节及代谢和谱系成熟等，相关研究成果正在向临床实践快速转化。

精准医学概念的提出和相关项目的开展受到国际社会的高度重视，已有专家提出医学新时代的序幕已经拉开。2012 年 11 月，大型国际科研合作项目"国际千人基因组计划"的研究成员在 Nature 杂志发表了 1092 人的基因数据，绘制了人类遗传变异图谱，表明人群中存在大量的遗传变异，这有助于理解不同人群背景及影响药物代谢的遗传学变异。2012 年 12 月，时任英国首相卡梅伦宣布实施"10 万人基因组计划"（100000 genome project），由 Genomics England 与英国国家健康服务中心（National Health Service，NHS）共同实施，计划在 5 年时间对 NHS 的 10 万份人类基因组进行测序，并声称该项计划获得的信息将会作为免费资源公开。这些遗传信息还会与受试者临床医学表型信息关联，有助于研究者发现与临床状况有关的基因信息，并开发新治疗策略，提高精准医疗水平。2018 年 12 月 5 日，英国宣布"10 万人基因组计划"完成，相关工作将有力推动人类对自身生命活动规律的认识，以及对癌症、罕见病等疾病的精准诊治和有效预防，并已初步得到了一些重要的成果。同时，在未来 5 年内，还将计划完成一个更大目标——"100 百万人基因组计划"。2017 年 12 月 28 日，中国宣布启动"中国十万人基因组计划"，整个项目将在四年内完成全部测序与分析任务。这是我国在人类基因组研究领域实施的首个重大国家计划，覆盖地域包含我国主要地区，涉及人群除汉族外，还将选择人口数量在 500 万人以上的壮族、回族等 9 个少数民族。研究人员希望通过绘制中国人精细基因组图谱，来研究中国人健康、疾病和基因遗传的关系，为疾病的医学研究、临床诊疗提供科学数据。

精准医学的核心要素是将组学数据、临床诊疗数据、环境数据等多因素数据进行整合，从而构建疾病知识图谱和网络。知识图谱和网络的建立将是对疾病发病、发生发展机制及治疗的深入理解，将驱动疾病新分类系统的发展，从而定义疾病亚型。疾病基因学复杂性决定了单一的组学研究很难系统且完全地解释疾病的整体生物学行为，从而进行精准的疾病细分。不同组学及组学的整合研究是确定疾病新分类系统的关键。尽管涌现的大数据对精确诊断和药物研发等具有重要贡献，但建立疾病知识网络和新分类系统任重道远，仍需更深入的精准医学研究。同时，数据标准化是精准医学研究的基础，目前，不同临床数据、组学数据及临床和组学数据间的标准化问题仍未解决，建立精准医学数据标准化模型也迫在眉睫。

5.2.6 再生医学是未来人类生命科学及医学诊疗新的突破口

再生医学是研究机体正常组织特征与功能、受创后修复与再生机制及干细胞分化机制，寻找有效的生物治疗方法，促进机体修复与再生或构建出新的组织与器官，以改善或修复损伤组织和器官形态及功能的学科。其涵盖了基于新型仿生材料的组织与器官构建技术、基于干细胞的体内外组织与器官再造技术及基于转基因动物的人源化异种器官构建与移植技术等。

组织工程是再生医学的重要部分。组织/器官的缺损或功能障碍严重影响了人类生活质量和平均寿命。目前，临床常用的方法，如手术重建、人工材料置换、应用辅助性医疗设备及进行组织/器官移植等，均存在诸多不足之处。科学家曾尝试应用生物相容性高的天然高分子材料来修复受损的皮肤组织。迄今，除了大脑和胃，人体其他组织/器官几乎都已尝试采用组织工程的方法进行重建并取得不同程度的进展，人工皮肤和软骨已应用于临床；人造血管、气管、角膜、胰腺等的实验室研究也取得了一定的成果。在组织工程器官的临床应用方面，组织工程皮肤是最早获得美国食品药品监督管理局批准生产的组织工程产品。Genzyme 公司的自体培养的软骨细胞产品也获得了 FDA 批准用于修复关节软骨损伤。近年来，组织工程骨、血管、气管、膀胱等临床应用研究也有所报道。国际上，生命科学领域相关的生物材料发展状况主要与以下几个方面的研究进展密切相关，即仿生材料化学、仿生生物学、生物矿化机理、药物缓释系统和生物传感器研究。国际上组织工程的研究方向主要包括：种子细胞的体外快速、高效扩增；解决细胞外基质的人工模拟物——支架的性能优化问题；工程化组织构建及构建环境优化。

目前，研究的重点主要集中在诱导性多能干细胞（induced pluripotent stem cells, iPS cells）的获取与应用，未来可能在干细胞基础研究、疾病模型的研究领域取得新的突破。与胚胎干细胞研究相比，体细胞重编程技术能够为更多的患者提供特异性多能干细胞，同时因其不涉及伦理问题，因此在医学应用方面有着十分广阔的前景。通过多种技术方法建立的"人源化"动物可以作为供体器官的来源，同时能够最大限度地减少受体的固有免疫应答，减轻免疫排斥反应。人源细胞可以在免疫缺陷动物体内嵌合、增殖，形成特定的组织形态。免疫缺陷动物可以作为人源细胞、组织异种移植的增殖环境，有望应用于"人源化"异种器官构建的研究。组织工程学和干细胞研究的快速发展，把再生医学提升到一个新的高度，成为国际生物医学领域备受关注的研究方向。

5.2.7 中医药先进制药技术及疗效评价体系构建是走向世界的客观要求

中医药资源的可持续利用和综合开发已经到了新的发展时期。目前，更加倡导通过利用现代科技手段，实现中药资源的保护、创新及再生。例如，中药分子标识育种、利用转基因植物生产活性物质、组织细胞培养与药用植物快速繁殖、药用动植物基因工程等方法都在被广泛尝试。

中医药制药是按照组方原则，即中医的"君臣佐使"，通过选择合适药物、酌定适当剂量、规定适宜剂型及用法等一系列过程实现。目前，组分中药因疗效更加明确、可控，因此倍受推崇。组分中药就是在中药药效组分理论指导下，在传统经方、验方基础上研发组分中药新药。组分中药的药效组分暨标准物质清楚、在疗效上与传统中药的疗效一致或更显著，质量可控。方剂配伍具有多重现代科学内涵，其中化学内涵反映了方剂配伍后化学成分间的相互作用。中药复方现代研究需要综合考虑方剂配伍的多重现代科学内涵，系统揭示中药复方内在规律性，从而推动中药复方现代研究发展。配伍规律研究致力于通过拆方、组分敲除等实验手段诠释"君臣佐使""七情合和"等配伍规律的科学内涵。

治未病，是中医学的核心理念之一，就是通过饮食起居、情志调理、运动疗法及中草药等多种措施，调养体质，调理身体阴阳气血等平衡，增强人体抗病能力，让人体少生病、不生病，纵使得病也能尽快痊愈，痊愈后少复发。中医治未病是中医预防保健的重要理论基础和准则，并成为现代卫生保健的重要组成部分。2007年全国中医卫生工作会议上更明确指出治未病是中国今后医疗工作的重点。开展治未病是继承发扬中医药学术思想、彰显特色优势、拓展服务领域的重要手段。治未病构建起了以"养生保健、延年益寿"保障健康为核心的理论体系，形成了简便易行、疗效迅速、方法灵活的丰富多样的诊疗技术及干预手段。有效发挥中医"治未病"思想的预防作用，中医药的服务范围将会进一步扩大。

目前，中国中医药领域提出了系统新医学概念。诠释系统新医学是全方位、立体化研究生命过程和疾病过程的健康医学体系，集中医的系统观与现代医学、系统医学、生命科学、信息科学等于一体，运用系统的语言、数字语言、询证语言，宏微并举诠释健康医学的理论、阐明机制、建立指挥技术体系，形成中西医优势互补的医学体系。系统新医学的体系构建也将是未来中医的发展方向。

5.2.8　整合医学提供了新型的医疗理念和服务模式

随着医学技术的自身发展和医学理念的进步，医学界开始关注到疾病–器官–人体之间的不可分割性。现代医学发展和临床实践遇到的重大难题在于专业过度细化、专科过度细化和医学知识碎片化。随着现代医学的分类和分科越来越趋于细化，医学人才的培养也越来越趋于专科化，造成部分医生视疾病为某个器官或系统的病变，而忽视整体，诊断和治疗较为局限，疾病分科治疗模式遇到了诸多瓶颈，因此，医学界掀起了一场医疗模式的自我改革，进入医学发展从专科化向整体化发展的新阶段。

整合医学（integrative/integrated medicine，IM）也被称为整合医疗（integrative/integrated health care）。作为一门实践医学，整合医学强调医生和患者之间沟通的重要性，以患者为中心，提供有论据支撑的一切有用的适宜治疗的建议来使其获得最优良的健康和治疗。整合医学旨在通过个体化的、循证为基础的临床治疗、医学研究和培训等手段，使患者及其家人成为自身身体、精神和社会健康的积极参与者，达到增强健康、改善生活质量和临床治疗结果的目标。整合医学强调的内容包括：现代医学与传统和替代医学的融合；重视医生与病人之间的关系；以保健和康复为目标；在方法上强调整体论；以循证医学为基础；优化治疗方案；治疗的有效性和安全性；身体自然愈合反应；不同医生之间的协同合作。

2012 年，中国工程院樊代明院士率先提出"整体整合医学"（holistic integrative medicine，HIM），指从人的整体出发，将医学各领域最先进的理论知识和临床各专科最有效的实践经验分别加以有机整合，并根据社会、环境、心理的现实进行修正、调整，使之成为更加符合、更加适合人体健康和疾病诊疗的新的医学体系。之后相继发表了《整合医学初探》、《整合医学再探》、《整合医学纵论》、*Holistic Integrative Medicine*、《整合医学——医学发展新时代》、《HIM，医学发展的必然方向》、《HIM，医学发展新时代的必由之路》等文章，全面系统地阐述了整合医学的理论与实践等若干问题，引起国内外的强烈关注和反响。HIM 被解析为一种不仅要看"病"，更要看"病人"的方法论。其理论基础是从整体观、整合观和医学观出发，将人视为一个整体，并将人放在更大的整体中（包括自然、社会、心理等）考察，将医学研究发现的数据和证据还原成事实，将临床实践中获得的知识和共识转化成经验，将临床探索中发现的技术和艺术聚合成医术，在事实、经验和医术层面来回实践，从而形成整体整合医学。

目前，较为先进和经典的整合医学模式主要包括两类：一类是将现代医学与补充和替代医学的重要影响因素（既指基于生物医学的证据，又指基于经验的证据）进行有选择的结合；另一类是选择有循证医学证据支持的补充与替代医学（仅指生物医学证据）融入现代医学之中。

在整合医学的概念下，可穿戴传感器技术、虚拟现实技术、云计算、大数据、移动互联网、物联网等的融合发展，为现代医学的发展提供了更加广阔的思路和空间，整合医疗的概念和实践也在发展进步。整合医疗的本质是信息互联，通过医疗信息交互来为患者提供全程照护支持。核心要素包括：①高效且有效的急症照护机构；②支持患者全程照护的健康信息交互；③通过采集和交互个人健康信息促进健康与保健。英国是整合医疗的先行者，较早建立了医院联合体，此外美国、加拿大、新加坡、瑞典、新西兰等国家也在20世纪纷纷提出整合医疗体系的概念，并付诸实践。1999年亚利桑那大学和其他8所医学院校成立了整合医疗学术中心，后更名为整合医疗学术联合会，致力于推进整合医疗在医学院校的开展，推动将传统、替代医学的相关疗法纳入现代医学的临床诊疗中。目前，美国40%的医学院校加入了整合医疗学术联合会，整合医疗在国际范围内也受到越来越多的重视和认可。

5.2.9　医学工程技术继续推动生物医学领域的颠覆性变化

随着医学工程技术在疾病诊疗过程中的广泛应用，现代医学持续经历颠覆性变革。以数字医学为代表的医学工程技术极大地提高了医学相关信息的获取和处理能力，也为临床诊疗提供了坚实的技术支撑。随着计算机科学技术在医学领域的不断深入，借助现代信息技术可以将医学研究和临床实践推进到一个前所未有的新高度。数字医学将计算机技术、通信技术、人工智能、虚拟现实等信息技术与健康、医学需求相结合，探索以数字信息为主的相关技术在健康与医疗领域内应用的规律与方法，形成生命体及相关群体的数字信息采集、存储、处理、传递及共享利用等方面的新理论、新知识、新技术和新产品。移动医疗技术发展迅猛，从本质上改进了医疗服务信息的传递模式和途径，有效提升了医疗服务效率和质量。移动技术和小型化医疗器械的持续发展，将从根本上改进就医模式、促进高效健康管理模式的形成。基于可穿戴无线生物传感技术、虚拟现实技术、量子通信技术等，以多智能信息终端为介质，人体生命健康信息的采集、处理和分析已经打破了空间和时间的限制。以医疗健康大数据为代表的新应用正在引领全球医学疾病预防、诊疗深度融合的革命性发展。

医用机器人与术中导航在外科手术中的应用越来越成熟，不仅能协助医生完成手术部位的精准定位和精确操作，在高度精准微创手术中也能有效克服和减少因手抖和用力不均可能造成的副损伤发生，提高手术精度，缩短手术时间，降低手术成本，大幅提高了外科手术的质量和效率。同时，人工智能技术的发展，让"智能+机器人"成为医疗机器人的核心特征和未来发展方向。

人工智能在医疗健康领域中的应用越来越多，以智能医学影像识别、智能病理分型、智能组学研究、智能手术辅助、功能康复及辅助护理机器人为代表的医用人工智能技术和产品层出不穷，未来还将推动医疗领域的全方位智能化，可以将医生从中低水平的、烦琐的、重复的诊疗工作中解放出来，同时将临床诊疗中的人为失误最小化。未来，具备一般性常见病诊疗能力的人工智能机器人医生也值得期待。由智能机器人医生和系列智能诊疗设备组成的无人智能门诊也许很快就会实现。

基于声、光、电的新型检测与成像技术可提供微观层面数据，提供亚细胞分辨率的深层组织图像，可以从微观和宏观多角度研究疾病的发生、发展规律。以分子和功能影像为手段，研制具有精准靶向成像功能、影像引导的外科手术或以介入治疗为目的的人体光、声、电等多模态成像检测系统，实现非侵入式的活体病灶实时动态的高灵敏快速示踪和多模态监测与治疗。

分子诊断技术的快速发展应用为肿瘤、心脑血管疾病、代谢性疾病等的预警、筛查、诊断和治疗等提供了全新的解决方案，这些生物标志物的发展将大力推动液体活检技术在临床诊断上的应用。在未来，随着无创液体活检技术的不断发展，在疾病诊疗过程中，其可能会逐步甚至完全取代传统活检或外科手术等侵入性检测手段。

5.3　人口健康领域部分科技前沿与热点问题

5.3.1　疾病防控（预防医学）领域

1）在新发、突发传染病防控及跨物种传染病防控方面最为核心的问题是病原体与宿主的相互作用机制，该机制研究的突破取决于两个方面，一方面即人群的分子流行病学与群体的遗传结构及其变化规律，另一方面是筛选和鉴定针对特定病原体的标志物，以及建立有效的针对有效标志物检测的技术与方法，如高通量的病原体筛选技术、多重 PCR-质谱联用技术、多重 PCR-液芯联用技术、流式荧光技术等新型技术的完善与应用可以促进传染病诊断技术的发展。

2）利用药物（植物药、化学药、抗体药、小分子药等）防控新发传染病，问题的关键就是有效药物作用靶点的获取，以及传染病防控药物的筛选、制备。其中，病原体特异性的高通量药物筛选平台，以及药物制备技术的发展与完善是最重要的基础。

3）接种疫苗是防治传染病的最有效方式。传染病疫苗的相关基础免疫学研究是发展疫苗的关键环节之一。目前，对很多传染病的病原体致病机制，包括免疫保护、免疫病理及免疫逃逸机制等还不十分清楚，相关研究成果将为疫苗的研发奠定理论基础。

4）人体微生态是人体内的微生物生态群落，是存在于人体组织和体液中的共生和病原微生物的总和，也是近年来医学界发现的"新器官"，它在维持人体健康过程中扮演着重要角色。目前已确认的人体微生态系统包括口腔、皮肤、泌尿、胃肠道，其中以肠道微生态最为复杂。微生态与宿主间有着全面广泛的相互作用机制，微生态失衡与疾病的发生发展密切相关。该领域研究的热点和前沿问题包括：研究人体与微生物组之间的相互作用关系，发现影响人体代谢的关键功能菌群，研究具有基础研究和临床应用潜力的重要肠道功能菌的分离培养技术，以及基因组获取新技术，并研究其生理代谢特点，建立可用于预报疾病发生、发展的健康评估与测量方法。

5）队列研究是一种重要的考察疾病病因学的流行病学研究方法，能够揭示暴露因子与疾病结局之间有无因果关联及关联大小信息。开展慢性病病因学及发病趋势研究，对于疾病的干预和控制意义重大。中国的队列研究很多规模小、类型单一，没有国际知名的人群队列研究，有的甚至没有完全知识产权。这都严重影响了我们对慢性病致病因素、发病机制、流行规律和趋势的掌握，不利于慢性病预防和控制对策的科学制定。开展现代大型人群慢性病队列研究，明确我国慢性病和衰老的流行特征及影响因素，研究建立适宜中国国情的慢性病防控措施势在必行。

6）衰老是多种因素共同作用导致生物体各项功能普遍衰弱，以及抵抗环境伤害和恢复体内平衡能力降低的现象或过程，其存在于任何生命的任何时期，也可发生于不同的器官和系统，是生命运动的自然过程．随着生物科学的发展，新学科及其分支的相继出现，使衰老机理的研究得到了长足的进展，出现了许多有关衰老机制的学说：氧自由基学说、DNA 损伤修复学说、线粒体 DNA 损伤学说、染色体突变学说、端粒学说、免疫学说、神经内分泌学说、分子交联学说、生物膜损伤学说及遗传程序学说、基因学说、失衡中毒学说等，尽管各学说都有其实验依据，但至今仍未有一种能全面解释衰老现象。衰老机制的研究及有效抗衰老技术始终是研究的热点内容。

5.3.2　生殖医学领域

1）生殖细胞发生、成熟的分子调控的机制目前尚未掌握，涉及的问题包括：

原始生殖细胞的形成、迁移和特化的机制；生殖干细胞的命运决定和维持的分子基础；精子发生与成熟的分子调控机制；卵母细胞发育、成熟的关键调控网络；生殖细胞发生障碍的分子机理。

2）目前对早期胚胎发育的调控机制还未完全了解，因此在对出生缺陷的预防和干预上手段依旧有限，仍存在诸多困难。需要开展早期胚胎的单细胞谱系构建及调控网络的研究。相关问题包括植入前/后早期胚胎的各种组学谱系的建立及基因表达网络的遗传与表观遗传调控机制；早期胚胎发育过程中配子发生分子机制探讨；植入前胚胎和卵极体遗传学分析；疑难病例分子机制探讨，如反复卵母细胞成熟障碍、受精障碍、胚胎发育阻滞等，为该类患者诊治提供依据。

3）环境因素对胚胎发育及出生健康的影响，阐述各类环境因素对生殖过程，特别是胚胎发育及子代出生健康的影响及机制，需在建立大样本前瞻性出生队列的基础上，关注以下问题：重要环境因素对配子发生和功能的影响及其机制；环境因素对胚胎发育的影响及其远期效应；影响出生健康的主要环境因素及其作用机制。

4）迄今为止，人类对自身胎盘的认识依然是个"黑匣子"问题，其发育调控机理及其介导的母体妊娠适应性调节机制仍有待阐明，而与之密切相关的妊娠重大疾病的预测、防治和干预也亟待突破。相关科学问题包括：子宫内膜细胞谱系分化和内膜细胞互作建立接受态的转录调控网络；母-胎交互对话介导母-胎免疫耐受的机制；人类胎盘滋养层细胞分化命运决定，精确定义胎盘生理和病理特征及相应的分子指印；妊娠过程中胎盘/胎儿与母体多系统、多器官相互作用和精确协调的生理机制。

5）辅助生殖技术（assisted reproductive technology，ART）是不孕症患者的福音，提高辅助生殖的成功率是根本目的，但辅助生殖的安全性和有效性更为重要。涉及的相关科学问题有：ART 各主要环节对配子及早期胚胎基因组 DNA 稳定性及表观遗传修饰的影响，早期胚胎发育过程中易受到 ART 影响的基因组易感性位点及对应的分子功能；ART 主要环节对子代长期基因组稳定性及子代出生缺陷与疾病发生的关联性和分子机制；ART 操作对配子及植入前胚胎发育的影响途径和关键分子，配子及植入前胚胎表观遗传学改变与子代出生缺陷、主要组织器官生长发育异常及代谢功能紊乱的相关性和调控机制。

5.3.3　认知与行为科学领域

1）精神病学和精神卫生学已成为临床发展最快的学科之一，精神病病因学与诊断治疗的研究也已从手段单一向多元化方向快速发展。目前精神病学的新理论和新技术的相关研究，主要集中于精神疾病发病分子遗传机制、药物治疗机制。采用分子遗传学前沿技术，应用全基因组关联及深度测序方法，筛选和鉴定精神疾病新的易感基因或染色体区域，是精神疾病研究领域长期关注的内容。针对精神心理疾患，强化临床医学和转化医学研究，突破一批早诊早治技术、规范化诊疗方案和个性化诊疗技术是精神疾病防治所面临的前沿问题。脑分子影像学、神经心理学、分子遗传学、生物化学等诊断技术方法的结合，对于生物学标记物的迅速发展和精神疾病的早期诊断、早期预防具有重要的临床应用前景。在诊断技术发展的同时，结合临床药物疗效和不良反应观察，不断开发新型治疗技术，形成诊断和治疗相结合的新技术体系。

2）老年失能失智患者的防治始终是学界关注的热点问题。医疗大数据技术、神经影像技术等的发展，为以阿尔茨海默病为首的老年失智症的早期评估、早期诊断及早期干预治疗提供了新方法、新思路。基因治疗技术、干细胞治疗技术等为帕金森病、肌萎缩侧索硬化、阿尔茨海默病等疾病的治疗提供了新的机遇。

3）精确地描绘人脑图谱、神经网络及与脑功能相关的神经环路、人类对外界环境的感知机制、对语言的认知机制，脑模拟平台的构建，以及类脑人工智能软件系统的研发等都是认知和行为科学领域里的热点问题。

4）脑机接口（brain-computer interface，BCI）通过解码人类思维活动过程中的脑神经活动信息，构建大脑与外部世界的直接信息传输通路，在神经假体、神经反馈训练、脑状态监测等领域有广泛的应用前景。然而，由于人脑电信号的复杂多样性，脑机接口技术的研究和开发仍旧有诸多问题需要解决，是当前研究的热点问题，如脑机接口系统的性能稳定性问题，多通道、低功耗、长使用寿命的无线脑电植入设备的设计，脑机接口的临床转化应用等，同时，在脑机接口研究的理论方面存在着还原论与整体论整合困难的问题。

5）人工智能及大脑模拟旨在研究和完善等同于或者超过人类思维能力的人造思维系统。目前，被广泛关注的技术有听觉和视觉环境感知、认知计算与控制、神经信息获取、检测与处理、神经控制与运动修复、以及助听、助视等交流辅助技术等，这些技术的发展将可能衍生一批重要颠覆性技术。

5.3.4　精准医学领域

1）分子生物学和生物工程技术的发展极大地推动了体外和活体的精准诊断及疗效评价。分子影像技术可将基因表达、生物信号传递等复杂过程变成直观影像，在分子水平上了解疾病的发生机制及特征；能够发现疾病早期的分子细胞变异及病理改变过程；同时还可在活体上连续观察药物或基因治疗的机理和效果。

但分子影像学目前滞后于分子诊断技术的发展，在采用高特异性分子探针、适宜的信号放大技术、高分辨率图像检测系统和快速图像处理及分析技术对活体组织细胞分子进行精准定位和检测方面还存在较多难题，如基因转导或转染成功率问题，转导或转染的基因准确、合理分布及安全性评价问题，在与前体药物联合作用时的时效评价问题等，亟待开发高精密度、国产化的光学分子成像系统，并与分子检测技术联合用于疾病的早期预警、诊断、个体化疗效评价。

2）基因编辑技术指能够让人类对目标基因进行"编辑"，实现对特定 DNA 片段的敲除、加入。目前，已发展到第三代"基因组定点编辑技术"-CRISPR/Cas9，但是，利用基因编辑技术开展疾病治疗仍面临诸多挑战。需要解决的前沿问题包括：新的基因座控制区和调控机制的发现定位；基因编辑的"脱靶效应"问题；基因治疗载体的安全有效选择；体内基因编辑的表达调控；基因治疗安全性评价；个体化治疗方案及评估手段的开发。此外，除技术层面外，基因编辑技术下的基因治疗还有很多需要解决的社会和伦理问题。

3）生物医学大数据的充分利用能够助推精准医学的快速发展，但目前仍有诸多问题需要解决：临床诊疗信息、组学信息、健康档案等信息的整合标准化问题；发现重要疾病基因、关键简单类型和复杂类型变异位点和表观遗传信息的新技术、新方法；整合临床疾病表型信息与影像组学、遗传变异、基因表达与调控、表观遗传与微生物组信息等的数据分析方法；生物医学大数据质量控制技术、标准方法和工具的研发；生物医学大数据关联搜索方法和技术；生物医学大数据存储与分析的云计算和安全监管技术等。

5.3.5　再生医学领域

1）干细胞与组织工程的应用面临诸多挑战，包括干细胞定向分化、维持和调控等机制；高效、快速、安全地获取用于疾病治疗的功能性细胞技术还未成熟；干细胞的临床研究及转化缺乏技术标准体系，严重阻碍了干细胞应用及产业化发展；干细胞移植后细胞定植、增殖情况及移植细胞的功能评估等需进一步完善。在人工组织器官构建中一些关键科学和技术问题，如细胞规模化扩增、生物支架的规模化植被、模拟体内环境等问题急需解决。

2）病人自体来源的种子细胞作为移植的供体细胞可以避免免疫排斥反应，可用于建立"个性化"医疗，构建出适宜病人自身的临床移植的器官。但用于构建器官移植的供体细胞来源问题有待解决，同时人源化器官、组织的重建尚处于起步阶段，相关技术方法还有待完善。

3）异种移植中急性体液免疫排斥反应（acute humoral xenograft rejection，

AHXR）是主要的移植障碍，仅仅通过免疫抑制剂还不能更好地解决移植免疫问题，必须进一步研究通过基因修饰、降低免疫源性、建立免疫耐受等多渠道来寻求减轻免疫排斥反应的方法。

4）利用小型猪或非人灵长类"人源化"器官模型，能够开展药效实验、免疫疗法的长期药效和记忆反应研究、预测临床反应等，在肿瘤、心血管病、糖尿病、血液病、遗传病、营养代谢病、皮肤烧伤等疾病的诊疗方面具有不可替代的优势。基因修饰大动物的建立、性状改良和"人源化"动物模型的创制迫切需要发展动物基因组定点修饰的基因编辑技术。

5.3.6 中医药领域

1）中医药资源重要品种的保护、关注的重点是要发展和提高珍稀药用野生植物资源的人工栽培技术及珍稀、濒危动物遗传资源的保存等技术。解析中医药功能基因的分子调控机制和分子辅助育种以保护中药资源是当前研究的热点内容。

2）中医治未病理念实际上涵盖了现代医学的健康、亚健康和疾病的状态，其出发点和归宿都是"防"。近年来，治未病理论在应用领域取得了较大进展。建立完善的治未病理论体系，构建以"养生保健、延年益寿"保障健康为核心的理论体系，形成简便易行、疗效迅速、方法灵活的丰富多样的诊疗技术及干预手段，是长时间以来中医研究的重点内容。

3）中医药疗效评价是近些年来临床研究最具有争议，也最困惑的焦点问题。长期的基础和临床研究结果提示，完全沿用西医的指标体系来衡量中医药的疗效，忽略"证"的评价，无异于舍本逐末，扭曲了中医药的发展，但中医药界关于征候疗效评价的内涵、评价内容与指标、评价的方法尚未形成共识。例如，现代西药的制备都有着极其严格的生产工艺，但中药方剂在一定的治疗期间，不可能维持有效成分不变。中药的产地、炮制方法、煎服等都会对最终的汤药中的有效成分有着一定的影响。所以，简单地套用现代医学的评价指标和方法，显然是不合适的。在中医基础理论的指导下，应该建立什么样的评价指标体系？如何构建反映中医证的转归变化的指标参数？如何看待征候诊断指标与疗效评价指标差异的问题？采用怎样的评价方法？是建立普适性评价量表还是特异性量表？采用何种临床研究设计？如何正确分析复杂试验数据？这些问题是目前中医药疗效评价研究最亟待解决的关键问题。构建中医药疗效评价的技术标准和体系是中医药长期持续发展的关键，也是研究的难点、热点问题。

4）组学技术从更深层次阐述生命现象的本质及生命活动规律，更加客观准确地进行个体体质辨析，从而实施个体化诊疗。基因芯片技术可以快速、准确地分析大量基因组信息，有助于促进体质与遗传相关的研究，更准确有效地检测出与不同体质类型相关的基因及其表达，发挥中医整体观念思维的优势，用中医整体的理论体系分析基因组资料，可以更加精准地进行体质辨识。结合现代组学技术、大数据技术等，建立重大疾病及慢性病的中医精准医疗技术体系，进而提升疾病的诊断技术和治疗手段是中医药研究的新热点。

5.3.7　整合医学领域

整合医学是未来医学发展的重要方向。传统的临床医学重视人体各器官之间的生理联系与病理影响，而现代临床医学越来越专科化、精细化，忽视了人体的整体性，影响了对疾病的诊疗效果。同时，现代临床医学普遍缺乏公共卫生防病的理念，不能满足居民日益增长的卫生服务需求，提高临床医学和公共卫生弥合程度是各国政府发展整合医学需要面临的首要问题。整合医学并不是否定专业化，而是以专科分化为基础，充分发挥专业分工的比较优势，从人体整体出发，将医学各领域最先进的知识理论和临床各专科最有效的实践经验进行有机整合。以整合医学理念为导向，整合不仅包括临床专科与多学科的整合，还包括临床医学与预防医学和公共卫生的整合，医疗保健服务与全民健康管理的整合，医学科学与人文的整合，医学教育与医疗保健服务等多方面的整合。此外，还要将心理因素、社会因素和环境因素也加以整合，不仅要以呈线性表现的自然科学单元思维考虑问题，而且要以呈非线性表现的哲学多元思维来分析问题；通过这种单元思维向多元思维的提升，从而构建更全面、系统、科学，符合自然规律，适合人体健康维护和疾病预防，诊断、治疗、康复和教育多功能为一体的新的医学知识体系。整合的原则、方法、路线等是整合医学研究和实践的热点问题。

5.3.8　医学工程技术领域

1）可穿戴移动医疗设备在网络系统和相关软件支持下感知、记录、分析、调控、干预甚至治疗疾病或维护健康状态，可应用于运动健身、疾病早期预测、早期诊断、远程监护及分布式个性化医疗。未来，传感器的高度集成与多元化测量，可以使可穿戴移动医疗设备集成更多的监测功能；柔性可穿戴传感器的研发，将进一步提高可穿戴移动医疗设备的佩戴舒适性；新型生物传感器的研发，有利于开展深层次的信息获取与挖掘。可穿戴核心技术将从现在的运动监测，到生理参数监测和生化参数柔性多模监测技术方向发展；从可穿戴监测到疾病控制及可穿戴康复技术的微型化、数字化、标准化、智能化和网络化的方向迅速发展。

2）医疗大数据存储和管理、医疗大数据的远程资源调配、医疗信息的共享、以及基于医疗大数据的医学信息分析、决策体系建设等实际需求，使得医学信息学研究热点已经从信息的数字化、信息的完整记录、信息的保存及高效调用，向面向卫生健康问题的解决、基于深度学习的医疗智能诊断与临床决策的知识发现与语义分析转变，以及泛在网络环境与社交媒体环境下医疗信息系统与技术的应用研究等。从研究的维度方面来说，就是从医学事实、医学数据、医学信息一步步向医学知识转变，并进一步转化为智能医学情报，包括医学知识管理、医卫情报生产、医学决策支持、智慧医疗服务等。

3）利用信息管理，依托互联网、物联网实施"互联网+医疗""互联网+智能看护""互联网+健康促进"等，都是目前研究、开发的热点问题。例如，语音识别技术和自然语言处理技术在问诊过程中的应用催生了语音病历输入系统细分领域；机器视觉技术、语音识别技术和自然语言处理技术在病情诊断过程中的混合应用催生了准确度高、效率高的确诊流程平台细分领域；机器人技术在治疗阶段的应用催生了提高手术精准程度的治疗机器人细分领域。将人工智能技术、虚拟现实技术、医学工程技术、数字技术、计算机技术、量子通信技术等与生物医学和健康需求相结合，在疾病预防、临床诊疗、健康管理、居家照护、人体增能等方面形成新理论、新知识、新技术和新产品，全面提升全民健康的科技支撑能力。

4）生物3D、4D打印技术在生物医疗领域的应用被寄予厚望，特别是功能组织或器官的生物打印。其共性关键科学问题包括：解析组织和器官的复杂结构与功能特性，解决细胞存活、组织再构建的问题，研究重构的组织在体内与其他器官相互作用影响的问题；研究立体印刷技术实现对材料外部形态和内部微结构的精确调控，进而调控细胞的分布、材料与生物体的匹配，提高组织生物相容性的问题；解决打印过程中的血管组织的布局和组装的问题，解析细胞与支架材料相互作用机制，解决构建具备功能性的、含有血管的三维结构等关键问题。

5.4 学科领域国家重大需求分析

健康是促进人的全面发展的必然要求，是经济社会发展的基础条件。实现国民健康长寿，是国家富强、民族振兴的重要标志，也是全国各族人民的共同愿望。党和国家历来高度重视人民健康。中华人民共和国成立后，特别是改革开放以来，中国人口与健康领域发展取得显著成就，城乡环境面貌明显改善，全民健身运动蓬勃发展，医疗卫生服务体系日益健全，人民健康水平和身体素质持续提高。由图 5-11 可知，2017 年中国人均期望寿命已达 76.7 岁，婴儿死亡率、5 岁以下儿童死亡率、孕产妇死亡率分别下降到 6.8‰、9.1‰和 19.6/10 万，总体上优于中高收入国家平均水平，为全面建成小康社会奠定了重要基础。

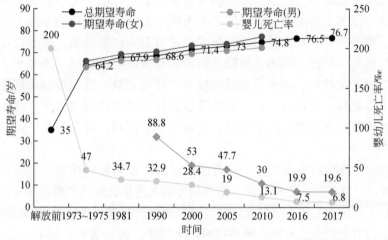

图 5-11　不同时间中国人均期望寿命及婴幼儿死亡率变化

然而，随着中国经济的高速发展，工业化、城镇化进程加快，生态环境、人口结构、生活方式改变，导致疾病谱发生广泛、深刻、急剧的变化，中国仍然面临多重疾病威胁并存、多种健康影响因素交织的复杂局面。我们既面对着发达国家面临的卫生与健康问题，也面对着发展中国家面临的卫生与健康问题。如果这些问题不能得到有效解决，必然会严重影响人民健康，制约经济发展，影响社会和谐稳定。

中国的人口结构和质量依然存在较大缺陷。中国人口老龄化严重且呈加速状态，截至 2017 年底，中国 60 岁及以上老年人口有 2.41 亿人，占世界老年人口总量的 1/4，特别是失能、失智老年人超过 4000 万人，严重少子化进一步恶化了人口结构，家庭和社会保障负担巨大。年出生缺陷患儿仍高达 90 万~120 万例，成为中国儿童死亡的主要原因。中国还是世界上出生人口性别结构失衡最严重、持续时间最长、波及人口最多的国家。截至 2016 年底，中国人口中，男性人口有 70 815 万人，女性人口有 67 456 万人，男性比女性多 3359 万人。不良生活方式导致的健康问题突出，中国肥胖人口有近 9000 万人，约占全球的 13.98%，相当于全球每 7 个肥胖人口中有 1 个是中国人，中国已成为肥胖人口最多的国家。近视人群数量庞大，根据世界卫生组织统计，中国近视人群比例高达 47%；2014年，中国小学、初中和高中学生的视力不良检出率分别为 45.7%、74.4% 和

83.3%，远远高于欧美国家，如果不加以控制，未来我国在航空航天、精密制造、军事等行业领域符合视力要求的劳动力会面临巨大缺口，严重威胁经济社会可持续发展和国家安全。针对这些情况，必须开展一系列的研究，找到解决这些问题的科学、有效方法。例如，针对老年人口，特别是失能、失智老人，急需开展以帕金森病、阿尔茨海默病为代表的老年失能、失智综合征确切病因及有效治疗技术方法的研究，研发老年失能、失智患者疾病的预测、评估、实时监测、照护、干预和人体增能等技术；针对重大出生缺陷，需要研发推广风险预测与预警、高效无创出生缺陷产前筛查与诊断、出生后早期筛查、检测及诊断、治疗关键技术、新产品和适宜技术；针对肥胖、近视等健康问题，急需开展基于物联网、云计算、量子通信等信息技术的智能健康监测系统和标准的研发、可穿戴技术和产品的研发等，实现安全、便利、可及的全生命周期健康监测。

疾病防控面临双重挑战。中国当前正面临传染病和慢性非传染病的双重威胁。一方面，艾滋病、乙型肝炎、结核病等重大传染病依然严重危害中国人民健康，患病人数接近1亿人，目前仍缺乏可以治愈的药物；新突发传染病频发，严重危害公共卫生安全，对社会经济造成巨大影响。另一方面，以心脑血管疾病、糖尿病、呼吸道疾病等为代表的慢性非传染病和肿瘤的发病率逐年攀升。据世界银行数据，2010年中国仅中风、心肌梗塞、慢阻肺、糖尿病和肺癌的患者为8000万人，到2020年将增加到13 600万人，每年新增癌症患者450万人。目前中国缺乏有效的应对手段，特别是缺乏预防控制的有效技术与方法。面对各种传染病和慢性非传染病的双重压力和威胁，急需开展有关病原确认与变异规律、易感与危险因素、个性与共性发病机制、诊疗方案等研究，寻找新的药物靶点，研究早期发现和早期诊断的方法，开发能防治各种疾病的药物、疫苗和技术，构建研发体系与策略，建立与推广适宜大规模人群监测、干预和预防的技术措施。

中医药发展必须认清危机，抢抓机遇。目前，中医资源总量不足，基层医疗机构中医药人才严重缺乏，中医药服务特色淡化，学术发展缓慢，明显不能满足人们在养生保健、防病治病、功能康复中对中医的需求。中医药的理念、方法与现代科技、系统科学及现代医学的融合不足，中医药"传承创新"始终处于停滞不前的状态。中医许多传统的原始创新成果像"青蒿素"，还深埋在浩瀚的古籍和巨大的临床经验之中，而在国际上已经有183个国家在应用中医针灸，但在国际化的过程中"去中国化"、侵占传统知识产权的倒逼趋势越来越明显。急需中国抓住疾病治愈向健康维护模式转变的大好时机，将中医学与系统科学、现代科技有机结合，建立具有中国特色的健康维护新体系。中医针灸具有悠久的历史，也是世界上唯一在理论与实践上持续数千年没有中断的医学体系，在与疾病的斗争中积累了丰富的经验，但缺少临床循证证据，效应机制不清，始终制约着中医针灸的发展和作用的发挥。支撑中医药学发展的技术体系薄弱，技术装备严重缺乏，仍然处于利用人体感官望闻问切的原始阶段。中药从种植到饮片炮制、中成药各种制剂的生产全链条中，与复杂有效成分相关的制造技术、质量控制技术的数字化、智能化技术还远远不够，落后的技术状况仍严重阻碍着中西医优势互补和中医药优势的发挥，急需借助现代科技、大数据、混合智能、机器智能等来建立适合健康医学发展的技术体系，形成核心技术。

健康产业发展仍需追赶发达国家。中国居民健康素养水平总体仍然较低，发展不均衡；人民群众对各类健康问题的认识及重视程度有待提高，"重治疗，轻预防"的错误观念普遍存在；人口老龄化加快、流动人口增加、疾病谱变化、生态环境和生活方式变化等又带来新的挑战。中国的健康产业则刚刚起步，产品研发偏重治疗，对健康促进与健康保护发挥的作用不够；健康产业基础研究薄弱，源头创新不足，未形成完整的转化链条；产业必需的关键原材料及专用设备大多依赖进口，虽然国产制品份额有所攀升，但高端市场占有率仍较低；中国临床研究资源紧张，临床研究人才相对匮乏，限制了中国新药上市速度，已成为医药创新领域最为薄弱的环节；中国在监管科学方面与发达国家仍然存在较大差距，政策法规有待完善、技术支撑有待加强。中国健康产业应坚持疾病诊疗与健康促进携手并进，高新技术与适宜技术协同发展，个体差异与环境因素联合研究，在大力研发创新药物、高端医疗设备的同时，积极开展疾病预防与健康促进关键技术研发；在集中攻关高新技术的同时，大力推广健康科普教育、饮食营养教育、无创可穿戴设备等，提升居民的整体健康素养；在积极开展个体化治疗的同时，研究环境因素对人类健康的影响，整体改善人类的健康水平。在未来，个人的疾病筛查数据、饮食营养数据、生理生化指标及环境有害参数等应汇集为个体健康数据云，结合量子计算机的超强运算能力，超前预判可能出现的健康问题并针对性地制定健康促进计划。随着干细胞技术、云计算技术、混合现实技术等关键技术的发展，未来人类在器官置换、知识学习、意念控制方面会有更大的选择权，人们的生活方式将发生根本性的变化。

习近平总书记在全国卫生健康大会上指出，没有全民健康，就没有全面小康。习近平指出，要把人民健康放在优先发展的战略地位。从科技的角度，就是要加快开展利于提升全民健康水平，提高防病治病能力的各项研究，将科技成果广泛应用于健康防护中，扎实推进健康中国建设，努力全方位、全周期保障人民健康，为实现"两个一百年"奋斗目标、实现中华民族伟大复兴的中国梦打下坚实健康基础。

5.5 人口健康领域科技基础性工作和资源调查建议

5.5.1 人口健康领域基础性工作建议

人口健康领域科技基础性工作的开展，培养出一批从事该领域科学数据资源调查的专家和学者，为人口健康领域政府决策、国家重大工程、重大研发计划和产业发展发挥了重要的科技支撑作用。"十三五"期间，"科技基础性工作专项"已调整为"科技基础资源调查专项"。为使人口健康领域科技基础性工作具有可持续性，做好相关科技资源调查工作，建议如下。

1. 持续做好"十三五"科技基础资源调查数据汇交任务

在完成既往人口健康领域科技基础性工作资源整编的基础上，持续关注并做好"十三五"科技基础资源调查项目数据资源汇交，把握好同一数据唯一标识原则，及时发布数据资源，坚持将数据资源汇交贯穿于科技基础资源调查项目的全过程。

2. 制定"十四五"人口健康领域科技基础资源调查计划

以需求为导向，推进人口健康领域科技基础资源调查工作。人口健康领域科技基础资源调查计划的制定要满足国家卫生健康社会治理需求，要围绕健康中国、健康城市、健康村镇、健康企事业单位和健康家庭建设为目标开展基础数据资源调查。

3. 开展跨学科和跨领域科技基础资源调查

持续加强跨学科、跨领域的科技基础资源调查。如开展不同民族基因组、表型组和疾病谱调查，为提高少数民族健康水平、健康管理水平和疾病防控提供数据支撑；开展气象环境与健康和疾病发生复发的科技基础资源调查，为健康出行和疾病防控提供数据共享服务。

4. 培育人口健康领域科技基础资源调查专业人才队伍

人口健康领域科技基础资源是动态变化的，必须加强人口健康领域科技基础资源调查专业人才队伍建设，持续开展相关基础资源调查及跨学科和跨领域数据资源的融合，才能保证人口健康领域科技基础资源调查的可持续性和数据资料的完整性。

5.5.2　人口健康领域科技基础资源调查建议

进入 21 世纪以来，生命科学持续升温，源于人类对生命本源的不断探究和无尽渴求。新的科技体制建立以来，中国在精准医学、干细胞及转化研究、生殖健康和出生缺陷、重大慢性非传染病防控、人工智能（智能机器人）、中医药现代化等多个领域方向上持续发力。作为科技基础性工作，主要是获取各类科技基础材料、资料、数据等相关信息与基本知识，为满足其他各类研究的基本需求，为科技创新、国家战略决策和社会经济的发展提供基础支撑。针对近些年人口健康领域研究的发展趋势和热点，结合国家重大需求，建议科技基础性工作专项关注以下内容。

1）开展特殊人群人口状况调查。这里特殊人群指老年人、城乡留守儿童、残疾人等。中国目前人口老龄化趋势严重，失能、失智老年人口数量庞大；留守儿童问题（如教育、身心健康等）从乡村扩大到城市，已成为不可忽视的重大社会问题；残疾人口总量大，残疾人群的健康状况、参与各类社会活动的公平性等倍受关注。摸清特殊人群人口数量、构成及居住等方面的变化情况，针对不同调查对象，制定详细的调查方案，全面掌握特殊人群状况，有利于在制定有关政策时提供客观准确的依据，对制定国民经济规划，改善特殊人群的生活水平也都是有非常重要的现实意义。

2）开展营养健康状况调查。营养是人类维持生命、生长发育和健康的重要物质基础。居民营养健康状况是反映国家经济社会发展、人口健康素质的重要指标。近年来，中国人民生活水平不断提高，营养供给能力显著增强，国民健康状况明显改善。但仍面临居民营养不足与过剩并存、营养相关疾病多发、营养健康生活方式尚未普及等问题，成为影响国民健康的重要因素。全面、深入掌握国民营养健康状况，对科学制定营养健康相关的法规、政策、标准大有益处。目前，国内关于居民营养健康状况较权威的数据来源于《中国居民营养与慢性病状况报告（2015）》，报告中涉及居民膳食能量摄入、城乡居民身高、体重变化、营养不良情况、膳食结构等居民膳食营养与体格发育状况的内容。报告虽然是 2015年发布，但涉及的最新数据仅仅为 2012 年数据。同时，报告中涉及的要素项有限，还很难全面反映我国居民的营养健康状况。报告在人员分类中，仅区别了男女、城市和农村，成年人与儿童，我国幅员辽阔，地域差异巨大，因此在要素项粒度方面还需进一步细化。建议开展中国居民营养与健康状况的调查追踪，在关注性别、城乡等要素的基础上，能够进一步区分不同经济发展水平、家庭收入水平、教育程度、民族等要素，同时还应特别关注老年人、婴幼儿、残疾人等特殊群体的营养与健康状况。

3）开展健康素养调查，制定健康素养评估标准。健康素养是指个人获取和理解健康信息，并运用这些信息维护和促进自身健康的能力。公民的健康素养主要包括三方面内容：健康基本知识和理念、健康生活方式与行为、健康基本技能。居民健康素养水平已被纳入国家卫生事业发展规划之中，作为综合反映国家卫生事业发展的评价指标。健康素养水平的高低在一定程度上反映了全民健康素养状况，同时还影响着健康结果（如国民人均期望寿命、健康期望寿命、慢病防控等）和医疗花费等。目前，中国公布的健康素养水平相关数据相对较粗，反映不同地区、不同人群健康素养水平差异的数据较少，需要进一步丰富要素项，进一步细化、区分不同经济发展水平、家庭收入水平、教育程度、民族等要素对健康素养的影响，绘制中国居民健康素养状况图谱。儿童和青少年期是人类健康意识和健康行为建立的重要时期，良好的个人卫生习惯、健康的行为生活方式将伴随其成长，使其终身受益。因此，对儿童和青少年的健康素养状况应该进行系统、科学的调查，还应特别关注留守儿童的健康素养状况。同时，研究建立不同年龄阶段健康素养评估标准也十分重要。科学、客观地监测、评价我国居民的健康素养水平，有利于科学制定健康素养提升计划，对疾病防控、健康促进等也有重大、深远的意义。

4）开展国民视觉健康状况相关调查。近视人口增加已成为全球公共卫生难题。中国属于高近视人群比例国家，视觉问题严重影响国民健康水平。应全面系统调查不同人群（年龄、性别、职业、地区、受教育程度、家庭经济状况等多要素）的视力状况、用眼状况和用眼习惯、视觉护理状况等。系统调查近视的遗传因素和环境因素，对导致近视的危险因素进行系统分析和评级，提出权威、可行的视觉健康防护适宜措施。

5）开展精神（心理）疾病及其危险因素流行病学调查。中国疾病预防控制中心精神卫生中心 2009 年初的统计数据显示，中国各类精神疾病患者人数在 1 亿人以上，但公众对精神疾病的知晓率不足 50%，就诊率更低。精神疾病已成为中国社会和家庭的沉重负担，与精神疾病和行为障碍相关的疾病负担占全部疾病负担的 20%，在中国疾病总负担中排名首位。世界卫生组织预计，到 2020 年，中国精神疾病负担将占疾病总负担的 1/4 以上。因此，十分有必要在全国范围内，开展精神（心理）疾病及其危险因素的流行病学调查，科学制定调查对象、调查程序、调查步骤和方法等，全面掌握不同人群罹患精神疾病的情况，研究分析不同精神疾病（精神分裂症、心境障碍、神经症、癔症、应激障碍等）的危险因素及评级，为科学制定精神疾病防控方案、医务人员培养方案、医疗资源配置方案等提供精准数据。

6）开展慢性病及其危险因素防控现状系统调查。慢性病不构成传染，但具有长期积累形成疾病形态损害的特点。慢性病已成为我国城乡居民死亡的主要原因，已成为国人的头号健康威胁，也给社会经济发展带来沉重负担。虽然危害巨大，但慢性病确是可防可治的。例如，高血压，目前实现完全治愈还是一个世界级难题，但是患者完全可以通过药物治疗及生活方式干预，进行血压控制，从而得到一个比较好的治疗效果，有效防止因高血压引起的其他重大疾病。再如，糖尿病，患者通过加强运动、控制因素、服用降糖药物或注射胰岛素等综合手段，将血糖控制在合理水平，就可以有效防止因糖尿病造成的如大血管、微血管受损并危及心、脑、肾、周围神经、眼睛、足的一系列糖尿病并发症。多吃少动、吸烟、酗酒等不良生活方式也是引发慢病的重要原因。虽然，目前我们已掌握了一部分慢病防控的数据，但是数据维度较少，分类不细，对不同人群的慢病防控区别还不了解，需要进行系统、细致的调查、摸排。针对高血压、糖尿病、冠心病、脑卒中、慢性呼吸系统疾病、癌症等危害巨大慢性病，在全国范围内不同地区、不同人群（年龄、性别、职业、受教育程度、家庭经济状况等多要素）中进行调查研究，形成慢性病及其危险因素防控现状数据库，研究分析影响不同人群重大慢病知晓率、治疗率、控制率的具体原因，为重大慢病的精准（个性化）预防提供基础数据。

7）开展高发癌症危险因素调查。癌症为多因素内外交互的结果，至今仍不能明确病因。随着社会发展，人们的生活环境与生活方式均发生了很大变化，癌症的发病谱亦发生了相应变化，尤其是肺癌、乳腺癌、结直肠癌及泌尿系统癌症持续上升。过去通过流行病学研究，获得了一些癌症相关的外部高危因素，但缺乏全国性全面高危因素的研究。随着人类基因组测序技术的飞速发展，基因组数据量将迎来爆发增长。中国人群癌症遗传易感和环境内外高危因素的调查与遗传资源的收集是一项极其重要的工作，通过调查获得中国人群癌症家族聚集的癌症谱和遗传谱系，并收集保存调查家族的胚系 DNA，将为癌症遗传与环境内外因交互致癌机制的研究提供依据，为癌症防治提供科学依据。

8）进行中药化学药合用产生不良相互作用基础数据编研。药物相互作用是指两种或两种以上的药物同时应用时所发生的药效变化，即产生协同（增效）、相加（增加）、拮抗（减效）作用。合理的药物相互作用可以增强疗效或降低药物不良反应，反之不良的药物相互作用，可导致疗效降低或毒性增加。药物相互作用可以是药效学的相互作用，也可以是影响有效成分的体内吸收、分布、代谢、排泄的药代动力学的相互作用，而后者更为常见。掌握药物相互作用尤其是不良相互作用是医生临床安全、合理处方用药的重要前提。中国有 55% 以上的患者在临床治疗中联合应用中药和化药，对中药化学药合用可能的不良相互作用的了解也应当成为人们日常知识的必备部分。因此，收集中药与化药联合应用产生不良相互作用的相关信息，对药物合用不良相互作用的资料进行整编，建立中药与化药合用产生不良相互作用的数据库，为公众提供相关的信息，并通过研究分析，对临床可能应用的中药化药合用处方造成的不良相互作用做出风险评估，使中药更快、更好地服务于国民健康保障体系，促进中医药产业的快速发展。

9）开展中药有效组分数据整编及建立知识库。中药材中所含药物成分并非都对疾病有治疗作用，一些药物是含量较高的成分起到治疗作用，而一些药物则是含量较低的成分起到治疗作用。明确药材中的药理作用机制及用药量，可以优化中药复方的组药结构，减少非必要成分对患者的机体影响甚至伤害，同时也可以为重要有效成分的提炼、制药和使用指明方向。近些年，组分中药备受推崇。组分中药就是在中药药效组分理论指导下，在传统经方、验方基础上研发组分中药新药。组分中药的药效组分暨标准物质清楚、在疗效上与传统中药的疗效一致或更显著，质量可控，具有"安全、有效、稳定、可控"的药物特征，还具有复方、配伍、多途径、多靶点、多效应整合调控作用模式等中医药特点，代表精品、高质量。同时，组分中药的特点，还能够从一定程度上解决目前中医药疗效评价难的问题。因此，十分有必要将单品药材、复方组药中的有效成分进行搜集、整编，建立药材单品、复方组药–有效成分–适应征之间关系的知识数据库，为中药复方组药优化，组分中药的创制提供基础数据，有利于中医药的国际传播和长远发展。

10）制定生物医学大数据基础标准框架。生物医学大数据会给医疗卫生事业及健康产业带来诸多机遇，但也面对诸多挑战。无法有效互联互通，缺乏统一的标准，数据混乱情况始终没有得到改善。孤岛型、无联系、无标准的生物医学大数据没有价值。只有将不同类型的数据，如临床诊疗数据、组学数据、健康档案数据等融合、共通，才能真正实现目前医学的精准（个性化）诊疗。为了更好地解析这些数据，使其能够为人类的健康促进服务，应该建立起生物医学大数据的基础标准，研究分析能够实现不同类型数据融合、共通的核心要素，形成标准框架体系。

下篇　人口健康领域科技基础性工作
　　　项目数据资料编目

第6章 概　　述

本书对汇交的人口健康领域科技基础性工作项目进行规范化整编时发现，人口健康领域科技基础性工作项目数据涉及的专业领域范围广、学科多，具有多源、分散、异构、数据形式复杂、跨学科、多尺度等特点，并且数据资料编目目前稍显滞后，不利于数据资料的检索和利用。

1）根据整编数据本身特征分析，人口健康领域科技基础性工作积累的数据资料种类繁多，包括数据、图集、志书/典籍、标准物质/标本样品、标准规范、文献等类型。

2）根据整编数据的主要内容进行分析，2006～2011年人口健康领域科技基础性工作已完成整编集成的21个项目中，共涉及数据资源449个。涉及的一级学科有12个，主要包括心理学、中医学与中药学、预防医学与公共卫生学、临床医学、基础医学、工程与技术科学基础学科、水产学、计算机科学技术、畜牧兽医科学、生物学、体育科学、化学。涉及的二级学科有16个，包括心理测量、发展心理学、中医学、中药学、民族医学、妇幼卫生学、临床诊断学、基础医学其他学科、标准科学技术、水产资源学、计算机应用、兽医学、分子生物学、微生物学、运动生理学、分析化学。

为满足海量数据的检索及共享利用的需要，本书对完成规范化整编的数据资料进行编目。根据编目的一致性、实用性、简洁性、可扩展性原则，制定编目编制的流程和方法，对数据资料各实体的外部特征和内容特征进行分析、选择、描述，并予以记录成为款目，形成人口健康领域科技基础性工作项目数据资料的编目。

目前，人口健康领域科技基础性工作项目数据资料编目被分为数据、志书/典籍、文献、标准规范、标准物质/标本样品、图集及其他类别。

第7章 人口健康领域科技基础性工作专项数据编目流程

人口健康领域科技基础性工作专项数据资料编目工作是基于已经汇交审核通过的科技基础性工作专项数据资料进行的，其数据编目阶段流程包括：元数据和项目基本信息收集、元数据和项目基本信息质量校核、编目内容提取、编目、目录质量审核与入库6个步骤，如图7-1所示。

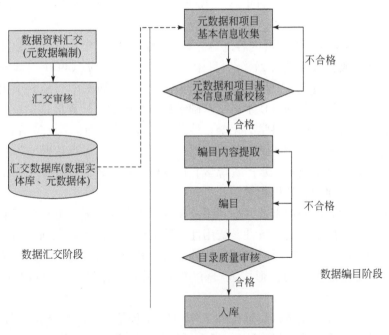

图 7-1 人口健康领域科技基础性工作专项数据资料编目流程

1. 元数据和项目基本信息收集

元数据和项目基本信息收集指基于审核通过的人口健康领域科技基础性工作专项数据资料库，收集用于编目的所有元数据和项目基本信息的过程。

2. 元数据和项目基本信息质量校核

参照《人口健康领域科技基础性工作专项数据资料元数据标准》对收集到的元数据质量进行校核，确保用于编目的元数据信息的完整性和规范性。对项目基本信息完整性和规范性等进行校核。如有问题，返回汇交审核人员，甚至是汇交单位进行修正。

3. 编目内容提取

根据《人口健康领域科技基础性工作专项数据资料元数据标准》规定的编目内容，从元数据和项目基本信息中分别提取出用于编目的数据特征信息和来源项目信息项。

4. 编目

按照指定的索引项（如学科分类、数据类型、格式、数据时间、承担单位、主管部门、负责人等），对编目内容进行编排，形成按特定索引项编排的科技基础性工作专项数据资料目录。一般情况下，编目元素按标识、中文名称、英文名称、学科分类、数据类型、数据格式、数据时间、数据地点、项目编号、项目名称、主管部门、承担单位、负责人的顺序进行排序，也可根据编目目的，调整索引项的排列位置。

5. 目录质量审核

从完整性、规范性、唯一性、一致性等方面对编目质量进行评价，直到符合《人口健康领域科技基础性工作专项数据资料元数据标准》的编目要求。如有问题，重新进行编目，甚至重新提取编目内容。

6. 入库

入库阶段根据编目内容，设计数据库结构。将审核通过的目录，导入数据库中，进行数据字典编写等工作。

第8章 编目范围和内容

8.1 编目范围

编目范围是人口健康领域科技基础性工作专项已经汇交并进行整编的所有数据资料，包括科学数据、图集、志书/典籍、自然科学资源、标准物质、计量基标准、专著与考察报告等。

8.2 编目内容

1. 数据特征信息

（1）标识

编目标识的特征信息包括以下方面。

定义：数据资料的唯一标识。

英文名称：data resource identifier

短名：ID

类型：字符串

值域：自由文本

可选性：必选

规则：项目编号＋"—"＋元数据序号＋"—"＋日期流水号，如2009FY120100—02—2015111002。

（2）中文名称

中文名称的特征信息包括以下方面。

定义：赋给数据资料的中文名字或称谓。

英文名称：data resource Chinese name

短名：CName

类型：字符串

值域：自由文本

可选性：必选

规则：中文名称需反映数据资料内容及主要特征，一般包含数据资料的时间、地点和主题三要素，如 2009～2014 年中国西南地区 6 属 72 种食用菌常规成分分析。

（3）英文名称

英文名称的特征信息包括以下方面。

定义：赋给数据资料的英文名称。

英文名称：data resource English name

短名：EName

类型：字符串

值域：自由文本

可选性：可选

规则：英文名称与中文名称一一对应，便于数据资料可以进行国际交流，更广泛传播。

（4）学科分类

学科分类的特征信息包括以下方面。

定义：数据资料所属的学科分类。

英文名称：data subject

短名：subject

类型：字符串

值域：自由文本

可选性：必选

规则：参照《学科分类与代码》（GB/T 13745—2008），选择到二级学科分类。

（5）数据类型

数据类型的特征信息包括以下方面。

定义：数据资料所属的成果类型。

英文名称：data resource type

短名：type

类型：字符串

值域：自由文本

可选性：必选

规则：从数据、图集、志书/典籍、标准物质（种质资源、菌种）、标准规范与计量基准、科技文献（论文专著）、研究报告、其他等类型中选择一种或多种。多种类型之间中间用"，"隔开。

（6）数据格式

数据格式的特征信息包括以下方面。

定义：数据资料存在的格式。

英文名称：data resource format

短名：format

类型：字符串

值域：自由文本

可选性：必选

规则：多个格式中间用"，"隔开。

（7）数据时间

数据时间的特征信息包括以下方面。

定义：数据资料内容的时间点或时间范围，可以是地质时间，也可以是具体的日期时间。

英文名称：data resource time

短名：time

类型：字符串

值域：自由文本

可选性：可选

规则：数据、图集、志书/典籍时间指其内容表达的时间；标本资源时间指采集、制备时间；标准规范时间指正式发布的时间；论文专著时间指正式发表或出版的时间；研究报告时间指编撰完成的时间。

注释：①有关日期的规定，采用 ISO 8601 关于日期的表示格式，即 YYYY-MM-DD 的形式。其中，YYYY 表示一个日历年，MM 表示日历年内日历月的顺序数，DD 表示日历月中日历日的顺序数。例如，2008-09-05 表示 2008 年 9 月 5 日，2006-08 表示 2006 年 8 月，2004 表示 2004 年。②有关一天中的时间规定，采用《数据存储和交换形式·信息交换·日期和时间的表示方法》关于时间的表示格式，使用 24 小时的计时方法，即 hh：mm：ss。其中，hh 表示一天中自午夜只有的小时数，mm 表示某一小时自开始之后的分钟数，ss 表示某一分钟自开始之后的秒数。例如，23：59：59 表示午夜之前的 23 点 59 分 59 秒，08：20 表示早上 8 点 20 分，17 表示下午 5 点。③有关日期和该日期中时间的表示，采用 ISO 8601 中同时表示日期和时间的格式，即 YYYY-MM-DDThh：mm：ss，其中的大写字母 T 用于分割日期和时间。例如，2008-06-15T10：20：30 表示 2008 年 6 月 15 日上午 10 点 20 分 30 秒。

（8）数据地点

数据地点的特征信息包括以下方面。

定义：数据资料内容表述的地理位置。

英文名称：data resource site

短名：site

类型：字符串

值域：自由文本

可选性：必选

规则：数据、图集、志书/典籍地点指其内容表达的地点；标本资源地点指采集的地点（产地）；标准物质地点指制备的单位地点。

2. 来源项目信息

（1）项目编号

项目编号的特征信息包括以下方面。

定义：数据资料所属项目的编号。

英文名称：project number

短名：prjNum

类型：字符串

值域：自由文本

可选性：必选

规则：与科学技术部批准的项目任务书上的项目编号一致。

（2）项目名称

项目名称的特征信息包括以下方面。

定义：数据资料所属项目的名称。

英文名称：project name

短名：prjName

类型：字符串

值域：自由文本

可选性：必选

规则：与科学技术部批准的项目任务书上的项目名称一致。

（3）主管部门

主管部门的特征信息包括以下方面。

定义：数据资料所属项目第一承担单位的主管部门。

英文名称：supervised department name

短名：department

类型：字符串

值域：自由文本

可选性：必选

规则：与科学技术部批准的项目任务书上的主管部门一致。

（4）承担单位

承担单位的特征信息包括以下方面。

定义：数据资料所属项目的第一承担单位（牵头负责单位）。

英文名称：the first institute name

短名：institute

类型：字符串

值域：自由文本

可选性：必选

规则：与科学技术部批准的项目任务书上的第一承担单位一致。

（5）负责人

负责人的特征信息包括以下方面。

定义：数据资料所属项目的负责人姓名。

英文名称：PI name

短名：PIName

类型：字符串

值域：自由文本

可选性：必选

规则：与科学技术部批准的项目任务书上的负责人一致。

第9章 检 索 表

为了便于用户查找，使用正文中整编的人口健康领域科技基础性工作项目数据资料编目中的数据集，按顺序给出数据集的检索表。检索规则是：

1）依据数据集名称首字，按照数（1～10）、拼音字母（A～Z）递增排序；

2）如果数据集名称首字相同，则依据名称的第二个字，按照1）的规则排序，以此类推；

3）参与排序的数据集名称首字如果是特殊符号，如"（""《""'""""等，则忽略，选择下一个非特殊符号的文字进行排序。

1

2

E

I

J

P

Q

R

T

W

X

Y

第 10 章 资 料 编 目

10.1 人口健康领域科技基础性工作
项目科学数据类资源编目

10.1.1 生物学领域资源

(1) 1976～2015 年蛋白质序列结构数据库镜像

a. 资源基本信息

唯一标示：2009FY120100—02—2015111002

学科分类：分子生物学（18037）

数据格式：txt 文本

数据时间：1976-01-01～2015-09-25

数据地点：全球

关 键 词：蛋白质，基因，序列，结构，数据库，镜像

资源概要：Gene3D 数据库提供了蛋白质序列的结构和功能注释。目前 ftp 服
务器上提供 Gene3D 数据库最新版本的下载服务。

共享方式：完全开放共享

b. 对应项目基本信息

项目编号：2009FY120100

项目名称：生物信息学基础信息整编

主管部门：中国科学院

承担单位：中国科学院上海生命科学研究院

负 责 人：赵国屏

(2) 1976～2015 年基因组数据库镜像

a. 资源基本信息

唯一标示：2009FY120100—03—2015111003

学科分类：分子生物学（18037）

数据格式：txt 文本

数据时间：1976-01-01 ～ 2015-09-29

数据地点：全球

关 键 词：基因组，脊椎动物，序列，数据库，镜像

资源概要：Ensembl 数据库提供了人类和其他脊椎动物基因组数据。目前 ftp
服务器上提供 Ensembl 数据库最新版本的下载服务。

共享方式：完全开放共享

b. 对应项目基本信息

项目编号：2009FY120100

项目名称：生物信息学基础信息整编

主管部门：中国科学院

承担单位：中国科学院上海生命科学研究院

负 责 人：赵国屏

(3) 1976 ～ 2015 年基因本体数据库镜像

a. 资源基本信息

唯一标示：2009FY120100—04—2015111004

学科分类：分子生物学（18037）

数据格式：txt 文本

数据时间：1976-01-01 ～ 2015-02-04

数据地点：全球

关 键 词：基因，基因本体，注释，数据库，镜像

资源概要：GO 数据库提供了对各种数据库中基因产物功能的描述。目前 ftp
服务器上提供 GO 数据库最新版本的下载服务。

共享方式：完全开放共享

b. 对应项目基本信息

项目编号：2009FY120100

项目名称：生物信息学基础信息整编

主管部门：中国科学院

承担单位：中国科学院上海生命科学研究院

负 责 人：赵国屏

(4) 1976 ～ 2015 年内切酶数据库镜像

a. 资源基本信息

唯一标示：2009FY120100—05—2015111005

学科分类：分子生物学（18037）

数据类型：txt 文本

数据时间：1976-01-01 ~ 2015-10-01

数据地点：全球

关 键 词：蛋白质，内切酶，数据库，镜像

资源概要：REBASE 数据库收录了限制性内切酶数据。目前 ftp 服务器上提供 REBASE 数据库最新版本的下载服务。

共享方式：完全开放共享

b. 对应项目基本信息

项目编号：2009FY120100

项目名称：生物信息学基础信息整编

主管部门：中国科学院

承担单位：中国科学院上海生命科学研究院

负 责 人：赵国屏

（5）1976 ~ 2015 年欧洲分子生物学实验室数据库镜像

a. 资源基本信息

唯一标示：2009FY120100—06—2015111006

学科分类：分子生物学（18037）

数据格式：txt 文本

数据时间：1976-01-01 ~ 2015-09-23

数据地点：全球

关 键 词：核酸，序列，注释，数据库，镜像

资源概要：EMBL 数据库的基本单位也是序列条目，包括核苷酸碱基序列和注释两部分。目前 ftp 服务器上提供 EMBL 数据库最新版本的下载服务。

共享方式：完全开放共享

b. 对应项目基本信息

项目编号：2009FY120100

项目名称：生物信息学基础信息整编

主管部门：中国科学院

承担单位：中国科学院上海生命科学研究院

负 责 人：赵国屏

（6）2005 ~ 2015 年蛋白质数据库镜像

a. 资源基本信息

唯一标示：2009FY120100—07—2015111007

学科分类：分子生物学（18037）

数据格式：txt 文本

数据时间：1976-01-01 ~ 2015-09-16

数据地点：全球

关 键 词：蛋白质，序列，数据库，镜像

资源概要：UniProt 是信息最丰富、资源最广的蛋白质数据库，它由 Swiss-Prot、TrEMBL 和 PIR-PSD 三大数据库的数据整合而成。目前 ftp 服务器上提供 UniProt 数据库最新版本的下载服务。

共享方式：完全开放共享

b. 对应项目基本信息

项目编号：2009FY120100

项目名称：生物信息学基础信息整编

主管部门：中国科学院

承担单位：中国科学院上海生命科学研究院

负 责 人：赵国屏

（7）2006 ~ 2015 年蛋白质序列分析和分类数据库镜像

a. 资源基本信息

唯一标示：2009FY120100—08—2015111008

学科分类：分子生物学（18037）

数据格式：txt 文本

数据时间：2006-12-11 ~ 2015-07-23

数据地点：全球

关 键 词：蛋白质，序列，功能位点，家族，数据库，镜像

资源概要：InterPro 数据库存储了基于蛋白质序列预测分类得到的家族、功能域及重要位点。目前 ftp 服务器上提供 InterPro 数据库最新版本的下载服务。

共享方式：完全开放共享

b. 对应项目基本信息

项目编号：2009FY120100

项目名称：生物信息学基础信息整编

主管部门：中国科学院

承担单位：中国科学院上海生命科学研究院

负 责 人：赵国屏

（8）2013 ~ 2015 年基因组分析工具数据库镜像

a. 资源基本信息

唯一标示：2009FY120100—09—2015111009

学科分类：分子生物学 （18037）

数据格式：txt 文本

数据时间：2013-12-09 ~ 2015-07-22

数据地点：全球

关 键 词：基因组，分析，注释，数据库，镜像

资源概要：GATK 数据库存储运行 GATK 软件所需要的各种序列和注释。目前 ftp 服务器上提供 GATK 数据库最新版本的下载服务。

共享方式：完全开放共享

b. 对应项目基本信息

项目编号：2009FY120100

项目名称：生物信息学基础信息整编

主管部门：中国科学院

承担单位：中国科学院上海生命科学研究院

负 责 人：赵国屏

(9) 2006 ~ 2015 年分子相互作用数据库镜像

a. 资源基本信息

唯一标示：2009FY120100—10—2015111010

学科分类：分子生物学 （18037）

数据格式：txt 文本

数据时间：2006-10-20 ~ 2015-08-22

数据地点：全球

关 键 词：蛋白质，相互作用，数据库，镜像

资源概要：IntAct 数据库是一个开源的、开放数据的分子相互作用数据库，由来自文献精选的或直接来自数据仓库的数据组成。目前 ftp 服务器上提供 IntAct 数据库最新版本的下载服务。

共享方式：完全开放共享

b. 对应项目基本信息

项目编号：2009FY120100

项目名称：生物信息学基础信息整编

主管部门：中国科学院

承担单位：中国科学院上海生命科学研究院

负 责 人：赵国屏

(10) 2003 ~ 2015 年参考序列数据库镜像

a. 资源基本信息

唯一标示：2009FY120100—11—2015111011

学科分类：分子生物学（18037）

数据格式：txt 文本

数据时间：2003-07-24～2015-07-31

数据地点：全球

关 键 词：序列，基因，参考序列，数据库，镜像

资源概要：Ref Seq 数据库提供了具有生物意义的非冗余的基因和蛋白质序列的参考序列数据。目前 ftp 服务器上提供 Ref Seq 数据库最新版本的下载服务。

共享方式：完全开放共享

b. 对应项目基本信息

项目编号：2009FY120100

项目名称：生物信息学基础信息整编

主管部门：中国科学院

承担单位：中国科学院上海生命科学研究院

负 责 人：赵国屏

（11）1976～2015 年结构相似蛋白质家族数据库镜像

a. 资源基本信息

唯一标示：2009FY120100—12—2015111012

学科分类：分子生物学（18037）

数据格式：txt 文本

数据时间：1976-01-01～2012-03-09

数据地点：全球

关 键 词：蛋白质，结构，相似性，数据库，镜像

资源概要：FSSP 数据库是把 PDB 数据库中的蛋白质通过序列和结构比对进行分类的数据库。目前 ftp 服务器上提供 FSSP 数据库最新版本的下载服务。

共享方式：完全开放共享

b. 对应项目基本信息

项目编号：2009FY120100

项目名称：生物信息学基础信息整编

主管部门：中国科学院

承担单位：中国科学院上海生命科学研究院

负 责 人：赵国屏

（12）1976～2015 年蛋白质二级结构数据库镜像

a. 资源基本信息

唯一标示：2009FY120100—13—2015111013

学科分类：分子生物学（18037）

数据格式：txt 文本

数据时间：1976-01-01 ~ 2013-09-02

数据地点：全球

关 键 词：生物信息学，蛋白质，二级结构，数据库，镜像

资源概要：DSSP 数据库是用对蛋白质结构中的氨基酸残基进行二级结构构
　　　　　象分类的标准化算法生成的一个存放蛋白质二级结构分类数据的
　　　　　数据库。目前 ftp 服务器上提供 DSSP 数据库最新版本的下载
　　　　　服务。

共享方式：完全开放共享

b. 对应项目基本信息

项目编号：2009FY120100

项目名称：生物信息学基础信息整编

主管部门：中国科学院

承担单位：中国科学院上海生命科学研究院

负 责 人：赵国屏

(13) 2007 ~ 2015 年蛋白质结构数据库镜像

a. 资源基本信息

唯一标示：2009FY120100—14—2015111014

学科分类：分子生物学（18037）

数据格式：txt 文本

数据时间：2007-07-31 ~ 2015-03-24

数据地点：全球

关 键 词：生物信息学，蛋白质结构，数据库，镜像

资源概要：PDB 数据库收集了全世界利用核磁共振、X 射线等实验解出来的
　　　　　蛋白质结构。目前 ftp 服务器上提供 PDB 数据库最新版本的下载
　　　　　服务。

共享方式：完全开放共享

b. 对应项目基本信息

项目编号：2009FY120100

项目名称：生物信息学基础信息整编

主管部门：中国科学院

承担单位：中国科学院上海生命科学研究院

负 责 人：赵国屏

(14) 2012～2013 年蛋白质家族数据库镜像

a. 资源基本信息

唯一标示：2009FY120100—15—2015111015

学科分类：分子生物学（18037）

数据格式：txt 文本

数据时间：2012-03-27～2013-07-29

数据地点：全球

关 键 词：蛋白质，数据库，镜像，家族

资源概要：Pfam 数据库是一个蛋白质家族大集合，依赖于多序列比对和隐
马尔可夫模型（HMMs）。目前 ftp 服务器上提供 Pfam 数据库最
新版本的下载服务。

共享方式：完全开放共享

b. 对应项目基本信息

项目编号：2009FY120100

项目名称：生物信息学基础信息整编

主管部门：中国科学院

承担单位：中国科学院上海生命科学研究院

负 责 人：赵国屏

(15) 1997～2014 年同源蛋白数据库镜像

a. 资源基本信息

唯一标示：2009FY120100—16—2015111016

学科分类：分子生物学（18037）

数据格式：txt 文本

数据时间：1997-10-17～2014-10-19

数据地点：全球

关 键 词：蛋白质，结构，同源家族，二级结构

资源概要：HSSP 数据库不但包括已知三维结构的同源蛋白家族，而且包括
未知结构的蛋白质分子，并将它们按同源家族分类。目前 ftp 服
务器上提供 HSSP 数据库最新版本的下载服务。

共享方式：完全开放共享

b. 对应项目基本信息

项目编号：2009FY120100

项目名称：生物信息学基础信息整编

主管部门：中国科学院

承担单位：中国科学院上海生命科学研究院

负 责 人：赵国屏

（16）1976～2015 年蛋白质结构分类数据库镜像

a. 资源基本信息

唯一标示：2009FY120100—17—2015111017

学科分类：分子生物学（18037）

数据格式：txt 文本

数据时间：1976-01-01～2015-07-31

数据地点：全球

关 键 词：蛋白质，结构，结构分类，镜像

资源概要：CATH 是一个著名的蛋白质结构分类数据库，其含义为类型
（Class）、构架（Architecture）、拓扑结构（Topology）和同源性
（Homology），它由英国伦敦大学学院开发和维护。目前 ftp 服务
器上提供 CATH 数据库最新版本的下载服务。

共享方式：完全开放共享

b. 对应项目基本信息

项目编号：2009FY120100

项目名称：生物信息学基础信息整编

主管部门：中国科学院

承担单位：中国科学院上海生命科学研究院

负 责 人：赵国屏

（17）2005～2015 年 SRA 数据库

a. 资源基本信息

唯一标示：2009FY120100—18—2015111018

学科分类：分子生物学（18037）

数据格式：dmp 文件

数据时间：2005-01-01～2015-07-31

数据地点：全球

关 键 词：基因组，转录组，高通量测序

资源概要：SRA 数据库主要收集由第二代高通量测序仪（如 454，
IonTorrent，Illumina，SOLiD，Helicos，Complete Genomics）产生
的长片段或短片段测序数据，包括 SRA 项目、SRA 研究方向、
SRA 实验、SRA 测序数据、摘要信息、样本信息、组织信息、
测序平台、测序方法、数据大小、碱基长度、测序日期等。

共享方式：完全开放共享

b. 对应项目基本信息

项目编号：2009FY120100

项目名称：生物信息学基础信息整编

主管部门：中国科学院

承担单位：中国科学院上海生命科学研究院

负 责 人：赵国屏

(18) 2009～2015 年细菌比较基因组数据库

a. 资源基本信息

唯一标示：2009FY120100—19—2015111019

学科分类：分子生物学（18037）

数据格式：sql 文件

数据时间：2009-12-01～2015-07-31

数据地点：全球

关 键 词：核酸序列，基因组，测序，结核分枝杆菌，昆虫寄生真菌，比较
　　　　　基因组

资源概要：比较基因组数据库主要收集已公布的近 40 株结核分枝杆菌基因
　　　　　组序列，自行测序的结核分枝杆菌中流行最广的北京型的不同亚
　　　　　型共 5 株的全基因组，包括：药物敏感株 CCDC5079、BS1，多
　　　　　重耐药菌株 CCDC5180，近年分离到的对主要治疗药物都具有一
　　　　　定抗性的全耐药菌株 BT1、BT2，合作收集的 50 多株临床样本和
　　　　　牛型结核分枝杆菌样本的基因组 DNA 重测序工作获得的基因组
　　　　　框架图，以及自行测序得到的基因组数据和公共数据库中发表的
　　　　　冬虫夏草、白僵菌、绿僵菌等十余个真菌的基因组数据，通过分
　　　　　析，构建了结核分枝杆菌和昆虫寄生真菌比较基因组数据库。数
　　　　　据项包括 id、accession、name、organism、sequence、description、
　　　　　alignment、reference 等。

共享方式：完全开放共享

b. 对应项目基本信息

项目编号：2009FY120100

项目名称：生物信息学基础信息整编

主管部门：中国科学院

承担单位：中国科学院上海生命科学研究院

负 责 人：赵国屏

（19）2001～2014 年虚拟中国人基因组数据库

a. 资源基本信息

唯一标示：2009FY120100—20—2015111020

学科分类：分子生物学（18037）

数据格式：sql 文件

数据时间：2001－01－01～2014－03－25

数据地点：全球

关 键 词：动态基因组，千人基因组计划，大数据，中国人群体，测序

资源概要：本数据库的数据源采用了千人基因组计划第一阶段所获得的低覆
盖度全基因组测序数据。为保证数据来源的可靠性，仅选择中国
南方人种群数据（100）、中国北方人种群数据（94）共 194 个
样本的数据，对其分析后生成虚拟中国人基因组数据库。数据项
包括 population、chromosome、position、reference、major allele、
read depth、comentropy、dynamic level、gene id、gene name、du-
plication、gwas trait 等。

共享方式：完全开放共享

b. 对应项目基本信息

项目编号：2009FY120100

项目名称：生物信息学基础信息整编

主管部门：中国科学院

承担单位：中国科学院上海生命科学研究院

负 责 人：赵国屏

（20）2009～2012 年水稻比较基因组和进化生物学数据库

a. 资源基本信息

唯一标示：2009FY120100—21—2015111021

学科分类：分子生物学（18037）

数据格式：sql 文件

数据时间：2009－12－01～2012－06－28

数据地点：全球

关 键 词：水稻基因组，比较基因组，可视化，同线性

资源概要：水稻比较基因组和进化生物学数据库主要对 5 株已测序的水稻基
因组数据进行注释和比较基因组学分析，主要包括重复序列、基
因组分，基因，蛋白，非编码 RNA，基因转录和翻译注释，种
内多态性注释和分析结果，同时还是一个多人协同式的数据整合

系统，能够实现海量数据信息的收集和整合。数据项包括 reference sequence、source、type、start position、end position、score、strand、phase、attributes 等。

共享方式：完全开放共享

b. 对应项目基本信息

项目编号：2009FY120100

项目名称：生物信息学基础信息整编

主管部门：中国科学院

承担单位：中国科学院上海生命科学研究院

负 责 人：赵国屏

(21) 2009~2013 年人类转录组交互式注释系统

a. 资源基本信息

唯一标示：2009FY120100—22—2015111022

学科分类：分子生物学（18037）

数据格式：sql 文件

数据时间：2009-12-01~2013-02-22

数据地点：全球

关 键 词：基因组，转录组，EST，交互式数据库

资源概要：人类转录组交互式注释系统共收集了 25 个组织与细胞系的 RNA-seq 的转录组数据和表达标签序列 EST 数据。数据项包括 qName、matches、misMatches、repMatches、nCount、qNumInsert、qBaseInsert、tNumInsert、tBaseInsert、strand、blockCount、blockSizes、qSize、qStart、qEnd、tName、tSize、tStart、tEnd、expBreadth、GO_ ID、GO_ function 等。

共享方式：完全开放共享

b. 对应项目基本信息

项目编号：2009FY120100

项目名称：生物信息学基础信息整编

主管部门：中国科学院

承担单位：中国科学院上海生命科学研究院

负 责 人：赵国屏

(22) 2009~2015 年微生物基因组数据库

a. 资源基本信息

唯一标示：2009FY120100—23—2015111023

学科分类：分子生物学（18037）

数据格式：txt 文件

数据时间：2009-12-01～2015-07-31

数据地点：全球

关 键 词：微生物，细菌，病毒，基因组，测序

资源概要：微生物基因组数据库主要收集原核微生物（如细菌、放线菌、螺旋体、支原体、立克次氏体、衣原体）、真核微生物（如真菌、藻类、原生动物）、以及非细胞类微生物（如病毒、亚病毒）由测序和分析得到的基因组数据及相关数据。数据项包括 taxonomy id、name、reference genome name、description、reference sequence、median total length、median protein count、median GC%、annotation、reference。

共享方式：完全开放共享

b. 对应项目基本信息

项目编号：2009FY120100

项目名称：生物信息学基础信息整编

主管部门：中国科学院

承担单位：中国科学院上海生命科学研究院

负 责 人：赵国屏

(23) 1976～2015 年重大疾病分子分型与传染病相关分子生物学数据库

a. 资源基本信息

唯一标示：2009FY120100—24—2015111024

学科分类：分子生物学（18037）

数据格式：sql、dmp 文件

数据时间：1976-01-01～2015-07-31

数据地点：全球

关 键 词：核酸序列，基因，基因组，蛋白质，传染病

资源概要：重大疾病分子分型与传染病相关分子生物学数据库主要收集血吸虫、乙型肝炎病毒、流感病毒、艾滋病毒、肝炎病毒、钩端螺旋体及痢疾杆菌等病原体的基因组、基因和蛋白序列等数据。数据项包括 id、accession、organism、definition、source、sequence、reference 等。

共享方式：完全开放共享

b. 对应项目基本信息

项目编号：2009FY120100

项目名称：生物信息学基础信息整编

主管部门：中国科学院

承担单位：中国科学院上海生命科学研究院

负　责　人：赵国屏

(24) 2009～2015 年人类元基因组数据库

a. 资源基本信息

唯一标示：2009FY120100—25—2015111025

学科分类：分子生物学（18037）

数据格式：dmp 文件

数据时间：2009-12-01～2015-07-31

数据地点：全球

关　键　词：核酸序列，基因，基因组，元基因组学

资源概要：人类元基因组数据库主要收集人体内共生的菌群基因组，包括肠道、口腔、呼吸道、生殖道等处菌群的序列数据。数据项包括 id、accession、organism、definition、source、sequence、reference 等。

共享方式：完全开放共享

b. 对应项目基本信息

项目编号：2009FY120100

项目名称：生物信息学基础信息整编

主管部门：中国科学院

承担单位：中国科学院上海生命科学研究院

负　责　人：赵国屏

(25) 2009～2015 年人类肿瘤基因组数据库

a. 资源基本信息

唯一标示：2009FY120100—26—2015111026

学科分类：分子生物学（18037）

数据格式：sql 文件

数据时间：2009-12-01～2015-07-31

数据地点：全球

关　键　词：肿瘤，癌症，基因，差异表达，蛋白质，质谱

资源概要：肿瘤基因组数据库专门收集肿瘤组织样本蛋白质组学研究中大量产生的质谱鉴定得到的癌症差异表达的蛋白质，以及质谱实验的

数据。数据项包括 expid、cancer name、design、organism、sample type、sample control、sample case、protocol、uniprot ac、description、diff、ratio、reference 等。

共享方式：完全开放共享

b. 对应项目基本信息

项目编号：2009FY120100

项目名称：生物信息学基础信息整编

主管部门：中国科学院

承担单位：中国科学院上海生命科学研究院

负 责 人：赵国屏

(26) 2009~2015 年人类代谢组数据库

a. 资源基本信息

唯一标示：2009FY120100—27—2015111027

学科分类：分子生物学（18037）

数据格式：txt 文件

数据时间：2009-12-01~2015-07-31

数据地点：全球

关 键 词：代谢组，临床化学，生物标记物，代谢通路

资源概要：代谢组数据库主要收集人体中小分析代谢的详细数据，应用于代谢组学、临床化学、生物标记物的发现和通识教育等方面。主要数据项包括 version、id、common name、description、structure、synonyms、chemical formula、average molecular weight、cellular locations、biofluid locations、tissue location、Pathways、References 等。

共享方式：完全开放共享

b. 对应项目基本信息

项目编号：2009FY120100

项目名称：生物信息学基础信息整编

主管部门：中国科学院

承担单位：中国科学院上海生命科学研究院

负 责 人：赵国屏

(27) 1976~2015 年人类蛋白质组数据库

a. 资源基本信息

唯一标示：2009FY120100—28—2015111028

学科分类：分子生物学（18037）

数据格式：dmp 文件

数据时间：1976-01-01～2015-07-31

数据地点：全球

关 键 词：蛋白质组，蛋白质，多肽，质谱

资源概要：蛋白质组学数据库，搜集的数据包括鉴定出的蛋白质、肽，以及支持这些鉴定的其他相关原始数据。数据项包括 experiment accession no.、title、organism、tissue、protein accession no.、spectra、peptide、reference 等。

共享方式：完全开放共享

b. 对应项目基本信息

项目编号：2009FY120100

项目名称：生物信息学基础信息整编

主管部门：中国科学院

承担单位：中国科学院上海生命科学研究院

负 责 人：赵国屏

（28）1976～2015 年人类基因表达谱数据库

a. 资源基本信息

唯一标示：2009FY120100—29—2015111029

学科分类：分子生物学（18037）

数据格式：dmp 文件

数据时间：1976-01-01～2015-07-31

数据地点：全球

关 键 词：基因，基因芯片，表达谱

资源概要：基因表达谱数据库主要收集来自生物物种的各种生物组织的基因表达测量信息。数据项包括 dataset、title、description、pmid、platform、organism、sample type、series、subset、gene、values 等。

共享方式：完全开放共享

b. 对应项目基本信息

项目编号：2009FY120100

项目名称：生物信息学基础信息整编

主管部门：中国科学院

承担单位：中国科学院上海生命科学研究院

负 责 人：赵国屏

（29）1976～2015 年核酸序列数据库

a. 资源基本信息

唯一标示：2009FY120100—30—2015111030

学科分类：分子生物学（18037）

数据格式：dmp 文件

数据时间：1976-01-01～2015-07-31

数据地点：全球

关 键 词：核酸序列，基因，基因组，测序

资源概要：核酸序列数据库主要收集核酸序列资源，包括普通核酸、表达序
列标签（EST）、基因组勘测序列（GSS）、序列标签位点
（STS）、测序峰图（Trace）、小片段序列集（SRA）、基因组、基
因突变数据及相关的物种特异性疾病因子数据。数据项包括 id、
accession no.、organism、name、sequence、description、reference 等。

共享方式：完全开放共享

b. 对应项目基本信息

项目编号：2009FY120100

项目名称：生物信息学基础信息整编

主管部门：中国科学院

承担单位：中国科学院上海生命科学研究院

负 责 人：赵国屏

（30）1976～2014 年生物信息在线资源索引

a. 资源基本信息

唯一标示：2009FY120100—31—2015111031

学科分类：分子生物学（18037）

数据格式：xls 文件

数据时间：1976-01-01～2015-07-31

数据地点：全球

关 键 词：生物信息学，数据库，工具，服务，资源

资源概要：生物信息在线资源索引收集了 1976～2014 年已经发表的文章，
可以在线访问或者下载的生物信息方面的资源，包括数据库、工
具、服务等。数据包括作者，标题，年份，来源出版物名称、
卷、期、起始页码、结束页码、施引文献、归属机构、通讯地
址、PubMedID，原始文献语言，来源出版物名称缩写，URL，文
献链接等，共 2597 条记录。

共享方式：完全开放共享

b. 对应项目基本信息

项目编号：2009FY120100

项目名称：生物信息学基础信息整编

主管部门：中国科学院

承担单位：中国科学院上海生命科学研究院

负 责 人：赵国屏

（31）2009～2014 年中国西南地区 6 属 72 种食用菌常规成分分析

a. 资源基本信息

唯一标示：2009FY210200—01—2014073101

学科分类：微生物学（18061）

数据格式：xls 文件

数据时间：2009-12～2014-06

数据地点：中国西南区域

关 键 词：西南地区，食用菌，常规成分分析

资源概要：2009～2014 年中国西南地区 6 属 72 种食用菌常规成分分析，分
　　　　　析测试牛肝菌属（19 种）、白蚁伞属（8 种）、红菇属（24 种）、
　　　　　乳菇属（11 种）、革菌属（4 种）、灵芝属（6 种）72 种食用菌
　　　　　中 11 项成规营养成分，包括水分、蛋白质、碳水化合物、多糖、
　　　　　膳食纤维、粗脂肪、灰分、VB1、VB2、VC、总黄酮，数据
　　　　　792 个。

共享方式：完全开放共享

b. 对应项目基本信息

项目编号：2009FY210200

项目名称：西南地区食用菌特异种质资源调查

主管部门：中华全国供销合作总社

承担单位：中华全国供销合作总社昆明食用菌研究所

负 责 人：高观世

（32）2009～2014 年中国西南地区 6 属 72 种食用菌氨基酸分析

a. 资源基本信息

唯一标示：2009FY210200—02—2014112402

学科分类：微生物学（18061）

数据格式：xls 文件

数据时间：2009-12～2014-06

数据地点：中国西南区域

关 键 词：西南地区，食用菌，氨基酸分析

资源概要：2009～2014 年中国西南地区 6 属 72 种食用菌氨基酸分析，分析
测试样品包括牛肝菌属（19 种）、白蚁伞属（8 种）、红菇属
（24 种）、乳菇属（11 种）、革菌属（4 种）、灵芝属（6 种）72
种食用菌。氨基酸包括 ASP、GLU、ASN、SER、GLN、HIS、
GLY、THR、ARG、ALA、TYR、CYS、VAL、MET、NVA、
TRP、PHE、ILE、LEU、LYS 20 种，数据 5760 个。

共享方式：完全开放共享

b. 对应项目基本信息

项目编号：2009FY210200

项目名称：西南地区食用菌特异种质资源调查

主管部门：中华全国供销合作总社

承担单位：中华全国供销合作总社昆明食用菌研究所

负 责 人：高观世

(33) 2009～2014 年中国西南地区 6 属 72 种食用菌微量元素及重金属分析

a. 资源基本信息

唯一标示：2009FY210200—03—2014112403

学科分类：微生物学（18061）

数据格式：xls 文件

数据时间：2009–12～2014–06

数据地点：中国西南区域

关 键 词：西南地区，食用菌，微量元素，重金属

资源概要：2009～2014 年中国西南地区 6 属 72 种食用菌微量元素及重金属
分析，分析测试样品包括牛肝菌属（19 种）、白蚁伞属（8 种）、
红菇属（24 种）、乳菇属（11 种）、革菌属（4 种）、灵芝属（6
种）72 种食用菌。微量元素及重金属包括 As、Cd、Cr、Cu、
Ge、Hg、Mn、Pb、Se、Zn、Fe、Na、K、Mg 等 20 种，数据
4032 个。

共享方式：完全开放共享

b. 对应项目基本信息

项目编号：2009FY210200

项目名称：西南地区食用菌特异种质资源调查

主管部门：中华全国供销合作总社

承担单位：中华全国供销合作总社昆明食用菌研究所

负责人：高观世

(34) 2009～2014 年中国西南地区 6 属 72 种食用菌农药残留分析

a. 资源基本信息

唯一标示：2009FY210200—04—2014112404

学科分类：微生物学（18061）

数据格式：xls 文件

数据时间：2009-12～2014-06

数据地点：中国西南区域

关键词：西南地区，食用菌，农药残留

资源概要：2009～2014 年中国西南地区 6 属 72 种食用菌农药残留分析，分析测试样品包括牛肝菌属（19 种）、白蚁伞属（8 种）、红菇属（24 种）、乳菇属（11 种）、革菌属（4 种）、灵芝属（6 种）72 种食用菌。农药成分包括六六六、DDT、敌敌畏、氯氰聚酯、溴氰聚酯 5 种，数据 1440 个。

共享方式：完全开放共享

b. 对应项目基本信息

项目编号：2009FY210200

项目名称：西南地区食用菌特异种质资源调查

主管部门：中华全国供销合作总社

承担单位：中华全国供销合作总社昆明食用菌研究所

负责人：高观世

(35) 2009～2014 年中国西南地区 6 个种灵芝的萜类分析

a. 资源基本信息

唯一标示：2009FY210200—05—2014112405

学科分类：微生物学（18061）

数据格式：xls 文件

数据时间：2009-12～2014-06

数据地点：中国西南区域

关键词：西南地区，食用菌，灵芝属，总三萜

资源概要：2009～2014 年中国西南地区 6 个种灵芝的萜类分析，分析测试样品为灵芝属 6 个品种，即树舌灵芝、灵芝、黑紫灵芝、无柄灵芝、紫灵芝、松杉灵芝。分析成分为总三萜，数据 6 个。

共享方式：完全开放共享

b. 对应项目基本信息

项目编号：2009FY210200

项目名称：西南地区食用菌特异种质资源调查

主管部门：中华全国供销合作总社

承担单位：中华全国供销合作总社昆明食用菌研究所

负 责 人：高观世

(36) 2009～2014 年中国西南地区灵芝属 6 个种的酶类（SOD）及红菇、乳菇属 7 个种的漆酶性质测定

a. 资源基本信息

唯一标示：2009FY210200—06—2014112406

学科分类：微生物学（18061）

数据格式：xls 文件

数据时间：2009-12～2014-06

数据地点：中国西南区域

关 键 词：西南地区，灵芝属，红菇属，乳菇属，超氧化物歧化酶，漆酶

资源概要：2009～2014 年中国西南地区灵芝属 6 个种的酶类（SOD）及红菇、乳菇属 7 个种的漆酶性质测定，灵芝属：树舌灵芝、灵芝、黑紫灵芝、无柄灵芝、紫灵芝、松杉灵芝 6 个品种，分析测定超氧化物歧化酶（SOD）最适温度、pH；红菇属：大红菇、绿菇、血红菇、紫红菇、毒红菇；乳菇属：松乳菇、红汁乳菇。分析测定漆酶最适温度、pH，数据 13 个。

共享方式：完全开放共享

b. 对应项目基本信息

项目编号：2009FY210200

项目名称：西南地区食用菌特异种质资源调查

主管部门：中华全国供销合作总社

承担单位：中华全国供销合作总社昆明食用菌研究所

负 责 人：高观世

(37) 牛肝菌属 141 个种微量元素及重金属分析

a. 资源基本信息

唯一标示：2009FY210200—07—2014112407

学科分类：微生物学（18061）

数据格式：xls 文件

数据时间：2009-12～2014-06

数据地点：中国西南区域

关 键 词：西南地区，牛肝菌属，微量元素，重金属

资源概要：牛肝菌属 141 个种微量元素及重金属分析，分析样品为牛肝菌属 141 种，微量元素及重金属包括 As、Cd、Cr、Cu、Ge、Hg、Mn、Pb、Se、Zn、Fe、Na、K、Mg 等 20 种，数据 7896 个。

共享方式：完全开放共享

b. 对应项目基本信息

项目编号：2009FY210200

项目名称：西南地区食用菌特异种质资源调查

主管部门：中华全国供销合作总社

承担单位：中华全国供销合作总社昆明食用菌研究所

负 责 人：高观世

(38) 牛肝菌属 141 个种的氨基酸分析

a. 资源基本信息

唯一标示：2009FY210200—08—2014112408

学科分类：微生物学（18061）

数据格式：xls 文件

数据时间：2009-12 ~ 2014-06

数据地点：中国西南区域

关 键 词：西南地区，牛肝菌属，氨基酸

资源概要：牛肝菌属 141 个种的氨基酸分析，分析样品为牛肝菌属 141 种，氨基酸包括 ASP、GLU、ASN、SER、GLN、HIS、GLY、THR、ARG、ALA、TYR、CYS、VAL、MET、NVA、TRP、PHE、ILE、LEU、LYS 20 种，数据 11 280 个。

共享方式：完全开放共享

b. 对应项目基本信息

项目编号：2009FY210200

项目名称：西南地区食用菌特异种质资源调查

主管部门：中华全国供销合作总社

承担单位：中华全国供销合作总社昆明食用菌研究所

负 责 人：高观世

(39) 牛肝菌属 141 个种的农药残留分析

a. 资源基本信息

唯一标示：2009FY210200—09—2014112409

学科分类：微生物学（18061）

数据格式：xls 文件

数据时间：2009-12 ~ 2014-06

数据地点：中国西南区域

关 键 词：西南地区，牛肝菌属，农药残留

资源概要：牛肝菌属 141 个种的农药残留分析，分析测试样品为牛肝菌属 141 个品种。农药成分包括六六六、DDT、敌敌畏、氯氰聚酯、溴氰聚酯 5 种，数据 2820 个。

共享方式：完全开放共享

b. 对应项目基本信息

项目编号：2009FY210200

项目名称：西南地区食用菌特异种质资源调查

主管部门：中华全国供销合作总社

承担单位：中华全国供销合作总社昆明食用菌研究所

负 责 人：高观世

10. 1. 2　心理学领域资源

(1) 2009 年中国儿童青少年认知能力发展数据库

a. 资源基本信息

唯一标示：2006FY110400—01—2015042201

学科分类：发展心理学（19030）

数据格式：SPSS 数据文件

数据时间：2009

数据地点：全国 100 个区县

关 键 词：认知能力，6 ~ 15 岁，全国代表性

资源概要：2009 年中国儿童青少年认知能力数据库存储了来自全国 31 个省（自治区、直辖市）的参与此项目的学生及其抚养人在认知能力发展各题本上的全部作答反应数据。调查数据采用分层三阶段不等概率随机取样设计，确保样本的全国代表性。该数据库现有有效学生及其抚养人样本 35 941 人。

共享方式：完全开放共享

b. 对应项目基本信息

项目编号：2006FY110400

项目名称：中国儿童青少年心理发育特征调查

主管部门：教育部

承担单位：北京师范大学

负 责 人：董奇

（2）2009 年中国儿童青少年学业成就数据库

a. 资源基本信息

唯一标示：2006FY110400—02—2015042202

学科分类：发展心理学（19030）

数据格式：sav 文件

数据时间：2009

数据地点：全国 100 个区县

关 键 词：学业成就，6～15 岁，全国代表性

资源概要：2009 年中国儿童青少年学业成就数据库存储了来自全国 31 个省
（自治区、直辖市）的参与此项目的学生及其抚养人在学业成就
各题本上的全部作答反应数据。调查数据采用分层三阶段不等概
率随机取样设计，确保样本的全国代表性。该数据库现有有效学
生及其抚养人样本 28 817 人。

共享方式：完全开放共享

b. 对应项目基本信息

项目编号：2006FY110400

项目名称：中国儿童青少年心理发育特征调查

主管部门：教育部

承担单位：北京师范大学

负 责 人：董奇

（3）2009 年中国儿童青少年社会适应数据库

a. 资源基本信息

唯一标示：2006FY110400—03—2015042203

学科分类：发展心理学（19030）

数据格式：sav 文件

数据时间：2009

数据地点：全国 100 个区县

关 键 词：社会适应，6～15 岁，全国代表性

资源概要：2009 年中国儿童青少年社会适应数据库存储了来自全国 31 个省
（自治区、直辖市）的参与此项目的学生及其抚养人在社会适应

各题本上的全部作答反应数据。调查数据采用分层三阶段不等概率随机取样设计，确保样本的全国代表性。该数据库现有有效学生及其抚养人样本 24 013 人。

共享方式：完全开放共享

b. 对应项目基本信息

项目编号：2006FY110400

项目名称：中国儿童青少年心理发育特征调查

主管部门：教育部

承担单位：北京师范大学

负 责 人：董奇

（4）2009 年中国儿童青少年临床–认知能力数据库

a. 资源基本信息

唯一标示：2006FY110400—04—2015042204

学科分类：发展心理学（19030）

数据格式：SPSS 数据文件

数据时间：2009

数据地点：北京、长沙、成都、常州

关 键 词：认知能力，临床，6~15 岁，全国代表性

资源概要：2009 年中国儿童青少年临床–认知能力数据库存储了来自北京、长沙、成都、常州 4 个地区参与此项目的个体临床样本数据，该数据库现有有效样本 437 组。

共享方式：完全开放共享

b. 对应项目基本信息

项目编号：2006FY110400

项目名称：中国儿童青少年心理发育特征调查

主管部门：教育部

承担单位：北京师范大学

负 责 人：董奇

（5）2009 年中国儿童青少年临床–社会适应数据库

a. 资源基本信息

唯一标示：2006FY110400—05—2015042205

学科分类：发展心理学（19030）

数据格式：SPSS 数据文件

数据时间：2009

数据地点：北京、长沙、成都、常州

关 键 词：社会适应，临床，6～15 岁，全国代表性

资源概要：2009 年中国儿童青少年临床–社会适应数据库存储了来自北京、
长沙、成都、常州 4 个地区参与此项目的个体临床样本数据，该
数据库现有有效样本 30 组。

共享方式：完全开放共享

b. 对应项目基本信息

项目编号：2006FY110400

项目名称：中国儿童青少年心理发育特征调查

主管部门：教育部

承担单位：北京师范大学

负 责 人：董奇

（6）中国人的基本认知特点数据（2014 年）

a. 资源基本信息

唯一标示：2009FY110100—01—2015102601

学科分类：心理测量（19045）

数据格式：sav 文件

数据时间：2014–03～2014–07

数据地点：北京、河北、天津、吉林、辽宁、江苏、江西、山东、上海、
广东、福建、湖北、湖南、四川、云南、重庆、甘肃、陕西、
浙江

关 键 词：基本认知，加工速度，工作记忆，情景记忆，空间认知，言语
能力

资源概要：数据通过本地计算机"基本认知系统"程序采集，采集时间是
2014 年，基本认知能力是人的认知能力的基本元素，包括加工
速度、工作记忆、情景记忆（长时记忆）、空间能力和言语能力
等，数据量为 9845 个。

共享方式：完全开放共享

b. 对应项目基本信息

项目编号：2009FY110100

项目名称：国民重要心理特征调查

主管部门：中国科学院

承担单位：中国科学院心理研究所

负 责 人：张侃

（7）中国人的语言理解数据（2013 年）

a. 资源基本信息

唯一标示：2009FY110100—02—2015102602

学科分类：心理测量（19045）

数据格式：sav 文件

数据时间：2013–01～2013–03

数据地点：中国东北、华北、西北、华东、华中、西南、华南地区

关 键 词：语言理解，对话理解，阅读理解，句子，语篇

资源概要：数据通过问卷采集，采集时间为 2013 年。通过对话理解及阅读理解，从句子、语篇两个层次，考察个体对汉语理解的正确性水平，考察个体快速、准确、有效地获取、加工和处理言语信息的能力，数据量为 9912 个。

共享方式：完全开放共享

b. 对应项目基本信息

项目编号：2009FY110100

项目名称：国民重要心理特征调查

主管部门：中国科学院

承担单位：中国科学院心理研究所

负 责 人：张侃

（8）中国人的发散思维–5 分钟版数据（2011～2012 年）

a. 资源基本信息

唯一标示：2009FY110100—03—2015102603

学科分类：心理测量（19045）

数据格式：sav 文件

数据时间：2011–11～2012–03

数据地点：中国东北、华北、西北、华东、华中、西南、华南地区

关 键 词：发散思维，流畅性，灵活性，独创性

资源概要：数据通过问卷采集，采集时间为 2011～2012 年。要求中国人在 5 分钟的时间内尽可能多地写出筷子的新异用途，根据个体所完成的答案的流畅性、灵活性、独创性来计分，并据此判定该个体的创造力水平，数据量为 25 479 个。

共享方式：完全开放共享

b. 对应项目基本信息

项目编号：2009FY110100

项目名称：国民重要心理特征调查

主管部门：中国科学院

承担单位：中国科学院心理研究所

负 责 人：张侃

（9）中国人的发散思维–10 分钟版数据（2013 年）

a. 资源基本信息

唯一标示：2009FY110100—04—2015102604

学科分类：心理测量（19045）

数据格式：sav 文件

数据时间：2013–01～2013–03

数据地点：中国东北、华北、西北、华东、华中、西南、华南地区

关 键 词：发散思维，流畅性，灵活性，独创性

资源概要：数据通过问卷采集，采集时间为 2013 年。要求中国人在 10 分钟
　　　　　的时间内尽可能多地写出筷子的新异用途，根据个体所完成的答
　　　　　案的流畅性、灵活性、独创性来计分，并据此判定该个体的创造
　　　　　力水平。数据量为 11 781 个。

共享方式：完全开放共享

b. 对应项目基本信息

项目编号：2009FY110100

项目名称：国民重要心理特征调查

主管部门：中国科学院

承担单位：中国科学院心理研究所

负 责 人：张侃

（10）中国人的发散思维–图画测验数据（2013 年）

a. 资源基本信息

唯一标示：2009FY110100—05—2015102605

学科分类：心理测量（19045）

数据格式：sav 文件

数据时间：2013–01～2013–03

数据地点：中国东北、华北、西北、华东、华中、西南、华南地区

关 键 词：发散思维，流畅性，灵活性，独创性，精致性

资源概要：数据通过问卷采集，采集时间为 2013 年。要求中国人在 10 分钟的
　　　　　时间内，尽可能多地以相互垂直的两条线为基础画出有意义的图
　　　　　画。根据个体所完成的答案的流畅性、灵活性、独创性和精致性

来计分，并据此判定该个体的创造力水平，数据量为16 080个。

共享方式：完全开放共享

b. 对应项目基本信息

项目编号：2009FY110100

项目名称：国民重要心理特征调查

主管部门：中国科学院

承担单位：中国科学院心理研究所

负 责 人：张侃

（11）中国人的推理数据（2011~2013年）

a. 资源基本信息

唯一标示：2009FY110100—06—2015102606

学科分类：心理测量（19045）

数据格式：sav 文件

数据时间：2011-11~2012-03、2013-01~2013-03

数据地点：北京、福建、广东、贵州、河南、湖南、吉林、江苏、辽宁、青
海、陕西、四川、山东、浙江

关 键 词：条件推理，类比推理，概率推理

资源概要：数据通过问卷采集，采集时间为2011~2013年。从具体事物中
归纳出一般规律，或者根据一般原理推导出新结论的思维活动，
数据量为57 920个。

共享方式：完全开放共享

b. 对应项目基本信息

项目编号：2009FY110100

项目名称：国民重要心理特征调查

主管部门：中国科学院

承担单位：中国科学院心理研究所

负 责 人：张侃

（12）中国人的风险倾向数据（2011~2014年）

a. 资源基本信息

唯一标示：2009FY110100—07—2015102607

学科分类：心理测量（19045）

数据格式：sav 文件

数据时间：2011-11~2012-03、2013-01~2013-03、2014-03~2014-04

数据地点：安徽、北京、重庆、福建、广东、甘肃、广西、贵州、海南、湖

北、河北、黑龙江、河南、湖南、吉林、江苏、江西、辽宁、内蒙古、宁夏、青海、四川、山东、上海、陕西、山西、天津、新疆、西藏、云南、浙江

关 键 词：个体决策，风险倾向，风险寻求

资源概要：数据通过问卷采集，采集时间为 2011～2014 年。为测试对象呈现一些描述风险寻求的观点或陈述，让其评价自己对每种观点或陈述同意到不同意的程度，数据量为 24 933 个。

共享方式：完全开放共享

b. 对应项目基本信息

项目编号：2009FY110100

项目名称：国民重要心理特征调查

主管部门：中国科学院

承担单位：中国科学院心理研究所

负 责 人：张侃

(13) 中国人的损失规避数据（2011～2014 年）

a. 资源基本信息

唯一标示：2009FY110100—08—2015102608

学科分类：心理测量（19045）

数据格式：sav 文件

数据时间：2011-11～2012-03、2013-01～2013-03、2014-03～2014-04

数据地点：安徽、北京、重庆、福建、广东、甘肃、广西、贵州、海南、湖北、河北、黑龙江、河南、湖南、吉林、江苏、江西、辽宁、内蒙古、宁夏、青海、四川、山东、上海、陕西、山西、天津、新疆、西藏、云南、浙江

关 键 词：个体决策，损失规避，匹配任务

资源概要：数据通过问卷采集，采集时间为 2011～2014 年。采取匹配任务的方式对损失规避进行测量，数据量为 23 375 个。

共享方式：完全开放共享

b. 对应项目基本信息

项目编号：2009FY110100

项目名称：国民重要心理特征调查

主管部门：中国科学院

承担单位：中国科学院心理研究所

负 责 人：张侃

(14) 中国人的过分自信数据（2011～2014 年）

a. 资源基本信息

唯一标示：2009FY110100—09—2015102609

学科分类：心理测量（19045）

数据格式：sav 文件

数据时间：2011-11~2012-03、2013-01~2013-03、2014-03~2014-04

数据地点：安徽、北京、重庆、福建、广东、甘肃、广西、贵州、海南、湖北、河北、黑龙江、河南、湖南、吉林、江苏、江西、辽宁、内蒙古、宁夏、青海、四川、山东、上海、陕西、山西、天津、新疆、西藏、云南、浙江

关 键 词：个体决策，过分自信，比较任务

资源概要：数据通过问卷采集，采集时间为 2011~2014 年。用同伴比较任务范式测量测试对象的过分自信倾向，数据量为 23 265 个。

共享方式：完全开放共享

b. 对应项目基本信息

项目编号：2009FY110100

项目名称：国民重要心理特征调查

主管部门：中国科学院

承担单位：中国科学院心理研究所

负 责 人：张侃

（15）中国人的储蓄比例数据（2011~2014 年）

a. 资源基本信息

唯一标示：2009FY110100—10—2015102610

学科分类：心理测量（19045）

数据格式：sav 文件

数据时间：2011-11~2012-03、2013-01~2013-03、2014-03~2014-04

数据地点：安徽、北京、重庆、福建、广东、甘肃、广西、贵州、海南、湖北、河北、黑龙江、河南、湖南、吉林、江苏、江西、辽宁、内蒙古、宁夏、青海、四川、山东、上海、陕西、山西、天津、新疆、西藏、云南、浙江

关 键 词：个体决策，储蓄比例，跨期选择

资源概要：数据通过问卷采集，采集时间为 2011~2014 年。测量了测试对象的储蓄分配倾向，数据量为 66 471 个。

共享方式：完全开放共享

b. 对应项目基本信息

项目编号：2009FY110100

项目名称：国民重要心理特征调查

主管部门：中国科学院

承担单位：中国科学院心理研究所

负 责 人：张侃

(16) 中国人的时间折扣率数据 (2011～2014 年)

a. 资源基本信息

唯一标示：2009FY110100—11—2015102611

学科分类：心理测量（19045）

数据格式：sav 文件

数据时间：2011-11～2012-03、2013-01～2013-03、2014-03～2014-04

数据地点：安徽、北京、重庆、福建、广东、甘肃、广西、贵州、海南、湖北、河北、黑龙江、河南、湖南、吉林、江苏、江西、辽宁、内蒙古、宁夏、青海、四川、山东、上海、陕西、山西、天津、新疆、西藏、云南、浙江

关 键 词：个体决策，时间折扣率，跨期选择

资源概要：数据通过问卷采集，采集时间为 2011～2014 年。采用了"匹配任务"范式对时间折扣率进行了测量，数据量为 40 838 个。

共享方式：完全开放共享

b. 对应项目基本信息

项目编号：2009FY110100

项目名称：国民重要心理特征调查

主管部门：中国科学院

承担单位：中国科学院心理研究所

负 责 人：张侃

(17) 中国人的主观预期寿命数据 (2011～2014 年)

a. 资源基本信息

唯一标示：2009FY110100—12—2015102612

学科分类：心理测量（19045）

数据格式：sav 文件

数据时间：2011-11～2012-03、2013-01～2013-03、2014-03～2014-04

数据地点：安徽、北京、重庆、福建、广东、甘肃、广西、贵州、海南、湖北、河北、黑龙江、河南、湖南、吉林、江苏、江西、辽宁、内蒙古、宁夏、青海、四川、山东、上海、陕西、山西、天津、新疆、西藏、云南、浙江

关 键 词：高级认知，个体决策，预期寿命

资源概要：数据通过问卷采集，采集时间为 2011～2014 年。采用 Hill 和 Ross 编制的测量工具进行预期寿命的测量，数据量为 22 450 个。

共享方式：完全开放共享

b. 对应项目基本信息

项目编号：2009FY110100

项目名称：国民重要心理特征调查

主管部门：中国科学院

承担单位：中国科学院心理研究所

负 责 人：张侃

(18) 中国人的个体集体利益冲突—社会互动决策数据（2011～2014 年）

a. 资源基本信息

唯一标示：2009FY110100—13—2015102613

学科分类：心理测量（19045）

数据格式：sav 文件

数据时间：2011-11～2012-03、2013-01～2013-03、2014-03～2014-04

数据地点：安徽、北京、重庆、福建、广东、甘肃、广西、贵州、海南、湖北、河北、黑龙江、河南、湖南、吉林、江苏、江西、辽宁、内蒙古、宁夏、青海、四川、山东、上海、陕西、山西、天津、新疆、西藏、云南、浙江

关 键 词：高级认知，社会决策，个体集体利益冲突

资源概要：数据通过问卷采集，采集时间为 2011～2014 年。采用"共有地悲剧"的经典范式，测量当今中国人在面临个体集体利益冲突时的决策倾向，数据量为 25 486 个。

共享方式：完全开放共享

b. 对应项目基本信息

项目编号：2009FY110100

项目名称：国民重要心理特征调查

主管部门：中国科学院

承担单位：中国科学院心理研究所

负 责 人：张侃

(19) 中国人的人际利益冲突-社会互动决策数据（2011～2014 年）

a. 资源基本信息

唯一标示：2009FY110100—14—2015102614

学科分类：心理测量（19045）

数据格式：sav 文件

数据时间：2011-11～2012-03、2013-01～2013-03、2014-03～2014-04

数据地点：安徽、北京、重庆、福建、广东、甘肃、广西、贵州、海南、湖北、河北、黑龙江、河南、湖南、吉林、江苏、江西、辽宁、内蒙古、宁夏、青

海、四川、山东、上海、陕西、山西、天津、新疆、西藏、云南、浙江

关　键　词：高级认知，社会决策，人际利益冲突

资源概要：数据通过问卷采集，采集时间为 2011～2014 年。采用"囚徒困境"的经典范式，测量当今中国人在面临人际利益冲突时的决策倾向，数据量为 25 486 个。

共享方式：完全开放共享

b. 对应项目基本信息

项目编号：2009FY110100

项目名称：国民重要心理特征调查

主管部门：中国科学院

承担单位：中国科学院心理研究所

负　责　人：张侃

(20) 中国人的亲社会行为数据（2011～2014 年）

a. 资源基本信息

唯一标示：2009FY110100—15—2015102615

学科分类：心理测量（19045）

数据格式：sav 文件

数据时间：2011–11～2012–03、2013–01～2013–03、2014–03～2014–04

数据地点：安徽、北京、重庆、福建、广东、甘肃、广西、贵州、海南、湖北、河北、黑龙江、河南、湖南、吉林、江苏、江西、辽宁、内蒙古、宁夏、青海、四川、山东、上海、陕西、山西、天津、新疆、西藏、云南、浙江

关　键　词：高级认知，社会决策，亲社会行为

资源概要：数据通过问卷采集，采集时间为 2011～2014 年。采用 Hoffman 等编制的测量工具进行亲社会行为的测量，数据量为 24 377 个。

共享方式：完全开放共享

b. 对应项目基本信息

项目编号：2009FY110100

项目名称：国民重要心理特征调查

主管部门：中国科学院

承担单位：中国科学院心理研究所

负　责　人：张侃

(21) 中国人的信任数据（2011～2014 年）

a. 资源基本信息

唯一标示：2009FY110100—16—2015102616

学科分类：心理测量（19045）

数据格式：sav 文件

数据时间：2011-11 ~ 2012-03、2013-01 ~ 2013-03、2014-03 ~ 2014-04

数据地点：安徽、北京、重庆、福建、广东、甘肃、广西、贵州、海南、湖北、河北、黑龙江、河南、湖南、吉林、江苏、江西、辽宁、内蒙古、宁夏、青海、四川、山东、上海、陕西、山西、天津、新疆、西藏、云南、浙江

关 键 词：高级认知，社会决策，信任

资源概要：数据通过问卷采集，采集时间为 2011 ~ 2014 年。采用 Camerer 的测量工具进行信任的测量，数据量为 24 989 个。

共享方式：完全开放共享

b. 对应项目基本信息

项目编号：2009FY110100

项目名称：国民重要心理特征调查

主管部门：中国科学院

承担单位：中国科学院心理研究所

负 责 人：张侃

（22）中国人的公平感数据（2011 ~ 2014 年）

a. 资源基本信息

唯一标示：2009FY110100—17—2015102617

学科分类：心理测量（19045）

数据格式：sav 文件

数据时间：2011-11 ~ 2012-03、2013-01 ~ 2013-03、2014-03 ~ 2014-04

数据地点：安徽、北京、重庆、福建、广东、甘肃、广西、贵州、海南、湖北、河北、黑龙江、河南、湖南、吉林、江苏、江西、辽宁、内蒙古、宁夏、青海、四川、山东、上海、陕西、山西、天津、新疆、西藏、云南、浙江

关 键 词：高级认知，社会决策，公平感

资源概要：数据通过问卷采集，采集时间为 2011 ~ 2014 年。采用"最后通牒"范式进行公平感的测量，数据量为 24 981 个。

共享方式：完全开放共享

b. 对应项目基本信息

项目编号：2009FY110100

项目名称：国民重要心理特征调查

主管部门：中国科学院

承担单位：中国科学院心理研究所

负　责　人：张侃

（23）中国人的心理健康数据（2011～2013 年）

a. 资源基本信息

唯一标示：2009FY110100—18—2015102618

学科分类：心理测量（19045）

数据格式：sav 文件

数据时间：2011–11～2012–03、2013–01～2013–03

数据地点：东北、华北、西北、华东、华中、西南、华南

关　键　词：心理健康，情绪体验，自我认识，人际交往，认知效能，适应能力

资源概要：数据通过问卷采集，采集时间为 2011～2013 年。从情绪体验、
自我认识、人际交往、认知效能、适应能力 5 个方面测量中国人
的心理健康情况，数据量为 78 912 个。

共享方式：完全开放共享

b. 对应项目基本信息

项目编号：2009FY110100

项目名称：国民重要心理特征调查

主管部门：中国科学院

承担单位：中国科学院心理研究所

负　责　人：张侃

（24）中国人的个性特征数据（2011～2013 年）

a. 资源基本信息

唯一标示：2009FY110100—19—2015102619

学科分类：心理测量（19045）

数据格式：sav 文件

数据时间：2011–11～2012–03、2013–01～2013–03

数据地点：安徽、北京、重庆、福建、广东、甘肃、广西、贵州、海南、湖
北、河北、黑龙江、河南、湖南、吉林、江苏、江西、辽宁、内蒙古、宁夏、青
海、四川、山东、上海、陕西、山西、天津、新疆、西藏、云南、浙江

关　键　词：个性特征，领导性，可靠性，容纳性，人际取向

资源概要：数据通过问卷采集，采集时间为 2011～2013 年。从领导性、可
靠性、容纳性、人际取向四个方面来测评中国人的个性特征，数
据量为 45 968 个。

共享方式：完全开放共享

b. 对应项目基本信息

项目编号：2009FY110100

项目名称：国民重要心理特征调查

主管部门：中国科学院

承担单位：中国科学院心理研究所

负 责 人：张侃

(25) 中国人的政府满意度数据（2011～2013 年）

a. 资源基本信息

唯一标示：2009FY110100—20—2015102620

学科分类：心理测量（19045）

数据格式：sav 文件

数据时间：2011-11～2012-03、2013-01～2013-03

数据地点：安徽、北京、重庆、福建、广东、甘肃、广西、贵州、海南、湖北、河北、黑龙江、河南、湖南、吉林、江苏、江西、辽宁、内蒙古、宁夏、青海、四川、山东、上海、陕西、山西、天津、新疆、西藏、云南、浙江

关 键 词：社会心理，社会预警，政府满意度

资源概要：数据通过问卷采集，采集时间为 2011～2013 年。通过对地方政府的总体满意度、情感和认知评价评测对地方政府满意度，数据量为 25 547 个。

共享方式：完全开放共享

b. 对应项目基本信息

项目编号：2009FY110100

项目名称：国民重要心理特征调查

主管部门：中国科学院

承担单位：中国科学院心理研究所

负 责 人：张侃

(26) 中国人的集群行为意向数据（2011～2013 年）

a. 资源基本信息

唯一标示：2009FY110100—21—2015102621

学科分类：心理测量（19045）

数据格式：sav 文件

数据时间：2011-11～2012-03、2013-01～2013-03

数据地点：安徽、北京、重庆、福建、广东、甘肃、广西、贵州、海南、湖北、河北、黑龙江、河南、湖南、吉林、江苏、江西、辽宁、内蒙古、宁夏、青

海、四川、山东、上海、陕西、山西、天津、新疆、西藏、云南、浙江

关 键 词：社会心理，社会预警，集群行为

资源概要：数据通过问卷采集，采集时间为 2011～2013 年。考察个体在自
身利益受损时选择参与联合亲友对抗、集体示威和罢工罢课 3 种
集群行为的可能性。数据量为 25 547 个。

共享方式：完全开放共享

b. 对应项目基本信息

项目编号：2009FY110100

项目名称：国民重要心理特征调查

主管部门：中国科学院

承担单位：中国科学院心理研究所

负 责 人：张侃

(27) 中国人的经济信心数据（2011～2013 年）

a. 资源基本信息

唯一标示：2009FY110100—22—2015102622

学科分类：心理测量（19045）

数据格式：sav 文件

数据时间：2011-11～2012-03、2013-01～2013-03

数据地点：安徽、北京、重庆、福建、广东、甘肃、广西、贵州、海南、湖
北、河北、黑龙江、河南、湖南、吉林、江苏、江西、辽宁、内蒙古、宁夏、青
海、四川、山东、上海、陕西、山西、天津、新疆、西藏、云南、浙江

关 键 词：社会心理，社会预警，经济信心

资源概要：数据通过问卷采集，采集时间为 2011～2013 年。考察对国家经
济发展的满意度、对地方经济发展的满意度及对当地经济发展的
预期，数据量为 25 547 个。

共享方式：完全开放共享

b. 对应项目基本信息

项目编号：2009FY110100

项目名称：国民重要心理特征调查

主管部门：中国科学院

承担单位：中国科学院心理研究所

负 责 人：张侃

(28) 中国人的社会公平感数据（2011～2013 年）

a. 资源基本信息

唯一标示：2009FY110100—23—2015102623

学科分类：心理测量（19045）

数据格式：sav 文件

数据时间：2011-11～2012-03、2013-01～2013-03

数据地点：安徽、北京、重庆、福建、广东、甘肃、广西、贵州、海南、湖北、河北、黑龙江、河南、湖南、吉林、江苏、江西、辽宁、内蒙古、宁夏、青海、四川、山东、上海、陕西、山西、天津、新疆、西藏、云南、浙江

关 键 词：社会心理，社会预警，社会公平感

资源概要：数据通过问卷采集，采集时间为 2011～2013 年。关注个体对总体公平程度、程序公平和分配公平的感知水平，数据量为 25 547 个。

共享方式：完全开放共享

b. 对应项目基本信息

项目编号：2009FY110100

项目名称：国民重要心理特征调查

主管部门：中国科学院

承担单位：中国科学院心理研究所

负 责 人：张侃

（29）中国人的心理和谐数据（2011～2013 年）

a. 资源基本信息

唯一标示：2009FY110100—24—2015102624

学科分类：心理测量（19045）

数据格式：sav 文件

数据时间：2011-11～2012-03、2013-01～2013-03

数据地点：安徽、北京、重庆、福建、广东、甘肃、广西、贵州、海南、湖北、河北、黑龙江、河南、湖南、吉林、江苏、江西、辽宁、内蒙古、宁夏、青海、四川、山东、上海、陕西、山西、天津、新疆、西藏、云南、浙江

关 键 词：心理和谐，自我和谐，家庭和谐，人际和谐，社会和谐

资源概要：数据通过问卷采集，采集时间为 2011～2013 年。包含自我和谐、家庭和谐、人际和谐与社会和谐，数据量为 154 938 个。

共享方式：完全开放共享

b. 对应项目基本信息

项目编号：2009FY110100

项目名称：国民重要心理特征调查

主管部门：中国科学院

承担单位：中国科学院心理研究所

负 责 人：张侃

(30) 中国人的生活满意度数据 (2011 ~ 2013 年)

a. 资源基本信息

唯一标示：2009FY110100—25—2015102625

学科分类：心理测量 (19045)

数据格式：sav 文件

数据时间：2011-11 ~ 2012-03、2013-01 ~ 2013-03

数据地点：安徽、北京、重庆、福建、广东、甘肃、广西、贵州、海南、湖北、河北、黑龙江、河南、湖南、吉林、江苏、江西、辽宁、内蒙古、宁夏、青海、四川、山东、上海、陕西、山西、天津、新疆、西藏、云南、浙江

关 键 词：心理和谐，生活满意度，幸福感

资源概要：数据通过问卷采集，采集时间为 2011 ~ 2013 年。个体对自己生活质量的感受和认知评价，是幸福感最重要的认知指标，数据量为 25 823 个。

共享方式：完全开放共享

b. 对应项目基本信息

项目编号：2009FY110100

项目名称：国民重要心理特征调查

主管部门：中国科学院

承担单位：中国科学院心理研究所

负 责 人：张侃

(31) 中国人的地区认同数据库 (2011 ~ 2013 年)

a. 资源基本信息

唯一标示：2009FY110100—26—2015102626

学科分类：心理测量 (19045)

数据格式：sav 文件

数据时间：2011-11 ~ 2012-03、2013-01 ~ 2013-03

数据地点：安徽、北京、重庆、福建、广东、甘肃、广西、贵州、海南、湖北、河北、黑龙江、河南、湖南、吉林、江苏、江西、辽宁、内蒙古、宁夏、青海、四川、山东、上海、陕西、山西、天津、新疆、西藏、云南、浙江

关 键 词：社会心理，心理和谐，地区认同

资源概要：数据通过问卷采集，采集时间为 2011 ~ 2013 年。从民众将自己人生选择与所在地区相联系的意愿方面来测评民众的地区认同程度，数据量为 25 499 个。

共享方式：完全开放共享

b. 对应项目基本信息

项目编号：2009FY110100

项目名称：国民重要心理特征调查

主管部门：中国科学院

承担单位：中国科学院心理研究所

负　责　人：张侃

10.1.3　水产学领域资源

(1) 2007～2010 年中国海洋药用生物与药用矿物资源标本库

a. 资源基本信息

唯一标示：2007FY210500—08—2015052008

学科分类：水产资源学（24050）

数据格式：xls 文件

数据时间：2007-12～2010-12

数据地点：渤海、黄海、东海和南海的海湾、河口区、海岛、浅滩与潮间带

关　键　词：药用生物，药用矿物，标本

资源概要：对所采集的海洋药用生物样品进行标本制作，已获得 1243 种生物样品的标本（含未鉴定海绵标本 10 种），包括各种剥制、浸制、干制等标本，物种涵盖珊瑚、海绵、贝类、鱼类、哺乳类、海藻、红树植物等，并初步建立了海洋药用生物标本库和陈列室，对这些标本进行长期保存，为海洋药用生物的研究提供了珍贵的样本。此外，有 5 种药用矿物资源标本。展示类标本有 211 种，226 个，包括：剥制大型药用动物标本 14 种，16 个；干制红树林标本 38 种，38 幅（镜框）；干制海藻标本 47 种，60 盒（镜框），柳珊瑚标本 112 种，112 瓶（瓶装浸制）。研究类标本 1022 种，1022 瓶。包括：海藻、无脊椎动物等标本 402 种，402 瓶；鱼类标本 610 种，610 瓶；未鉴定海绵标本 10 种。

共享方式：完全开放共享

b. 对应项目基本信息

项目编号：2007FY210500

项目名称：中国近海重要药用生物和药用矿物资源调查

主管部门：教育部

承担单位：中国海洋大学

负 责 人：王长云

（2）2007~2010 年中国海洋药用生物资源数据集

a. 资源基本信息

唯一标示：2007FY210500—09—2015052009

学科分类：水产资源学（24050）

数据格式：xls、jpg 文件

数据时间：2007-12~2010-12

数据地点：渤海、黄海、东海和南海的海湾、河口区、海岛、浅滩与潮间带

关 键 词：海洋，药用生物，资源数据

资源概要：利用野外调查、室内分析和文献调研获得的大量数据，构建海洋
　　　　　药用生物资源数据库。利用现代信息技术，首次构建了中国近海
　　　　　药用生物资源数据库（已录入 190 个物种的数据），涵盖海洋药
　　　　　用生物的物种、形态特征、资源状况、功效主治、化学成分、药
　　　　　理作用等信息。数据包括：190 个物种的样品类型，名称，英文
　　　　　名，拉丁名，别名，门，纲，目，科，属，种，外观描述，资源
　　　　　分布，地理分布，化学组成，化学成分。

共享方式：完全开放共享

b. 对应项目基本信息

项目编号：2007FY210500

项目名称：中国近海重要药用生物和药用矿物资源调查

主管部门：教育部

承担单位：中国海洋大学

负 责 人：王长云

10.1.4　基础医学领域资源

（1）现代人骨骼信息数据库

a. 资源基本信息

唯一标示：2006FY231100—08—2015120408

学科分类：基础医学其他学科（31099）

数据格式：xls、jpg 文件

数据时间：2006-10~2008-12

数据地点：全国

关 键 词：现代人，测量指标，数据

资源概要：从现有标本库中选择保存情况完好的骨骼标本，按照现代人体骨骼标本数据库数据采集标准、现代人体骨骼标本图像库图像采集标准进行拍照、测量后建立现代人骨骼信息数据库。

共享方式：完全开放共享

b. 对应项目基本信息

项目编号：2006FY231100

项目名称：法医人类学信息资源调查

主管部门：公安部

承担单位：公安部物证鉴定中心

负 责 人：张继宗

（2）化石人类骨骼信息数据库

a. 资源基本信息

唯一标示：2006FY231100—09—2015120409

学科分类：基础医学其他学科（31099）

数据格式：xls、jpg 文件

数据时间：2006-10~2008-12

数据地点：全国

关 键 词：化石人类，测量指标，数据

资源概要：整理国内著名的人类化石标本，进行分类描述。然后根据建库的需要，对标本进行测量及拍照。以《人体测量手册》为基础，使用标准化的方法，整理人类化石骨骼标本，制定化石人类标本的拍摄方法及标准内容，在统一的拍摄条件下建立化石人类骨骼信息数据库。

共享方式：完全开放共享

b. 对应项目基本信息

项目编号：2006FY231100

项目名称：法医人类学信息资源调查

主管部门：公安部

承担单位：公安部物证鉴定中心

负 责 人：张继宗

（3）墓葬人体骨骼信息数据库

a. 资源基本信息

唯一标示：2006FY231100—10—2015120410

学科分类：基础医学其他学科（31099）

数据格式：xls、jpg 文件

数据时间：2006-10～2008-12

数据地点：全国

关 键 词：墓葬人体，测量指标，数据

资源概要：对现有标本库房内保存的近百个考古遗址中的标本的体骨和颅骨
进行拍照、测量，建立墓葬人体骨骼信息数据库。

共享方式：完全开放共享

b. 对应项目基本信息

项目编号：2006FY231100

项目名称：法医人类学信息资源调查

主管部门：公安部

承担单位：公安部物证鉴定中心

负 责 人：张继宗

10.1.5 临床医学领域资源

(1) 2007～2009 年中国运动员生化代谢参数数据集

a. 资源基本信息

唯一标示：2006FY230300—01—2016112201

学科分类：临床诊断学（32011）

数据格式：xls 文件

数据时间：2007-01～2009-12

数据地点：数据来源于中国人民解放军总医院检测的 2007～2009 全国各地
运动员血液指标

关 键 词：中国运动员，生化代谢参数，实验室指标

资源概要：包含了 2007～2009 年 1070 名运动员和 80 名非运动员（健康）
的 37 个生化指标代谢参数［ALT、AST、TP、ALB、TB、DB、
TBA、HCY、ALP、GGT、GLU、UN、CR、UA、CH、TG、
APOA1、APOB、CK、LDH、CKMB、TIBC、Ca、P、Mg、HDL、
LDL、Fe、UIBC、APOA2、APOC2、AMY、APOC3、APOE、LP
（A）、PILP、FRUC］。发现在不同运动项目的运动员组进行配对
比较时，均可找到相互之间的差异指标，以一定的生物信息学分
析技术进行聚类分析和模型分类以区分不同组。

共享方式：完全开放共享

b. 对应项目基本信息

项目编号：2006FY230300

项目名称：中国运动员生化代谢与分子生物学参数调查及参考范围的建立

主管部门：国家体育总局

承担单位：中国人民解放军总医院

负 责 人：田亚平

（2）2007～2009 年中国运动员血常规参数数据集

a. 资源基本信息

唯一标示：2006FY230300—02—2016112202

学科分类：临床诊断学（32011）

数据格式：xls 文件

数据时间：2007-01～2009-12

数据地点：数据来源于中国人民解放军总医院检测的 2007～2009 全国各地运动员血液指标

关 键 词：中国运动员，血常规，红细胞计数，血红蛋白测定

资源概要：包含 2007～2009 年 1094 名运动员的 17 项血常规参数（白细胞计数、红细胞计数、血红蛋白、红细胞比积、平均红细胞体积、平均红细胞血红蛋白量、平均红细胞血红蛋白浓度、红细胞体积分布宽度、淋巴细胞、单核细胞、中性粒细胞、嗜酸性粒细胞、嗜碱性粒细胞、平均血小板体积、血小板体积分布宽度、PLT、血小板比积）。

共享方式：完全开放共享

b. 对应项目基本信息

项目编号：2006FY230300

项目名称：中国运动员生化代谢与分子生物学参数调查及参考范围的建立

主管部门：国家体育总局

承担单位：中国人民解放军总医院

负 责 人：田亚平

（3）2007～2009 年中国运动员免疫学参数数据集

a. 资源基本信息

唯一标示：2006FY230300—03—2016112203

学科分类：临床诊断学（32011）

数据格式：xls 文件

数据时间：2007-01～2009-12

数据地点：数据来源于中国人民解放军总医院检测的 2007～2009 年全国各地运动员血液指标

关 键 词：中国运动员，免疫学参数，T、B、NK 淋巴细胞

资源概要：包含了 2007～2009 年 1052 名运动员的 6 项免疫指标（CD3、CD3+CD4+、CD3+CD8+、CD4. CD8、CD3—CD19+、CD3—CD56+），与正常人作对比，发现运动员 T、B、NK 淋巴细胞基础免疫参数均较正常人低，不同项群运动员其免疫指标不同。

共享方式：完全开放共享

b. 对应项目基本信息

项目编号：2006FY230300

项目名称：中国运动员生化代谢与分子生物学参数调查及参考范围的建立

主管部门：国家体育总局

承担单位：中国人民解放军总医院

负 责 人：田亚平

（4）2007～2009 年中国运动员激素代谢参数数据集

a. 资源基本信息

唯一标示：2006FY230300—04—2016112204

学科分类：临床诊断学（32011）

数据格式：xls 文件

数据时间：2007-01～2009-12

数据地点：数据来源于中国人民解放军总医院检测的 2007～2009 年全国各地运动员血液指标

关 键 词：中国运动员，激素参数，皮质醇，胰岛素，甲状腺素，睾酮

资源概要：包含了 2007～2009 年 1091 名运动员的 4 项激素参数（皮质醇、胰岛素、甲状腺素（T3，T4）、睾酮）。

共享方式：完全开放共享

b. 对应项目基本信息

项目编号：2006FY230300

项目名称：中国运动员生化代谢与分子生物学参数调查及参考范围的建立

主管部门：国家体育总局

承担单位：中国人民解放军总医院

负 责 人：田亚平

（5）2007～2009 年中国运动员血清微量元素检测分析数据集

a. 资源基本信息

唯一标示：2006FY230300—05—2016112205

学科分类：临床诊断学（32011）

数据格式：xls 文件

数据时间：2007–01～2009–12

数据地点：数据来源于中国人民解放军总医院检测的 2007～2009 年全国各地运动员血液指标

关 键 词：中国运动员，微量元素，Fe，Zn，Cr

资源概要：包含了 2007～2009 年 805 名运动员和 69 名非运动员（健康）22
项血清微量元素检测（Be、Al、Mn、Co、Fe、Cu、Zn、As、Se、
Mo、Ag、Cd、Sb、Ba、Hg、Tl、Pb、Th、U、V、Cr、Ni）。

共享方式：完全开放共享

b. 对应项目基本信息

项目编号：2006FY230300

项目名称：中国运动员生化代谢与分子生物学参数调查及参考范围的建立

主管部门：国家体育总局

承担单位：中国人民解放军总医院

负 责 人：田亚平

（6）2007～2009 年中国运动员运动相关基因表达参数数据集

a. 资源基本信息

唯一标示：2006FY230300—06—2016112206

学科分类：临床诊断学（32011）

数据格式：xls 文件

数据时间：2007–01～2009–12

数据地点：数据来源于中国人民解放军总医院检测的 2007～2009 年全国各地运动员血液指标

关 键 词：中国运动员，运动相关基因，体能相关重要基因多态性

资源概要：包含了 2007～2009 年 308 名运动员和 29 名非运动员（健康）39 项
运动相关基因表达参数（NM_ 000201、NM_ 000442、NM_
000527、NM_ 000552、NM_ 000567、NM_ 000584、NM_ 000589、
NM_ 000594、NM_ 000600、NM_ 000603、NM_ 000655、NM_
001119、NM_ 002166、NM_ 003134、NM_ 005252、NM_ 005957、

NM_ 138554、NM_ 198255、NM_ 000024、NM_ 000594、NM_ 000614、NM_ 000618、NM_ 000660、NM_ 001530、NM_ 002303、NM_ 002660、NM_ 002853、NM_ 003355、NM_ 005143）。

共享方式：完全开放共享

b. 对应项目基本信息

项目编号：2006FY230300

项目名称：中国运动员生化代谢与分子生物学参数调查及参考范围的建立

主管部门：国家体育总局

承担单位：中国人民解放军总医院

负　责　人：田亚平

（7）2007~2009 年中国运动员运动相关基因 SNP 分析数据集

a. 资源基本信息

唯一标示：2006FY230300—07—2016112207

学科分类：临床诊断学（32011）

数据格式：xls 文件

数据时间：2007-01~2009-12

数据地点：数据来源于中国人民解放军总医院检测的 2007~2009 年全国各地运动员血液指标

关　键　词：中国运动员，运动相关基因，SNP 分析

资源概要：包含了 2007~2009 年 799 名运动员和 126 名非运动员（健康）运动相关基因 SNP 分析数据。

共享方式：完全开放共享

b. 对应项目基本信息

项目编号：2006FY230300

项目名称：中国运动员生化代谢与分子生物学参数调查及参考范围的建立

主管部门：国家体育总局

承担单位：中国人民解放军总医院

负　责　人：田亚平

（8）2007~2009 年中国运动员血清肽谱检测分析数据集

a. 资源基本信息

唯一标示：2006FY230300—08—2016112208

学科分类：临床诊断学（32011）

数据格式：xls 文件

数据时间：2007-01~2009-12

数据地点：数据来源于中国人民解放军总医院检测的2007~2009年全国各地运动员血液指标

关 键 词：中国运动员，血清多肽谱，MALDI-TOF-MS

资源概要：包含了1420名运动员1500~8000m.z血清肽谱检测数据，比较不同类型运动员血清多肽谱差异。

共享方式：完全开放共享

b. 对应项目基本信息

项目编号：2006FY230300

项目名称：中国运动员生化代谢与分子生物学参数调查及参考范围的建立

主管部门：国家体育总局

承担单位：中国人民解放军总医院

负 责 人：田亚平

（9）2013~2015年北京市、陕西省、海南省儿童乳牙萌出调查数据库

a. 资源基本信息

唯一标示：2012FY110700—01—2015102801

学科分类：口腔医学（32044）

数据格式：SPSS数据文件

数据时间：2013~2015年

数据地点：北京市海淀区、密云县①，陕西省西安市、户县②，海南省海口市、屯昌县

关 键 词：乳牙，萌出，儿童

资源概要：2013~2015年调查北京市、陕西省、海南省0~3岁正常儿童的乳牙萌出情况。数据包括性别、民族、出生年月、检查日期、身高、体重、乳牙各个牙面的萌出程度。

共享方式：完全开放共享

b. 对应项目基本信息

项目编号：2012FY110700

项目名称：中国儿童乳牙萌出时间和顺序的研究

主管部门：教育部

承担单位：北京大学

---

① 现为密云区。

② 现为鄠邑区。

负 责 人：郑树国

（10）2013～2015 年中国儿童乳牙萌出时间的参考值和顺序

a. 资源基本信息

唯一标示：2012FY110700—02—2015102802

学科分类：口腔医学（32044）

数据格式：pdf 文件

数据时间：2013～2015 年

数据地点：北京市海淀区、密云县，陕西省西安市、户县，海南省海口市、屯昌县

关 键 词：乳牙，萌出，时间，顺序

资源概要：2013～2015 年调查北京市、陕西省、海南省 0～3 岁正常儿童的乳牙萌出情况。数据包括 20 颗乳牙各自萌出的时间、上下颌乳牙各自的萌出顺序。

共享方式：完全开放共享

b. 对应项目基本信息

项目编号：2012FY110700

项目名称：中国儿童乳牙萌出时间和顺序的研究

主管部门：教育部

承担单位：北京大学

负 责 人：郑树国

（11）2000～2010 年全国少数民族人口分布数字地图

a. 资源基本信息

唯一标示：2012FY110900—01—2015102101

学科分类：全科医学（32065）

数据格式：html 数据文件

数据时间：2000～2010 年

数据地点：全国少数民族区域

关 键 词：第六次人口普查，受教育程度，职业，少数民族人口分布

资源概要：少数民族第六次人口普查数据以及全国少数民族人口分布数字地图，根据国家第六次人口普查数据，摘选关于少数民族相关的地理、人口、性别、年龄、受教育程度、职业等信息，制作数字地图。

共享方式：完全开放共享

b. 对应项目基本信息

项目编号：2012FY110900

项目名称：中国少数民族地区人群疾病谱调查

主管部门：总后勤部

承担单位：中国人民解放军总医院

负 责 人：尹岭

(12) 2011～2014 年中国少数民族医院疾病谱调查数据

a. 资源基本信息

唯一标示：2012FY110900—03—2015102103

学科分类：全科医学（32065）

数据格式：xls 文件

数据时间：2011～2014 年

数据地点：全国少数民族区域

关 键 词：少数民族，疾病谱调查，数据

资源概要：少数民族医院疾病谱调查数据是根据调查基地的少数民族门急诊
　　　　　和住院病人疾病谱调查所产生的疾病谱调查数据。数据包括所属
　　　　　地区、民族、性别、年龄、就诊机构、实报费用、住院时间、出
　　　　　院时间、疾病名称等。

共享方式：完全开放共享

b. 对应项目基本信息

项目编号：2012FY110900

项目名称：中国少数民族地区人群疾病谱调查

主管部门：总后勤部

承担单位：中国人民解放军总医院

负 责 人：尹岭

(13) 2012～2014 年少数民族人群疾病谱调查数据

a. 资源基本信息

唯一标示：2012FY110900—04—2015102104

学科分类：全科医学（32065）

数据格式：xls 文件

数据时间：2012～2015 年

数据地点：全国少数民族区域

关 键 词：少数民族，两周病伤情况，半年内患慢性疾病情况，一年病人住
院基本情况

资源概要：少数民族人群疾病谱调查数据是在少数民族疾病基地现场采集的
　　　　　人群疾病谱数据。内容主要是基本信息、家庭一般情况、个人健

康状况、两周病伤情况、半年内患慢性疾病情况、调查前一年病
人住院基本情况、慢性疾病家族史、饮食习惯等。

共享方式：完全开放共享

b. 对应项目基本信息

项目编号：2012FY110900

项目名称：中国少数民族地区人群疾病谱调查

主管部门：总后勤部

承担单位：中国人民解放军总医院

负 责 人：尹岭

10.1.6 预防医学与公共卫生学领域资源

（1）2013～2017 年同济母婴健康队列孕妇基线资料数据

a. 资源基本信息

唯一标示：2013FY114200—01—2017091901

学科分类：营养学（33011）

数据格式：xls 文件

数据时间：2013–06～2017–05

数据地点：湖北省武汉市

关 键 词：社会人口学特征，既往疾病史，慢性病家族史，孕产史

资源概要：本数据集收集了 2013 年 6 月至 2017 年 5 月在湖北省妇幼保健
院、武汉市中心医院和武汉市江岸区妇幼保健院初次产检并自愿
知情加入同济母婴健康队列的孕妇的社会学人口特征、既往疾病
史、慢性病家族史、孕产史、生活方式、锻炼习惯及吸烟饮酒习
惯方面的数据。数据集包括 5946 条记录，主要通过对收集、调
查的现场资料规范化整理而成。字段项包括编码、调查日期、孕
妇出生日期、孕妇文化程度、孕妇职业、常住地址、丈夫出生日
期、丈夫文化程度、丈夫职业、孕妇体重、孕妇身高、收缩压、
舒张压、孕前体重、月经经期、月经周期、孕次、产次、末次月
经、既往疾病史、糖尿病、高血压、传染病、传染病名称、精神
病、精神病名称、药物过敏、药物过敏名称、其他疾病、其他疾
病名称、家族疾病史、遗传性疾病、遗传性疾病名称、畸形、畸
形名称、异常孕产史、自然流产、人工流产、死胎死产、早产、
难产、宫外孕、生育畸形儿、初产妇、民族、其他民族名称、年

龄、月人均收入、避孕措施、孕期是否患过疾病、甲状腺疾病家族史、糖尿病家族史、高血压家族史、高血脂家族史、单纯性肥胖家族史、孕前是否工作、孕早期是否工作、孕前锻炼习惯、孕前锻炼名称、孕早期锻炼习惯、孕早期锻炼名称、孕妇孕前饮酒习惯、丈夫饮酒习惯、孕妇吸烟习惯、丈夫吸烟习惯。

共享方式：完全开放共享

b. 对应项目基本信息

项目编号：2013FY114200

项目名称：母婴健康与生理常数调查

主管部门：教育部

承担单位：华中科技大学

负 责 人：杨年红

（2）2013～2017年同济母婴健康队列孕妇分娩信息及新生儿信息数据

a. 资源基本信息

唯一标示：2013FY114200—02—2017091902

学科分类：营养学（33011）

数据格式：xls 文件

数据时间：2013-06～2017-05

数据地点：湖北省武汉市

关 键 词：妊娠并发症，分娩方式，新生儿性别，体重，身长

资源概要：本数据集收集了 2013 年 6 月至 2017 年 5 月在湖北省妇幼保健院、武汉市中心医院和武汉市江岸区妇幼保健院初次产检并自愿知情加入同济母婴健康队列的孕妇的妊娠结局及新生儿信息。数据集共有 5627 条记录，主要通过对收集、调查的现场资料规范化整理而成。字段项包括编码、分娩日期、分娩孕周、分娩方式、妊娠并发症、妊娠期糖尿病、高血压、心脏病、胆汁淤积症、贫血、先兆子痫、其他妊娠合并征、其他妊娠合并征名称、产前体重、产后体重、新生儿性别、新生儿体重、新生儿身长、妊娠结局。

共享方式：完全开放共享

b. 对应项目基本信息

项目编号：2013FY114200

项目名称：母婴健康与生理常数调查

主管部门：教育部

承担单位：华中科技大学

负 责 人：杨年红

（3）2013～2017 年同济母婴健康队列孕妇体重血压记录数据

a. 资源基本信息

唯一标示：2013FY114200—03—2017091903

学科分类：营养学（33011）

数据格式：xls 文件

数据时间：2013-06～2017-05

数据地点：湖北省武汉市

关 键 词：孕期体重，孕期血压，随访孕周

资源概要：本数据集收集了 2013 年 6 月至 2017 年 5 月在湖北省妇幼保健院、武汉市中心医院和武汉市江岸区妇幼保健院初次产检并自愿知情加入同济母婴健康队列的孕妇的孕期体重血压数据。数据集共 5405 条记录，主要通过对收集、调查的现场资料规范化整理而成。字段项包括编码、孕 14 周前调查孕周、孕 14 周前体重、孕 14 周前收缩压、孕 14 周前舒张压、孕 14～18 周调查孕周、孕 14～18 周体重、孕 14～18 周收缩压、孕 14～18 周舒张压、孕 18～22 周调查孕周、孕 18～22 周体重、孕 18～22 周收缩压、孕 18～22 周舒张压、孕 22～26 周调查孕周、孕 22～26 周体重、孕 22～26 周收缩压、孕 22～26 周舒张压、孕 26～30 周调查孕周、孕 26～30 周体重、孕 26～30 周收缩压、孕 26～30 周舒张压、孕 30～32 周调查孕周、孕 30～32 周体重、孕 30～32 周收缩压、孕 30～32 周舒张压、孕 32～34 周调查孕周、孕 32～34 周体重、孕 32～34 周收缩压、孕 32～34 周舒张压、孕 34～36 周调查孕周、孕 34～36 周体重、孕 34～36 周收缩压、孕 34～36 周舒张压、孕 36～38 周调查孕周、孕 36～38 周体重、孕 36～38 周收缩压、孕 36～38 周舒张压、分娩前体重。

共享方式：完全开放共享

b. 对应项目基本信息

项目编号：2013FY114200

项目名称：母婴健康与生理常数调查

主管部门：教育部

承担单位：华中科技大学

负 责 人：杨年红

(4) 2013～2017 年同济母婴健康队列婴儿生长发育及母亲产后体重随访记录数据

a. 资源基本信息

唯一标示：2013FY114200—05—2017091905

学科分类：营养学（33011）

数据格式：xls 文件

数据时间：2013-06～2017-05

数据地点：湖北省武汉市

关 键 词：产后体重，婴儿体重，身长，喂养方式

资源概要：本数据收集了 2013 年 6 月至 2017 年 5 月加入同济母婴健康队列孕妇的产后体重及婴儿生长发育随访记录数据。数据集共 4778 条记录，主要通过对收集、调查的现场资料规范化整理而成。字段项包括编码、母亲孕前体重、母亲身高、分娩孕周、分娩方式、婴儿出生日期、婴儿性别、出生体重、出生身长、婴儿 1 个月体重、婴儿 1 个月身长、婴儿 1 个月是否摄入母乳、婴儿 1 个月内是否摄入配方奶、母亲产后 1 个月体重、婴儿 3 个月体重、婴儿 3 个月身长、婴儿 3 个月喂养方式、婴儿 3 个月其他喂养方式名称、母亲产后 3 个月体重、婴儿 6 个月体重、婴儿 6 个月身长、婴儿 6 个月是否摄入母乳、婴儿 6 个月是否摄入配方奶、母亲产后 6 个月体重、婴儿 1 周岁体重、婴儿 1 周岁身长、婴儿 1 周岁是否摄入母乳、婴儿 1 周岁是否摄入配方奶、母亲产后 1 年体重。

共享方式：完全开放共享

b. 对应项目基本信息

项目编号：2013FY114200

项目名称：母婴健康与生理常数调查

主管部门：教育部

承担单位：华中科技大学

负 责 人：杨年红

(5) 2013～2017 年同济母婴健康队列生物样本库中的生物样本资源相关信息

a. 资源基本信息

唯一标示：2013FY114200—07—2017091907

学科分类：营养学（33011）

数据格式：xls 文件

数据时间：2013-06～2017-05

数据地点：湖北省武汉市

关　键　词：血样，尿样，脐血，胎盘

资源概要：本数据收集了 2013 年 6 月至 2017 年 5 月湖北省妇幼保健院、武汉市中心医院和武汉市江岸区妇幼保健院孕妇血样 22 456 份、尿样 4302 份、脐血 2068 份、胎盘 2155 份，包含了生物样本资源的采集、处理、存储等信息。字段项包括样本类型、采集管、抗凝剂、处理、存储条件、存储地点、样本数。

共享方式：完全开放共享

b. 对应项目基本信息

项目编号：2013FY114200

项目名称：母婴健康与生理常数调查

主管部门：教育部

承担单位：华中科技大学

负　责　人：杨年红

（6）2007～2008 年中国城市地区母乳喂养婴儿社会人口学信息数据库

a. 资源基本信息

唯一标示：2006FY230200—01—2014091601

学科分类：妇幼卫生学（33054）

数据格式：xls 文件

数据时间：2007-07～2008-07

数据地点：玉溪，合肥，荆门，太原，广州，哈尔滨，北京，济南，成都，武汉，南京，南宁

关　键　词：母乳喂养，婴儿，社会人口学，城市

资源概要：本数据收集了 2007～2008 年中国 12 个城市地区 1840 名母乳喂养婴儿社会人口学信息。数据集共 1840 条记录。字段项包括省份、编号、性别、民族、出生日期、胎次、产次、孕周、分娩方式、母亲年龄、母亲身高、母亲文化程度、母亲职业、父亲年龄、父亲身高、父亲文化程度、父亲职业、家庭结构、家庭人口数、家庭居住面积、家庭月收入和填写日期。

共享方式：完全开放共享

b. 对应项目基本信息

项目编号：2006FY230200

项目名称：中国母乳喂养婴儿生长速率监测及标准值研究

主管部门：卫生部

承担单位：中国疾病预防控制中心妇幼保健中心

负 责 人：王惠珊

（7）2007～2008 年中国农村地区母乳喂养婴儿社会人口学信息数据库

a. 资源基本信息

唯一标示：2006FY230200—02—2014091602

学科分类：妇幼卫生学（33054）

数据格式：xls 文件

数据时间：2007-07～2008-07

数据地点：江川，肥东，安陆，太谷，从化，双城

关 键 词：母乳喂养，婴儿，社会人口学，农村

资源概要：本数据收集了 2007～2008 年我国 6 个农村地区 764 名母乳喂养
婴儿社会人口学信息。数据集共 764 条记录。字段项包括省份、
编号、性别、民族、出生日期、胎次、产次、孕周、分娩方式、
母亲年龄、母亲身高、母亲文化程度、母亲职业、父亲年龄、父
亲身高、父亲文化程度、父亲职业、家庭结构、家庭人口数、家
庭居住面积、家庭月收入和填写日期。

共享方式：完全开放共享

b. 对应项目基本信息

项目编号：2006FY230200

项目名称：中国母乳喂养婴儿生长速率监测及标准值研究

主管部门：卫生部

承担单位：中国疾病预防控制中心妇幼保健中心

负 责 人：王惠珊

（8）2007～2009 年中国城市地区母乳喂养婴儿生长发育数据库

a. 资源基本信息

唯一标示：2006FY230200—03—2014091603

学科分类：妇幼卫生学（33054）

数据格式：xls 文件

数据时间：2007-07～2008-07

数据地点：玉溪，合肥，荆门，太原，广州，哈尔滨，北京，济南，成都，
武汉，南京，南宁

关 键 词：母乳喂养，生长发育，婴儿，城市

资源概要：本数据收集了 2007～2009 年中国 12 个城市地区 1840 名母乳喂
养婴儿生长发育信息。数据集共 25 465 条纪录。随访密度为出
生时，0～1 月龄每周 1 次，2～12 月龄每月 1 次，共 16 次。字

段项包括省份、编号、月龄、体格发育测量（体重第 1 次、体重第 2 次、体重均值、身长第 1 次、身长第 2 次、身长均值、头围第 1 次、头围第 2 次、头围均值）、大运动名称、大运动出现时间、血红蛋白、喂养方式（母乳、配方奶、鲜牛奶）、患病情况（腹泻、上呼吸道感染、其他疾病）、食物添加次数（母乳、奶粉、鲜奶、酸奶、谷类、肉类、内脏类、动物血、鱼虾类、蛋类、豆制品、豆浆、新鲜蔬菜、新鲜水果、果汁、坚果、其他辅食）。

共享方式：完全开放共享

b. 对应项目基本信息

项目编号：2006FY230200

项目名称：中国母乳喂养婴儿生长速率监测及标准值研究

主管部门：卫生部

承担单位：中国疾病预防控制中心妇幼保健中心

负 责 人：王惠珊

（9）2007～2009 年中国农村地区母乳喂养婴儿生长发育数据库

a. 资源基本信息

唯一标示：2006FY230200—04—2014091604

学科分类：妇幼卫生学（33054）

数据格式：xls 文件

数据时间：2007-07～2008-07

数据地点：江川，肥东，安陆，太谷，从化，双城

关 键 词：母乳喂养，生长发育，婴儿，农村

资源概要：本数据收集了 2007～2009 年中国 6 个农村地区 764 名母乳喂养婴儿生长发育信息。数据集共 11 505 条记录。随访密度为出生时，0～1 月龄每周 1 次，2～12 月龄每月 1 次，共 16 次。字段项包括省份、编号、月龄、体格发育测量（体重第 1 次、体重第 2 次、体重均值、身长第 1 次、身长第 2 次、身长均值、头围第 1 次、头围第 2 次、头围均值）、大运动名称、大运动出现时间、血红蛋白、喂养方式（母乳、配方奶、鲜牛奶）、患病情况（腹泻、上呼吸道感染、其他疾病）、食物添加次数（母乳、奶粉、鲜奶、酸奶、谷类、肉类、内脏类、动物血、鱼虾类、蛋类、豆制品、豆浆、新鲜蔬菜、新鲜水果、果汁、坚果、其他辅食）。

共享方式：完全开放共享

b. 对应项目基本信息

项目编号：2006FY230200

项目名称：中国母乳喂养婴儿生长速率监测及标准值研究

主管部门：卫生部

承担单位：中国疾病预防控制中心妇幼保健中心

负 责 人：王惠珊

10.1.7　中医学与中药学领域资源

（1）中医古籍数字图书馆

a. 资源基本信息

唯一标示：2008FY120200—01—2014072901

学科分类：中医学（36010）

数据格式：MySQL 数据库文件

数据时间：2008–12～2013–12

数据地点：中国

关 键 词：中医，古籍，阅览，查询，书目信息，图像

资源概要：中医古籍数字图书馆是为方便各类中医专业用户查阅古籍，所开发的具备图像与文本双模式阅览功能的应用系统。收录有中医临床和科研工作中常用的古籍 330 种，其中经典综合类 19 种，方书类 63 种，本草类 40 种，临证各科类 145 种，医案医话医论类 57 种，其他类 6 种。该数据库中包含了项目产生的图像数据和文本数据，其中古籍图像 12 万张，精校的古籍文本 7078 万字。

共享方式：完全开放共享

b. 对应项目基本信息

项目编号：2008FY120200

项目名称：350 种传统医籍整理与深度加工

主管部门：国家中医药管理局

承担单位：中国中医科学院中国医史文献研究所

负 责 人：柳长华

（2）中医古籍知识库

a. 资源基本信息

唯一标示：2008FY120200—02—2014072902

学科分类：中医学（36010）

数据格式：MySQL 数据库文件

数据时间：2008-12～2013-12

数据地点：中国

关 键 词：知识元，中医，古籍，语义

资源概要：中医古籍知识库是为满足各类专业用户高效获取中医知识的需求，所开发的忠于古籍原始记载的知识检索应用系统。收录有从 330 种中医古籍中抽取标引的病证知识体 58 278 条，医案知识体 21 100 条，方剂知识体 145 379 条，本草知识体 26 445 条，除去重复共有知识体 12.1 万条，细分知识元 40.7 万条。该知识库建设在中医文献研究者综合运用中医学、目录学、校勘学、训诂学、音韵学等专业知识，对古籍进行识读，并对古籍知识进行重新结构化工作的基础上，具有知识分类检索和知识元检索两大核心功能。

共享方式：完全开放共享

b. 对应项目基本信息

项目编号：2008FY120200

项目名称：350 种传统医籍整理与深度加工

主管部门：国家中医药管理局

承担单位：中国中医科学院中国医史文献研究所

负 责 人：柳长华

（3）中医古籍叙词表

a. 资源基本信息

唯一标示：2008FY120200—03—2014072903

学科分类：中医学（36010）

数据格式：Access 数据库文件

数据时间：2008-12～2013-12

数据地点：中国

关 键 词：中医，古籍，叙词表

资源概要：项目实施过程中，从古籍中抽取词汇构建起包含 10.5 万余条的中医古籍叙词表。中医古籍叙词表采用专题的形式进行构建，其核心思想是以一个概念作为中心，构建关联向外发散与之相关的概念。使用自主研发的"中医古籍叙词表加工系统"，该系统直接从古籍中收词，用于叙词表的构建。

共享方式：完全开放共享

b. 对应项目基本信息

项目编号：2008FY120200

项目名称：350 种传统医籍整理与深度加工

主管部门：国家中医药管理局

承担单位：中国中医科学院中国医史文献研究所

负 责 人：柳长华

（4）中国两晋至清代医家医案数据库

a. 资源基本信息

唯一标示：2009FY120300—16—2015101416

学科分类：中医学（36010）

数据格式：pdf 文件

数据时间：2014-12

数据地点：中国

关 键 词：中医，医案，数据库

资源概要：该数据库收集课题涉及医家具有代表性学术观点的临证医案
　　　　　11 760 例。

共享方式：完全开放共享

b. 对应项目基本信息

项目编号：2009FY120300

项目名称：中医药古籍与方志的文献整理

主管部门：国家中医药管理局

承担单位：中国中医科学院中医药信息研究所

负 责 人：曹洪欣

（5）中国元代至民国孤本中医古籍的书目信息数据库

a. 资源基本信息

唯一标示：2009FY120300—17—2015101417

学科分类：中医学（36010）

数据格式：pdf 文件

数据时间：2014-12

数据地点：中国

关 键 词：中医，古籍，孤本，数据库

资源概要：本数据库收录了国内外 59 家藏书单位的 1370 种珍稀孤本中医古
　　　　　籍书目信息，对每本书的分类、总目号、书名卷数、作者、成书
　　　　　年、版本、行款格式、简页、册、收藏馆、摘要、书品状况、缺

损情况、钤印、内容评价等方面进行了详细介绍。

共享方式：完全开放共享

b. 对应项目基本信息

项目编号：2009FY120300

项目名称：中医药古籍与方志的文献整理

主管部门：国家中医药管理局

承担单位：中国中医科学院中医药信息研究所

负 责 人：曹洪欣

（6）欧美收藏明代至民国中医药古籍数据库

a. 资源基本信息

唯一标示：2009FY120300—19—2015101419

学科分类：中医学（36010）

数据格式：pdf 文件

数据时间：2014-12

数据地点：欧美地区

关 键 词：中医，古籍，欧美，数据库

资源概要：该数据库收录欧美收藏中医古籍书目信息 33 条。

共享方式：完全开放共享

b. 对应项目基本信息

项目编号：2009FY120300

项目名称：中医药古籍与方志的文献整理

主管部门：国家中医药管理局

承担单位：中国中医科学院中医药信息研究所

负 责 人：曹洪欣

（7）江苏、河南、上海、福建、安徽、陕西、贵州 7 省市明代至民国地方志
中的中医药文献数据库

a. 资源基本信息

唯一标示：2009FY120300—20—2015101420

学科分类：中医学（36010）

数据格式：pdf 文件

数据时间：2014-12

数据地点：江苏、河南、上海、福建、安徽、陕西、贵州

关 键 词：中医，方志，数据库

资源概要：该数据库汇总 7 省市 1145 种书目、45 716 条记录，建立地方志

信息管理系统。

共享方式：完全开放共享

b. 对应项目基本信息

项目编号：2009FY120300

项目名称：中医药古籍与方志的文献整理

主管部门：国家中医药管理局

承担单位：中国中医科学院中医药信息研究所

负 责 人：曹洪欣

（8）藏医药古籍影像数据库

a. 资源基本信息

唯一标示：2008FY120200—04—2014072904

学科分类：民族医学（36020）

数据格式：Access 数据库

数据时间：2008-12 ～ 2013-12

数据地点：中国

关 键 词：藏医，古籍，图像

资源概要：藏医药古籍影像数据库为满足用户浏览藏医药古籍原图需求而建立，收录有《藏中医术精选·入迷》《直贡医算集》《藏医疗病仪轨》《德格拉曼医著》《四部医典研究》《宇妥医卷》《秘诀补遗批注》《根本部注释》《后续部注释汇集》《龙树大师医著集》《嘉央迁则医著》《德拉诺布医著》《仲曼心精》《药物识别·明日》《美奇目饰》《医史琉璃疏》《医学饰花》《医学秘方·戒毒甘露》《藏医医疗精萃》《医书红卷》共 20 种经典藏医古籍的图像数据。

共享方式：完全开放共享

b. 对应项目基本信息

项目编号：2008FY120200

项目名称：350 种传统医籍整理与深度加工

主管部门：国家中医药管理局

承担单位：中国中医科学院中国医史文献研究所

负 责 人：柳长华

（9）藏医药古籍文献数据库

a. 资源基本信息

唯一标示：2008FY120200—05—2014072905

学科分类：民族医学（36020）

数据格式：Access 数据库文件

数据时间：2008-12 ~ 2013-12

数据地点：中国

关 键 词：藏医，古籍，文本

资源概要：藏医药古籍文献数据库为藏医药界建立了藏医药古籍文献资源网
络平台，收录有《藏中医术精选·入迷》《直贡医算集》《藏医
疗病仪轨》《德格拉曼医著》《四部医典研究》《宇妥医卷》《秘
诀补遗批注》《根本部注释》《后续部注释汇集》《龙树大师医著
集》《嘉央迁则医著》《德拉诺布医著》《仲曼心精》《药物识
别·明日》《美奇目饰》《医史琉璃疏》《医学饰花》《医学秘
方·戒毒甘露》《藏医医疗精萃》《医书红卷》共 20 种经典藏医
古籍的文本数据。

共享方式：完全开放共享

b. 对应项目基本信息

项目编号：2008FY120200

项目名称：350 种传统医籍整理与深度加工

主管部门：国家中医药管理局

承担单位：中国中医科学院中国医史文献研究所

负 责 人：柳长华

(10) 广西壮族自治区 2009 ~ 2014 年民族医药数据库

a. 资源基本信息

唯一标示：2009FY120300—18—2015101418

学科分类：民族医学（36020）

数据格式：Access 数据库文件

数据时间：2014-12

数据地点：广西

关 键 词：仫佬族，毛南族，京族，数据库

资源概要：该数据库汇总民族医药信息 1212 条，建立仫佬族、毛南族、京
族医药数据库。

共享方式：完全开放共享

b. 对应项目基本信息

项目编号：2009FY120300

项目名称：中医药古籍与方志的文献整理

主管部门：国家中医药管理局

承担单位：中国中医科学院中医药信息研究所

负 责 人：曹洪欣

(11) 2009 ~ 2014 年藏药古籍数据

a. 资源基本信息

唯一标示：2009FY220100—04—2014122304

学科分类：民族医学（36020）

数据格式：pdf 文件

数据时间：公元前 ~ 1959 年

数据地点：西藏、云南、甘肃、四川、青海、辽宁、内蒙古、广东、贵州、海南、安徽、广西、新疆、山西、北京等省、内治区直辖市、特别行政区，以及美国、加拿大、德国、蒙古国、印度、不丹、日本、斯里兰卡、尼泊尔、菲律宾等海外部分地区

关 键 词：藏医药，古籍，名录

资源概要：科学技术部首次开展"藏医古籍整理与信息化平台建设""藏药古籍文献的抢救性整理研究"基础专项，取得了对藏医药古籍的创新性整理研究成果，首次在全国范围内摸清了藏医药古籍存世与保存现状，采用藏文、汉文、英文、拉丁文字母转写四种文字记录，并以名录出版的形式进行藏医药知识产权保护。该数据库收录了自古象雄时期至1959年的全国藏药古籍目录243条，对每一本书的书名、作者、版本、时间、页数、收藏地等都进行了著录，具有十分珍贵的学术价值和文化经济价值，将为临床、科研、教学和藏医药文化传播提供重要的参考依据，也将为藏医药文化的抢救与传承、保护与发展产生一定的积极影响。

共享方式：完全开放共享

b. 对应项目基本信息

项目编号：2009FY220100

项目名称：藏药古籍文献的抢救性整理研究

主管部门：中国藏学研究中心

承担单位：中国藏学研究中心北京藏医院

负 责 人：冯岭

(12) 2007 ~ 2011 年 5 个重点中药材市场目录数据库

a. 资源基本信息

唯一标示：2007FY110600—05—2014072505

学科分类：中药学（36040）

数据格式：doc、xls 文件

数据时间：2007-01～2011-12

数据地点：河北安国、河南白泉、江西樟树、安徽亳州、四川荷花池

关 键 词：重点药材市场，目录

资源概要：数据来自项目组的第一手调查资料，包含了 300 多种常用和珍稀濒
　　　　　危中药材的基本销售信息，主要包括药材中文名、基源、拉丁名、
　　　　　地方习用名、功效、药用部位、主流品种来源、伪品的来源、地
　　　　　方代用品的资源来源、近 5 年的市场销售量、近 5 年的市场价格。

共享方式：完全开放共享

b. 对应项目基本信息

项目编号：2007FY110600

项目名称：珍稀濒危和大宗常用药用植物资源调查

主管部门：国家中医药管理局

承担单位：中国中医科学院中药研究所

负 责 人：邵爱娟

（13）2008～2012 年珍稀濒危和常用药用植物资源静态调查数据库

a. 资源基本信息

唯一标示：2007FY110600—06—2014072506

学科分类：中药学（36040）

数据格式：xls 文件

数据时间：2008-01～2012-12

数据地点：云南、广西、江西、湖南、湖北、广东、吉林、辽宁、新疆、内
蒙古、河北、安徽、四川

关 键 词：珍稀濒危，常用大宗，药用植物，静态调查数据

资源概要：该数据库是在线共享系统，数据来自项目组的第一手调查资料，
　　　　　其包含 73 种药用植物的静态调查数据，涉及野生资源样方调查
　　　　　表、企业资源走访调查表、社会环境走访调查表、市场销售走访
　　　　　调查表、样地蕴藏量统计表、药用植物蕴藏量表、野生资源生长
　　　　　的主要立地因子及群落特征现地调查表、野生资源总体实地调查
　　　　　表、野生资源走访调查表、栽培资源总体实地调查表、栽培资源
　　　　　走访调查表。

共享方式：完全开放共享

b. 对应项目基本信息

项目编号：2007FY110600

项目名称：珍稀濒危和大宗常用药用植物资源调查

主管部门：国家中医药管理局

承担单位：中国中医科学院中药研究所

负 责 人：邵爱娟

(14) 2008～2012 年珍稀濒危和常用药用植物资源动态调查数据库

a. 资源基本信息

唯一标示：2007FY110600—07—2014102707

学科分类：中药学（36040）

数据格式：xls 文件

数据时间：2008-01～2012-12

数据地点：贵州、广西、内蒙古、辽宁、甘肃、吉林、广东、四川

关 键 词：珍稀濒危，常用大宗，药用植物，动态调查数据

资源概要：该数据库是在线共享系统，数据来自项目组的第一手调查资料，
其涵盖 12 种药用植物动态调查数据，涉及物候期观察记录表、
人工更新试验记录表、自然更新观察地季相和生境变化观察记录
表、药用植物自然更新观察记录表。

共享方式：完全开放共享

b. 对应项目基本信息

项目编号：2007FY110600

项目名称：珍稀濒危和大宗常用药用植物资源调查

主管部门：国家中医药管理局

承担单位：中国中医科学院中药研究所

负 责 人：邵爱娟

(15) 150 种中药材急性毒性基本信息和分级

a. 资源基本信息

唯一标示：2007FY230500—01—2014122501

学科分类：中药学（36040）

数据格式：doc 文件

数据时间：2010-11

数据地点：北京大学公共卫生学院毒理学系

关 键 词：中药，急性毒性，分级

资源概要：本数据收集了白蔹、白茅根、白术、白头翁、白芷、草豆蔻、草血
竭、扶芳藤、白前、北沙参、苍耳子、草珊瑚、白鲜皮、播娘蒿、
苦参、玫瑰花等 150 种中药材的基本情况数据及急性毒性分类数据，

字段项包含中药材的中英文名称、来源、图片及急性毒性数据等。

共享方式：完全开放共享

b. 对应项目基本信息

项目编号：2007FY230500

项目名称：中药毒性分类标准研制

主管部门：教育部

承担单位：北京大学

负 责 人：张宝旭

（16）醌类标准物数据库

a. 资源基本信息

唯一标示：2008FY230400—04—2015052604

学科分类：中药学（36040）

数据格式：Table 数据库文件

数据时间：2009～2013 年

数据地点：中国

关 键 词：醌类，标准物，信息库

资源概要：该数据为醌类标准物信息库，包括 46 种醌类及相关成分的基本
信息，HPLC 方法，以及 UV、IR、MS、HNMR 和 CNMR 光谱等
关键重要信息。

共享方式：完全开放共享

b. 对应项目基本信息

项目编号：2008FY230400

项目名称：含醌类地道中药材的测试分析标准方法及标准物质研制

主管部门：中国科学院

承担单位：中国科学院武汉植物园

负 责 人：袁晓

10.1.8 计算机科学技术领域资源

（1）证件照片图像库数据集

a. 资源基本信息

唯一标示：2007FY240500—03—2015061603

学科分类：计算机应用（52060）

数据格式：img 文件

数据时间：2009-10-01

数据地点：中国

关 键 词：人脸识别，一对一，一对多，测试图像库

资源概要：该数据资源为人脸识别一对一、一对多测试图像库数据集。

共享方式：暂不共享

b. 对应项目基本信息

项目编号：2007FY240500

项目名称：人脸识别算法与产品评价体系

主管部门：公安部

承担单位：公安部第一研究所

负 责 人：于锐

10.1.9 体育科学领域资源

(1) 不同运动项目运动员体能素质、身体形态和机能参数数据

a. 资源基本信息

唯一标示：2009FY210500—01—2014091801

学科分类：运动生理学（89025）

数据格式：xls 文件

数据时间：2011-12~2013-10

数据地点：北京、上海、山东等18个省（自治区、直辖市）

关 键 词：运动员，体能素质，身体形态，机能，数据

资源概要：该数据资源包括 2009~2013 年来自北京、上海、山东、辽宁、江苏、广东、浙江、河北、四川、重庆、湖南、安徽、陕西、吉林、内蒙古、新疆、西藏、广西18个省（自治区、直辖市）的棒球、垒球、蹦床、标枪、撑竿跳高、短跑100~200米、短跑200~400米、花样游泳、击剑、竞走、举重、跨栏（弯道）、跨栏（直道）、篮球、链球、排球、皮划艇、乒乓球、铅球、曲棍球、拳击、柔道、赛艇、三级跳远、射箭、摔跤、跆拳道、体操、跳高、跳水、跳远、铁饼、网球、艺术体操、游泳、羽毛球、长跑、中跑、自行车、足球40个运动项目10 199名运动员的体能素质（力量、速度、耐力、柔韧、灵敏）、36个身体形态指标和5个机能指标的测试数据。

共享方式：协议共享

b. 对应项目基本信息

项目编号：2009FY210500

项目名称：中国运动员体能素质、身体形态参数调查及参考范围构建

主管部门：国家体育总局

承担单位：国家体育总局体育科学研究所

负 责 人：冯连世

10.2 人口健康领域科技基础性工作项目
——标准规范类资源编目

10.2.1 化学领域资源

(1) C反应蛋白酶联免疫分析方法

a. 资源基本信息

唯一标示：2011FY130100—37—2016123037

学科分类：分析化学（15025）

数据格式：doc 文件

数据时间：2011-06-01～2016-05-31

数据地点：中国计量科学研究院

关 键 词：C反应蛋白，酶联免疫分析，ELISA

资源概要：该数据为C反应蛋白酶联免疫分析方法（ELISA）。

共享方式：完全开放共享

b. 对应项目基本信息

项目编号：2011FY130100

项目名称：心脑血管与肿瘤疾病诊断重要标志物标准物质的研究

主管部门：国家质量监督检验检疫总局①

承担单位：中国计量科学研究院

负 责 人：李红梅

(2) C反应蛋白化学发光免疫分析方法

a. 资源基本信息

唯一标示：2011FY130100—38—2016123038

---

① 现为国家市场监督管理总局。

学科分类：分析化学（15025）

数据格式：doc 文件

数据时间：2011-06-01～2016-05-31

数据地点：中国计量科学研究院

关 键 词：C 反应蛋白，化学发光免疫分析，CLIA

资源概要：该数据为 C 反应蛋白化学发光免疫分析方法（CLIA）。

共享方式：完全开放共享

b. 对应项目基本信息

项目编号：2009FY210200

项目名称：心脑血管与肿瘤疾病诊断重要标志物标准物质的研究

主管部门：国家质量监督检验检疫总局

承担单位：中国计量科学研究院

负 责 人：李红梅

（3）人绒毛膜促性腺激素特征肽的分析检测方法

a. 资源基本信息

唯一标示：2011FY130100—39—2016123039

学科分类：分析化学（15025）

数据格式：doc 文件

数据时间：2011-06-01～2016-05-31

数据地点：中国计量科学研究院

关 键 词：人绒毛膜促性腺激素，hCG，特征肽，同位素稀释质谱法，IDMS

资源概要：人绒毛膜促性腺激素（hCG）特征肽的同位素稀释质谱（IDMS）法。

共享方式：完全开放共享

b. 对应项目基本信息

项目编号：2011FY130100

项目名称：心脑血管与肿瘤疾病诊断重要标志物标准物质的研究

主管部门：国家质量监督检验检疫总局

承担单位：中国计量科学研究院

负 责 人：李红梅

（4）人绒毛膜促性腺激素蛋白质的分析检测方法

a. 资源基本信息

唯一标示：2011FY130100—40—2016123040

学科分类：分析化学（15025）

数据格式：doc 文件

数据时间：2011-06-01～2016-05-31

数据地点：中国计量科学研究院

关　键　词：人绒毛膜促性腺激素，hCG，蛋白质，同位素稀释质谱法，IDMS

资源概要：人绒毛膜促性腺激素（hCG）蛋白质的同位素稀释质谱（IDMS）法。

共享方式：完全开放共享

b. 对应项目基本信息

项目编号：2011FY130100

项目名称：心脑血管与肿瘤疾病诊断重要标志物标准物质的研究

主管部门：国家质量监督检验检疫总局

承担单位：中国计量科学研究院

负　责　人：李红梅

10.2.2　生物学领域资源

（1）2009～2015 年生物信息科学数据和信息资源数据标准和管理准则

a. 资源基本信息

唯一标示：2009FY120100—01—2015111001

学科分类：分子生物学（18037）

数据格式：doc 文件

数据时间：2009-12-01～2015-09-30

数据地点：全球

关　键　词：生物信息学，标准，规范，审核，质控

资源概要：生物信息科学数据和信息资源数据标准和管理准则是由项目承担
　　　　　单位的生物信息领域专家根据项目要求，制定的统一的数据规范
　　　　　和质量控制流程，包括生物信息科学数据共享平台数据规范，生
　　　　　物信息科学数据发布及访问规范，生物信息科学数据共享平台数
　　　　　据交换手册，生物信息科学数据共享平台基础数据资源审核策略
　　　　　4 篇文档。

共享方式：完全开放共享

b. 对应项目基本信息

项目编号：2009FY120100

项目名称：生物信息学基础信息整编

主管部门：中国科学院

承担单位：中国科学院上海生命科学研究院

负 责 人：赵国屏

（2）大型真菌种质资源调查规程

a. 资源基本信息

唯一标示：2009FY210200—11—2014112411

学科分类：微生物学（18061）

数据格式：doc 文件

数据时间：2009-12 ~ 2014-06

数据地点：中国西南区域

关 键 词：西南地区，大型真菌，资源调查

资源概要：大型真菌种质资源调查规程内容包括目的与意义，大型真菌种质
　　　　　资源生态调查、描述、采集、鉴定、样品制作，大型真菌样品保
　　　　　藏，大型真菌菌种分离技术，大型真菌菌株保藏技术规程。

共享方式：完全开放共享

b. 对应项目基本信息

项目编号：2009FY210200

项目名称：西南地区食用菌特异种质资源调查

主管部门：中华全国供销合作总社

承担单位：中华全国供销合作总社昆明食用菌研究所

负 责 人：高观世

10.2.3　畜牧、兽医科学领域资源

（1）兽用生物制品检验相关菌毒种质量标准（22 项）

a. 资源基本信息

唯一标示：2008FY130100—133—20150131133

学科分类：兽医学（23030）

数据格式：doc 文件

数据时间：2006 ~ 2013

数据地点：中国

关 键 词：病毒，标准毒种，菌种，质量标准

资源概要：该标准为禽免疫抑制性病毒标准毒种（7 个）、小反刍兽疫病毒
　　　　　标准毒种（1 个）、布鲁氏菌标准菌种（3 个）、口蹄疫病毒标准毒
　　　　　种（5 个）、狂犬病病毒标准毒种（3 个）、高致病性蓝耳病病毒标
　　　　　准毒种（1 个）和禽流感病毒标准毒种（2 个）的质量标准。

共享方式：完全开放共享

b. 对应项目基本信息

项目编号：2008FY130100

项目名称：重大动物疫病病原及相关制品标准物质研究

主管部门：农业部

承担单位：中国兽医药品监察所

负 责 人：于康震

（2）兽用生物制品及核酸检验用标准物质质量标准（52 项）

a. 资源基本信息

唯一标示：2008FY130100—134—20150131134

学科分类：兽医学（23030）

数据格式：doc 文件

数据时间：2010～2014 年

数据地点：中国

关 键 词：疫苗，标准物质，质量标准

资源概要：该标准为禽用疫苗检验用标准物质（包括检验用抗原、特异性血清、
参考疫苗等共 19 种）、哺乳动物用疫苗检验用标准物质（包括检验
用抗原、特异性血清、荧光抗体、参考疫苗等共 26 种）和核酸检测
用标准物质（7 种荧光 RT—PCR 检测用标准物质）的质量标准。

共享方式：完全开放共享

b. 对应项目基本信息

项目编号：2008FY130100

项目名称：重大动物疫病病原及相关制品标准物质研究

主管部门：农业部

承担单位：中国兽医药品监察所

负 责 人：于康震

（3）动物流感病毒荧光 RT-PCR 检测方法及攻毒方式参考标准（7 项）

a. 资源基本信息

唯一标示：2008FY130100—93—2014082993

学科分类：兽医学（23030）

数据格式：doc 文件

数据时间：2013-12-01

数据地点：北京出入境检验检疫局

关 键 词：标准，流感病毒，荧光 RT-PCR

资源概要：该标准为立项发布的国家标准，规定了动物流感病毒荧光 RT-
　　　　　PCR 检测方法，适用于活动物及其产品中流感病毒的检测，为利
　　　　　用荧光 RT-PCR 检测不同型动物流感病毒的标准方法及攻毒方式
　　　　　的参考标准。

共享方式：完全开放共享

b. 对应项目基本信息

项目编号：2008FY130100

项目名称：重大动物疫病病原及相关制品标准物质研究

主管部门：农业部

承担单位：中国兽医药品监察所

负 责 人：于康震

（4）禽流感及狂犬病检疫技术规范（2 项）

a. 资源基本信息

唯一标示：2008FY130100—99—2014082999

学科分类：兽医学（23030）

数据格式：doc 文件

数据时间：2011–05–01

数据地点：北京出入境检验检疫局

关 键 词：禽流感，狂犬病，标准规范

资源概要：该标准为立项发布的出入境检验检疫行业标准项目，为禽流感病
　　　　　毒和狂犬病病毒检验检疫技术的标准规范，规定了进出口禽类及
　　　　　其产品禽流感检疫和狂犬病检疫的技术规范。该标准适用于禽流
　　　　　感和狂犬病的检验检疫。

共享方式：完全开放共享

b. 对应项目基本信息

项目编号：2008FY130100

项目名称：重大动物疫病病原及相关制品标准物质研究

主管部门：农业部

承担单位：中国兽医药品监察所

负 责 人：于康震

10.2.4　基础医学领域资源

（1）人体骨骼信息数据元数据标准

a. 资源基本信息

唯一标示：2006FY231100—01—2015120401

学科分类：基础医学其他学科（31099）

数据格式：doc 文件

数据时间：2006-10 ~ 2006-12

数据地点：全国

关 键 词：人类骨骼，信息，数据标准

资源概要：该标准从颅骨数据元建库（包括下颌骨）、躯干骨数据元建库、骨盆数据元建库、四肢骨数据元建库 4 个大的角度对人体骨骼信息数据元建库进行了系统而详细的描述，形成了一套完整的人体骨骼信息数据元建库标准，使数据元的采集及收录有所依照。

共享方式：完全开放共享

b. 对应项目基本信息

项目编号：2006FY231100

项目名称：法医人类学信息资源调查

主管部门：公安部

承担单位：公安部物证鉴定中心

负 责 人：张继宗

(2)《化石人类骨骼标本图像库》图像采集标准

a. 资源基本信息

唯一标示：2006FY231100—02—2015120402

学科分类：基础医学其他学科（31099）

数据格式：doc 文件

数据时间：2006-10 ~ 2008-12

数据地点：全国

关 键 词：化石人类，标本图像，采集标准

资源概要：该标准从头骨图像采集、下颌骨图像采集、牙齿图像采集、四肢骨图像采集、中轴骨图像采集 5 个角度对化石人类骨骼标本图像采集进行了系统而详细的描述，形成了一套完整的化石人类骨骼标本图像采集标准，使标本的采集及收录有所依照。

共享方式：完全开放共享

b. 对应项目基本信息

项目编号：2006FY231100

项目名称：法医人类学信息资源调查

主管部门：公安部

承担单位：公安部物证鉴定中心

负 责 人：张继宗

(3)《墓葬人类骨骼标本图像库》图像采集标准

a. 资源基本信息

唯一标示：2006FY231100—03—2015120403

学科分类：基础医学其他学科（31099）

数据格式：doc 文件

数据时间：2006-10 ~ 2008-12

数据地点：全国

关 键 词：墓葬人类，标本图像，采集标准

资源概要：该标准从颅骨图像采集、四肢骨图像采集两个大的角度对墓葬人类
　　　　　骨骼标本图像采集进行了系统而详细的描述，形成了一套完整的墓
　　　　　葬人类骨骼标本图像采集标准，使标本的采集及收录有所依照。

共享方式：完全开放共享

b. 对应项目基本信息

项目编号：2006FY231100

项目名称：法医人类学信息资源调查

主管部门：公安部

承担单位：公安部物证鉴定中心

负 责 人：张继宗

(4)《墓葬人体骨骼标本数据库》数据采集标准

a. 资源基本信息

唯一标示：2006FY231100—04—2015120404

学科分类：基础医学其他学科（31099）

数据格式：doc 文件

数据时间：2006-10 ~ 2008-12

数据地点：全国

关 键 词：墓葬人类，骨骼数据，采集标准

资源概要：该标准从颅骨数据采集、四肢骨数据采集两个大的角度对人体骨
　　　　　骼标本数据采集进行了系统而详细的描述，形成了一套完整的人
　　　　　体骨骼标本数据采集标准，使标本的采集及收录有所依照。

共享方式：完全开放共享

b. 对应项目基本信息

项目编号：2006FY231100

项目名称：法医人类学信息资源调查

主管部门：公安部

承担单位：公安部物证鉴定中心

负 责 人：张继宗

(5)《现代人体骨骼 X 光片图像库》图像采集标准

a. 资源基本信息

唯一标示：2006FY231100—05—2015120405

学科分类：基础医学其他学科（31099）

数据格式：doc 文件

数据时间：2006-10~2008-12

数据地点：全国

关 键 词：人体骨骼，X 光图像，采集标准

资源概要：该标准从肩、肘、腕、髋、膝、踝六大关节 X 光片图像采集角
度，对人体骨骼 X 光片的图像采集进行了系统而详细的描述，形
成了一套完整的人体骨骼 X 光片图像采集标准，使 X 光片的采
集及收录有所依照。

共享方式：完全开放共享

b. 对应项目基本信息

项目编号：2006FY231100

项目名称：法医人类学信息资源调查

主管部门：公安部

承担单位：公安部物证鉴定中心

负 责 人：张继宗

(6)《现代人体骨骼标本数据库》数据采集标准

a. 资源基本信息

唯一标示：2006FY231100—06—2015120406

学科分类：基础医学其他学科（31099）

数据格式：doc 文件

数据时间：2006-10~2008-12

数据地点：全国

关 键 词：现代人，骨骼数据，采集标准

资源概要：该标准从颅骨数据采集（包括下颌骨）、躯干骨数据采集、骨盆
数据采集、四肢骨数据采集 4 个大的角度对人体骨骼标本的数据
采集进行了系统而详细的描述，形成了一套完整的人体骨骼标本
数据采集标准，使标本的采集及收录有所依照。

共享方式：完全开放共享

b. 对应项目基本信息

项目编号：2006FY231100

项目名称：法医人类学信息资源调查

主管部门：公安部

承担单位：公安部物证鉴定中心

负 责 人：张继宗

(7)《现代人体骨骼标本图像库》图像采集标准

a. 资源基本信息

唯一标示：2006FY231100—07—2015120407

学科分类：基础医学其他学科（31099）

数据格式：doc 文件

数据时间：2006-10～2008-12

数据地点：全国

关 键 词：现代人，标本图像，采集标准

资源概要：该标准从颅骨图像采集、躯干骨图像采集、四肢骨图像采集 3 个
大的角度对人体骨骼标本图像采集进行了系统而详细的描述，形
成了一套完整的人体骨骼标本图像采集标准，使标本的采集及收
录有所依照。

共享方式：完全开放共享

b. 对应项目基本信息

项目编号：2006FY231100

项目名称：法医人类学信息资源调查

主管部门：公安部

承担单位：公安部物证鉴定中心

负 责 人：张继宗

10.2.5 临床医学领域资源

(1) 血清甘油三酯测定参考方法同位素稀释气相色谱质谱法（WS/T412—2013）

a. 资源基本信息

唯一标示：2013FY113800—63—2017091163

学科分类：临床诊断学（32011）

数据格式：doc 文件

数据时间：2013-06

数据地点：卫生部临床检验中心

关 键 词：参考方法，甘油三酯，同位素稀释气相色谱质谱法

资源概要：该数据为血清甘油三酯测定参考方法同位素稀释气相色谱质谱法
（WS/T412—2013）。

共享方式：完全开放共享

b. 对应项目基本信息

项目编号：2013FY113800

项目名称：临床检验重要和常用项目标准物质研制

主管部门：国家卫生和计划生育委员会①

承担单位：北京医院

负 责 人：彭明婷

（2）血清肌酐测定参考方法同位素稀释液相色谱串联质谱法（WS/T413—2013）

a. 资源基本信息

唯一标示：2013FY113800—64—2017091164

学科分类：临床诊断学（32011）

数据格式：doc 文件

数据时间：2013-06

数据地点：卫生部临床检验中心

关 键 词：参考方法，肌酐，同位素稀释液相色谱串联质谱法

资源概要：该数据为血清肌酐测定参考方法同位素稀释液相色谱串联质谱法
（WS/T413—2013）。

共享方式：完全开放共享

b. 对应项目基本信息

项目编号：2013FY113800

项目名称：临床检验重要和常用项目标准物质研制

主管部门：国家卫生和计划生育委员会

承担单位：北京医院

负 责 人：彭明婷

（3）干扰实验指南（WS/T416—2013）

a. 资源基本信息

唯一标示：2013FY113800—65—2017091165

---

① 现为国家卫生健康委员会，下同。

学科分类：临床诊断学（32011）

数据格式：doc 文件

数据时间：2013-07

数据地点：卫生部临床检验中心①

关 键 词：行业标准，性能验证，干扰实验

资源概要：该数据为干扰实验指南（WS/T416—2013）。

共享方式：完全开放共享

b. 对应项目基本信息

项目编号：2013FY113800

项目名称：临床检验重要和常用项目标准物质研制

主管部门：国家卫生和计划生育委员会

承担单位：北京医院

负 责 人：彭明婷

(4) 糖化血红蛋白检测（WS/T461—2015）

a. 资源基本信息

唯一标示：2013FY113800—66—2017091166

学科分类：临床诊断学（32011）

数据格式：doc 文件

数据时间：2015-06

数据地点：卫生部临床检验中心

关 键 词：行业标准，糖化血红蛋白，糖尿病

资源概要：该数据为糖化血红蛋白检测（WS/T461—2015）标准。

共享方式：完全开放共享

b. 对应项目基本信息

项目编号：2013FY113800

项目名称：临床检验重要和常用项目标准物质研制

主管部门：国家卫生和计划生育委员会

承担单位：北京医院

负 责 人：彭明婷

(5) D-二聚体定量检测（WS/T477—2015）

a. 资源基本信息

唯一标示：2013FY113800—67—2017091167

---

① 现国家卫生健康委临床检验中心，下同。

学科分类：临床诊断学（32011）

数据格式：doc 文件

数据时间：2015-11

数据地点：卫生部临床检验中心

关　键　词：行业标准，D-二聚体，定量检测

资源概要：该数据为 D-二聚体定量检测（WS/T477—2015）标准。

共享方式：完全开放共享

b. 对应项目基本信息

项目编号：2013FY113800

项目名称：临床检验重要和常用项目标准物质研制

主管部门：国家卫生和计划生育委员会

承担单位：北京医院

负　责　人：彭明婷

（6）临床检验定量测定项目精密度与正确度性能验证（WS/T492—2016）

a. 资源基本信息

唯一标示：2013FY113800—68—2017091168

学科分类：临床诊断学（32011）

数据格式：doc 文件

数据时间：2016-07

数据地点：卫生部临床检验中心

关　键　词：性能验证，精密度，正确度

资源概要：该数据为临床检验定量测定项目精密度与正确度性能验证（WS/T492—2016）标准。

共享方式：完全开放共享

b. 对应项目基本信息

项目编号：2013FY113800

项目名称：临床检验重要和常用项目标准物质研制

主管部门：国家卫生和计划生育委员会

承担单位：北京医院

负　责　人：彭明婷

（7）成人血液学危急值管理：ICSH 国际血液学标准化委员会的调查和推荐

a. 资源基本信息

唯一标示：2013FY113800—69—2017091169

学科分类：临床诊断学（32011）

数据格式：doc 文件

数据时间：2016–05

数据地点：卫生部临床检验中心

关 键 词：国际指南，危急值，血液学检

资源概要：该数据为成人血液学危急值管理：ICSH 国际血液学标准化委员会的调查和推荐。

共享方式：完全开放共享

b. 对应项目基本信息

项目编号：2013FY113800

项目名称：临床检验重要和常用项目标准物质研制

主管部门：国家卫生和计划生育委员会

承担单位：北京医院

负 责 人：彭明婷

(8) ICSH 推荐的红细胞沉降率测量的修改和替代方法

a. 资源基本信息

唯一标示：2013FY113800—70—2017091170

学科分类：临床诊断学（32011）

数据格式：doc 文件

数据时间：2017–05

数据地点：卫生部临床检验中心

关 键 词：国际指南，红细胞沉降率，改良方法

资源概要：该数据为 ICSH 推荐的红细胞沉降率测量的修改和替代方法。

共享方式：完全开放共享

b. 对应项目基本信息

项目编号：2013FY113800

项目名称：临床检验重要和常用项目标准物质研制

主管部门：国家卫生和计划生育委员会

承担单位：北京医院

负 责 人：彭明婷

(9)《医疗机构临床实验室管理办法》实施细则（血液学部分）

a. 资源基本信息

唯一标示：2013FY113800—71—2017091171

学科分类：临床诊断学（32011）

数据格式：doc 文件

数据时间：2016-12

数据地点：卫生部临床检验中心

关 键 词：实验室管理办法，血液学检验，细则

资源概要：该数据为《医疗机构临床实验室管理办法》实施细则（血液学部分）。

共享方式：完全开放共享

b. 对应项目基本信息

项目编号：2013FY113800

项目名称：临床检验重要和常用项目标准物质研制

主管部门：国家卫生和计划生育委员会

承担单位：北京医院

负 责 人：彭明婷

（10）医学检验实验室基本标准（试行）

a. 资源基本信息

唯一标示：2013FY113800—72—2017091172

学科分类：临床诊断学（32011）

数据格式：doc 文件

数据时间：2016-05

数据地点：卫生部临床检验中心

关 键 词：医学检验实验室，独立实验室，标准

资源概要：该数据为医学检验实验室基本标准（试行）。

共享方式：完全开放共享

b. 对应项目基本信息

项目编号：2013FY113800

项目名称：临床检验重要和常用项目标准物质研制

主管部门：国家卫生和计划生育委员会

承担单位：北京医院

负 责 人：彭明婷

（11）医学检验实验室管理规范（试行）

a. 资源基本信息

唯一标示：2013FY113800—73—2017091173

学科分类：临床诊断学（32011）

数据格式：doc 文件

数据时间：2016-05

数据地点：卫生部临床检验中心

关 键 词：医学检验实验室，独立实验室，管理规范

资源概要：该数据为医学检验实验室管理规范（试行）。

共享方式：完全开放共享

b. 对应项目基本信息

项目编号：2013FY113800

项目名称：临床检验重要和常用项目标准物质研制

主管部门：国家卫生和计划生育委员会

承担单位：北京医院

负 责 人：彭明婷

(12)《医学实验室质量和能力认可准则在临床血液学检验领域的应用说明》（CNAS—CL43）

a. 资源基本信息

唯一标示：2013FY113800—74—2017091174

学科分类：临床诊断学（32011）

数据格式：doc 文件

数据时间：2016-05

数据地点：卫生部临床检验中心

关 键 词：应用说明，血液学检验，医学实验室

资源概要：该数据为《医学实验室质量和能力认可准则在临床血液学检验领域的应用说明》（CNAS-CL43）。

共享方式：完全开放共享

b. 对应项目基本信息

项目编号：2013FY113800

项目名称：临床检验重要和常用项目标准物质研制

主管部门：国家卫生和计划生育委员会

承担单位：北京医院

负 责 人：彭明婷

(13)《检测和校准实验室能力认可准则在血细胞分析参考测量领域的应用说明》（CNAS—CL54）

a. 资源基本信息

唯一标示：2013FY113800—75—2017091175

学科分类：临床诊断学（32011）

数据格式：doc 文件

数据时间：2016-05

数据地点：卫生部临床检验中心

关 键 词：应用说明，血细胞分析，参考测量

资源概要：该数据为《检测和校准实验室能力认可准则在血细胞分析参考测量领域的应用说明》（CNAS—CL54）。

共享方式：完全开放共享

b. 对应项目基本信息

项目编号：2013FY113800

项目名称：临床检验重要和常用项目标准物质研制

主管部门：国家卫生和计划生育委员会

承担单位：北京医院

负 责 人：彭明婷

10.2.6　中医学与中药学领域资源

（1）含醌类中草药的标准分析方法

a. 资源基本信息

唯一标示：2008FY230400—02—2015052602

学科分类：中医学（36010）

数据格式：pdf 文件

数据时间：2009～2013 年

数据地点：中国

关 键 词：含醌类中草药，含量，指纹图谱

资源概要：中药材的测试分析标准方法，包括了大黄、虎杖、决明子、丹参、何首乌、紫草、雷公藤、茜草、芦荟和土大黄 10 种含醌类中草药 HPLC-DAD 含量测定方法和指纹图谱。

共享方式：完全开放共享

b. 对应项目基本信息

项目编号：2008FY230400

项目名称：含醌类地道中药材的测试分析标准方法及标准物质研制

主管部门：中国科学院

承担单位：中国科学院武汉植物园

负 责 人：袁晓

（2）中医临床诊疗术语·病状术语规范

a. 资源基本信息

唯一标示：2008FY230500—01—2014073001

学科分类：中医学（36010）

数据格式：pdf 文件

数据时间：2008-12-31～2011-12-31

数据地点：中国中医科学院

关 键 词：病状，症状，体征，病位，术语，中医临床诊疗

资源概要：病状术语规范主要内容包括：中医病位术语、西医病位术语、症状要素术语、体征要素术语、常见症状、体征术语及其分布与概念、复合症状、临床特点、临床表现等方面，是诊疗系统数据库制作的重要基础。工作目的是为病状术语规范化奠定基础并在此基础上制定相关术语规范。项目提供了全面、系统、详尽的病状术语，可供中医、西医、中西医结合临床、教学、科研工作者及学生参考使用。

共享方式：完全开放共享

b. 对应项目基本信息

项目编号：2008FY230500

项目名称：《中医临床诊疗术语·症状体征部分》国家标准编制项目

主管部门：国家中医药管理局

承担单位：中国中医科学院

负 责 人：王志国

(3) 中医临床诊疗术语·病状术语规范原始数据簿

a. 资源基本信息

唯一标示：2008FY230500—01—2014073002

学科分类：中医学（36010）

数据格式：xls 文件

数据时间：2008-12-31～2011-12-31

数据地点：中国中医科学院

关 键 词：病状，症状，体征，病位，术语，中医临床诊疗

资源概要：该数据簿整理和收集了 2013 年 12 月以前中医临床诊疗术语症状体征部分所涉及的病位、症状要素、舌像、脉象、复合症状、临床表现、临床特点、临床特征等方面的原始数据，包含 33 836 条记录。数据来源于古、今、中、西文献，主要包括：著名经典（贴近临床，富含症状）、历代医案（有代表性者）、已出版症状体征类专著、已发布的中医药规范标准、统编教材、中医高级参考书、方药类著名专著、已出版证候类专著、历代各科著名代表

性作品、工具书、现代病案等类别。该数据可用于临床、教学、科研、出版、学术交流等各个方面。

共享方式：完全开放共享

b. 对应项目基本信息

项目编号：2008FY230500

项目名称：《中医临床诊疗术语·症状体征部分》国家标准编制项目

主管部门：国家中医药管理局

承担单位：中国中医科学院

负 责 人：王志国

（4）中医古籍文献整理规范

a. 资源基本信息

唯一标示：2009FY120300—21—2015101421

学科分类：中医学（36010）

数据格式：doc 文件

数据时间：2014-12

数据地点：中国

关 键 词：中医，古籍，整理，规范

资源概要：该规范主要包括中医古籍文献整理范围、调研收录标准、调研方式、整理方式等内容。

共享方式：完全开放共享

b. 对应项目基本信息

项目编号：2009FY120300

项目名称：中医药古籍与方志的文献整理

主管部门：国家中医药管理局

承担单位：中国中医科学院中医药信息研究所

负 责 人：曹洪欣

（5）方志文献中中医药学术辑录与整理规范

a. 资源基本信息

唯一标示：2009FY120300—23—2015101423

学科分类：中医学（36010）

数据格式：doc 文件

数据时间：2014-12

数据地点：中国

关 键 词：中医，方志，整理，规范

资源概要：该规范主要包括方知文献中中医药资料的辑录内容、整理方式、注意事项、提交文件、辅助数据库等内容。

共享方式：完全开放共享

b. 对应项目基本信息

项目编号：2009FY120300

项目名称：中医药古籍与方志的文献整理

主管部门：国家中医药管理局

承担单位：中国中医科学院中医药信息研究所

负 责 人：曹洪欣

（6）珍贵典籍数字化保护技术标准及操作规程

a. 资源基本信息

唯一标示：2009FY120300—24—2015101424

学科分类：中医学（36010）

数据格式：doc 文件

数据时间：2014-12

数据地点：中国

关 键 词：中医，古籍，数字化，规范

资源概要：该规范主要包括珍贵典籍数字化保护技术适用范围、基本要求、古籍整理、古籍扫描、图像处理、图像存储、数据加工、数据审核、数据备份、数据发布等内容。

共享方式：完全开放共享

b. 对应项目基本信息

项目编号：2009FY120300

项目名称：中医药古籍与方志的文献整理

主管部门：国家中医药管理局

承担单位：中国中医科学院中医药信息研究所

负 责 人：曹洪欣

（7）民族医药（口承医药部分）文献发掘整理操作规范

a. 资源基本信息

唯一标示：2009FY120300—22—2015101422

学科分类：民族医学（36020）

数据格式：doc 文件

数据时间：2014-12

数据地点：广西

关 键 词：民族医药，整理，规范

资源概要：该规范主要包括民族医药方面的历史记录、实地调查考察、总
　　　　　结、综述与编著等内容。

共享方式：完全开放共享

b. 对应项目基本信息

项目编号：2009FY120300

项目名称：中医药古籍与方志的文献整理

主管部门：国家中医药管理局

承担单位：中国中医科学院中医药信息研究所

负 责 人：曹洪欣

（8）中药材急性毒性分类标准

a. 资源基本信息

唯一标示：2007FY230500—02—2014122502

学科分类：中药学（36040）

数据格式：doc 文件

数据时间：2010-11-01

数据地点：北京大学公共卫生学院毒理学系

关 键 词：中药，急性毒性，分类

资源概要：采用中药材最大给药容积法，根据中药材性质的不同，给予实验
　　　　　动物不同的给药体积和给药次数，通过观察动物症状和死亡情况
　　　　　判定急性毒性分类标准。

共享方式：完全开放共享

b. 对应项目基本信息

项目编号：2007FY230500

项目名称：中药毒性分类标准研制

主管部门：教育部

承担单位：北京大学

负 责 人：张宝旭

10.2.7　计算机科学技术领域资源

（1）安防人脸识别应用系统-人脸识别算法测试方法

a. 资源基本信息

唯一标示：2007FY240500—01—2015061601

学科分类：计算机应用（52060）

数据格式：pdf 文件

数据时间：2011 年至今

数据地点：中国

关 键 词：人脸识别，评测方法，标准规范

资源概要：公共安全防范行业人脸识别应用系统算法评测的样本库建立规则、测试软硬件平台、测试流程、性能指标计算方法和测试报告的编写格式。

共享方式：完全开放共享

b. 对应项目基本信息

项目编号：2007FY240500

项目名称：人脸识别算法与产品评价体系

主管部门：公安部

承担单位：公安部第一研究所

负 责 人：于锐

10.2.8　体育科学领域资源

(1) 不同运动项目运动员体能素质、身体形态和机能评价指标体系

a. 资源基本信息

唯一标示：2009FY210500—02—2014091802

学科分类：运动生理学（89025）

数据格式：doc 文件

数据时间：2009-10 ~ 2011-10

数据地点：北京

关 键 词：运动员，体能素质，身体形态，机能，指标体系

资源概要：该数据资源涵盖棒球、垒球、蹦床、标枪、撑竿跳高、短跑100 ~ 200 米、短跑 200 ~ 400 米、花样游泳、击剑、竞走、举重、跨栏（弯道）、跨栏（直道）、篮球、链球、排球、皮划艇、乒乓球、铅球、曲棍球、拳击、柔道、赛艇、三级跳远、射箭、摔跤、跆拳道、体操、跳高、跳水、跳远、铁饼、网球、艺术体操、游泳、羽毛球、长跑、中跑、自行车、足球 40 个运动项目的不同体能素质指标（力量、速度、耐力、灵敏、柔韧，每个运动项目根据其特点分别有 7 ~ 20 个相应指标），36 个身体形态

指标（身高、体重、体脂率、坐高、钩弦纹、上肢长、下肢长、手长、肩宽、胸宽、胸围、臀围、大腿长、小腿长、跟腱长、足长、足宽、足背高等），以及 5 个机能指标（安静心率、白细胞计数、红细胞计数、血红蛋白含量和血球压积）的评价指标体系，每个运动项目单独一份。

共享方式：协议共享

b. 对应项目基本信息

项目编号：2009FY210500

项目名称：中国运动员体能素质、身体形态参数调查及参考范围构建

主管部门：国家体育总局

承担单位：国家体育总局体育科学研究所

负　责　人：冯连世

（2）不同运动项目运动员体能素质、身体形态测试指标的标准测试方法

a. 资源基本信息

唯一标示：2009FY210500—01—2014091801

学科分类：运动生理学（89025）

数据格式：doc 文件

数据时间：2009−10 ~ 2011−10

数据地点：北京、上海、广东、江苏、山东、辽宁等 18 个省（自治区、直辖市）

关 键 词：体能素质，身体形态，机能参数，数据

资源概要：该数据资源包括 36 个身体形态指标（身高、体重、体脂率、坐高、钩弦纹、上肢长、下肢长、手长、肩宽、胸宽、胸围、臀围、大腿长、小腿长、跟腱长、足长、足宽、足背高等）和体能素质指标（57 个力量、28 个速度、21 个耐力、25 个灵敏和 12 个柔韧）的标准测试方法。

共享方式：协议共享

b. 对应项目基本信息

项目编号：2009FY210500

项目名称：中国运动员体能素质、身体形态参数调查及参考范围构建

主管部门：国家体育总局

承担单位：国家体育总局体育科学研究所

负　责　人：冯连世

10.3 人口健康领域科技基础性工作项目——标准物质类资源编目

10.3.1 化学领域资源

(1) 氢化可的松纯度标准物质

a. 资源基本信息

唯一标示：2011FY130100—01—2016100901

学科分类：分析化学（15025）

数据格式：xls、pdf 文件

数据时间：2011-06-01 ~ 2016-05-01

数据地点：中国计量科学研究院

关 键 词：氢化可的松，纯度，标准物质

资源概要：标准值为 99.2%，扩展不确定度为 0.2%（$k=2$）。

共享方式：完全开放共享

b. 对应项目基本信息

项目编号：2011FY130100

项目名称：心脑血管与肿瘤疾病诊断重要标志物标准物质的研究

主管部门：国家质量监督检验检疫总局

承担单位：中国计量科学研究院

负 责 人：李红梅

(2) 17α-羟孕酮纯度标准物质

a. 资源基本信息

唯一标示：2011FY130100—02—2016100902

学科分类：分析化学（15025）

数据格式：xls、pdf 文件

数据时间：2011-06-01 ~ 2016-05-01

数据地点：中国计量科学研究院

关 键 词：17α-羟孕酮，纯度，标准物质

资源概要：标准值为 99.3%，扩展不确定度为 0.2%（$k=2$）。

共享方式：完全开放共享

b. 对应项目基本信息

项目编号：2011FY130100

项目名称：心脑血管与肿瘤疾病诊断重要标志物标准物质的研究

主管部门：国家质量监督检验检疫总局

承担单位：中国计量科学研究院

负 责 人：李红梅

（3） 血清中氢化可的松成分分析标准物质 （92.2ng/g）

a. 资源基本信息

唯一标示：2011FY130100—03—2016100903

学科分类：分析化学 （15025）

数据格式：xls、pdf 文件

数据时间：2011-06-01 ~ 2016-05-01

数据地点：中国计量科学研究院

关 键 词：血清，氢化可的松，成分分析，标准物质

资源概要：标准值为 92.2ng/g，扩展不确定度为 1.8ng/g （$k=2$）。

共享方式：完全开放共享

b. 对应项目基本信息

项目编号：2011FY130100

项目名称：心脑血管与肿瘤疾病诊断重要标志物标准物质的研究

主管部门：国家质量监督检验检疫总局

承担单位：中国计量科学研究院

负 责 人：李红梅

（4） 血清中氢化可的松成分分析标准物质 （107.6ng/g）

a. 资源基本信息

唯一标示：2011FY130100—04—2016100904

学科分类：分析化学 （15025）

数据格式：xls、pdf 文件

数据时间：2011-06-01 ~ 2016-05-01

数据地点：中国计量科学研究院

关 键 词：血清，氢化可的松，成分分析，标准物质

资源概要：标准值为 107.6ng/g，扩展不确定度为 1.6ng/g （$k=2$）。

共享方式：完全开放共享

b. 对应项目基本信息

项目编号：2011FY130100

项目名称：心脑血管与肿瘤疾病诊断重要标志物标准物质的研究

主管部门：国家质量监督检验检疫总局

承担单位：中国计量科学研究院

负 责 人：李红梅

（5） 血清中孕酮成分分析标准物质（1.09ng/g）

a. 资源基本信息

唯一标示：2011FY130100—05—2016100905

学科分类：分析化学（15025）

数据格式：xls、pdf 文件

数据时间：2011-06-01～2016-04-20

数据地点：中国计量科学研究院

关 键 词：血清，孕酮，成分分析，标准物质

资源概要：标准值为 1.09ng/g，扩展不确定度为 0.05ng/g（$k=2$）。

共享方式：完全开放共享

b. 对应项目基本信息

项目编号：2011FY130100

项目名称：心脑血管与肿瘤疾病诊断重要标志物标准物质的研究

主管部门：国家质量监督检验检疫总局

承担单位：中国计量科学研究院

负 责 人：李红梅

（6） 血清中孕酮成分分析标准物质（21.89ng/g）

a. 资源基本信息

唯一标示：2011FY130100—06—2016100906

学科分类：分析化学（15025）

数据格式：xls、pdf 文件

数据时间：2011-06-01～2016-04-20

数据地点：中国计量科学研究院

关 键 词：血清，孕酮，成分分析，标准物质

资源概要：标准值为 21.89ng/g，扩展不确定度为 0.52ng/g（$k=2$）。

共享方式：完全开放共享

b. 对应项目基本信息

项目编号：2011FY130100

项目名称：心脑血管与肿瘤疾病诊断重要标志物标准物质的研究

主管部门：国家质量监督检验检疫总局

承担单位：中国计量科学研究院

负责人：李红梅

（7）　血清中17α-羟孕酮成分分析标准物质（0.51ng/g）

a. 资源基本信息

唯一标示：2011FY130100—07—2016100907

学科分类：分析化学（15025）

数据格式：xls、pdf 文件

数据时间：2011-06-01～2016-04-20

数据地点：中国计量科学研究院

关 键 词：血清，17α-羟孕酮，成分分析，标准物质

资源概要：标准值为0.51ng/g，扩展不确定度为0.02ng/g（$k=2$）。

共享方式：完全开放共享

b. 对应项目基本信息

项目编号：2011FY130100

项目名称：心脑血管与肿瘤疾病诊断重要标志物标准物质的研究

主管部门：国家质量监督检验检疫总局

承担单位：中国计量科学研究院

负责人：李红梅

（8）　血清中17α-羟孕酮成分分析标准物质（1.65ng/g）

a. 资源基本信息

唯一标示：2011FY130100—08—2016100908

学科分类：分析化学（15025）

数据格式：xls、pdf 文件

数据时间：2011-06-01～2016-04-20

数据地点：中国计量科学研究院

关 键 词：血清，17α-羟孕酮，成分分析，标准物质

资源概要：标准值为1.65ng/g，扩展不确定度为0.03ng/g（$k=2$）。

共享方式：完全开放共享

b. 对应项目基本信息

项目编号：2011FY130100

项目名称：心脑血管与肿瘤疾病诊断重要标志物标准物质的研究

主管部门：国家质量监督检验检疫总局

承担单位：中国计量科学研究院

负责人：李红梅

（9）冰冻男性血清睾酮成分分析标准物质

a. 资源基本信息

唯一标示：2011FY130100—09—2016101009

学科分类：分析化学（15025）

数据格式：xls、pdf、doc 文件

数据时间：2011-06-01 ~ 2016-05-01

数据地点：中国计量科学研究院

关 键 词：冰冻，男性血清，睾酮，成分分析，标准物质

资源概要：标准值为 3.66ng/g，扩展不确定度为 0.18ng/g（$k=2$）。

共享方式：完全开放共享

b. 对应项目基本信息

项目编号：2011FY130100

项目名称：心脑血管与肿瘤疾病诊断重要标志物标准物质的研究

主管部门：国家质量监督检验检疫总局

承担单位：中国计量科学研究院

负 责 人：李红梅

（10） 血清中雌二醇标准物质

a. 资源基本信息

唯一标示：2011FY130100—10—2016101010

学科分类：分析化学（15025）

数据格式：xls、pdf 文件

数据时间：2011-06-01 ~ 2016-05-01

数据地点：中国计量科学研究院

关 键 词：血清，雌二醇，标准物质

资源概要：标准值为 3.03ng/g，扩展不确定度为 0.1ng/g（$k=2$）。

共享方式：完全开放共享

b. 对应项目基本信息

项目编号：2011FY130100

项目名称：心脑血管与肿瘤疾病诊断重要标志物标准物质的研究

主管部门：国家质量监督检验检疫总局

承担单位：中国计量科学研究院

负 责 人：李红梅

（11） 人血清中电解质成分标准物质（Level-1）

a. 资源基本信息

唯一标示：2011FY130100—11—2016101011

学科分类：分析化学（15025）

数据格式：xls、pdf、doc 文件

数据时间：2011-06-01 ~ 2016-05-01

数据地点：中国计量科学研究院

关 键 词：人血清，电解质，成分，标准物质，K，Ca，Mg，Li，Na，Cl

资源概要：标准值为 Level-1（mg. kg）：K 246；Ca 123；Mg 27.6；Li 8.06；Na 3032；Cl 3499；＊iCa2+0.89，相对扩展不确定度介于 1% ~ 3%（$k=2$）。

共享方式：完全开放共享

b. 对应项目基本信息

项目编号：2011FY130100

项目名称：心脑血管与肿瘤疾病诊断重要标志物标准物质的研究

主管部门：国家质量监督检验检疫总局

承担单位：中国计量科学研究院

负 责 人：李红梅

(12) 人血清中电解质成分标准物质（Level-2）

a. 资源基本信息

唯一标示：2011FY130100—12—2016101012

学科分类：分析化学（15025）

数据格式：xls、pdf、doc 文件

数据时间：2011-06-01 ~ 2016-05-01

数据地点：中国计量科学研究院

关 键 词：人血清，电解质，成分，标准物质，K，Ca，Mg，Li，Na，Cl

资源概要：标准值为 Level-2（mg. kg）：K 198；Ca 104；Mg 20.4；Li 5.33；Na 3385；Cl 3915；＊iCa2+0.76，相对扩展不确定度介于 1% ~ 3%（$k=2$）。

共享方式：完全开放共享

b. 对应项目基本信息

项目编号：2011FY130100

项目名称：心脑血管与肿瘤疾病诊断重要标志物标准物质的研究

主管部门：国家质量监督检验检疫总局

承担单位：中国计量科学研究院

负 责 人：李红梅

(13) 人血清中电解质成分标准物质（Level-3）

a. 资源基本信息

唯一标示：2011FY130100—13—2016101013

学科分类：分析化学（15025）

数据格式：xls、pdf、doc 文件

数据时间：2011-06-01 ～ 2016-05-01

数据地点：中国计量科学研究院

关 键 词：人血清，电解质，成分，标准物质，K，Ca，Mg，Li，Na，Cl

资源概要：标准值为 Level-3（mg. kg）：K 151；Ca 81.1；Mg 16.5；Li 2.74；Na 3703；Cl 4372；＊iCa2+0.64，相对扩展不确定度介于 1%～3%（$k=2$）。

共享方式：完全开放共享

b. 对应项目基本信息

项目编号：2011FY130100

项目名称：心脑血管与肿瘤疾病诊断重要标志物标准物质的研究

主管部门：国家质量监督检验检疫总局

承担单位：中国计量科学研究院

负 责 人：李红梅

（14） 氧化钛比表面积标准物质（20m²/g）

a. 资源基本信息

唯一标示：2011FY130100—14—2016101014

学科分类：分析化学（15025）

数据格式：xls、pdf、doc 文件

数据时间：2011-06-01 ～ 2016-04-01

数据地点：国家纳米科学中心

关 键 词：氧化钛，比表面积，标准物质

资源概要：标准值为 $19.9m^2/g$，相对扩展不确定度为 2.5%（$k=2$）。

共享方式：完全开放共享

b. 对应项目基本信息

项目编号：2011FY130100

项目名称：心脑血管与肿瘤疾病诊断重要标志物标准物质的研究

主管部门：国家质量监督检验检疫总局

承担单位：中国计量科学研究院

负 责 人：李红梅

（15） 氧化钛比表面积标准物质（100m²/g）

a. 资源基本信息

唯一标示：2011FY130100—15—2016101015

学科分类：分析化学（15025）

数据格式：xls、pdf、doc 文件

数据时间：2011-06-01～2016-05-31

数据地点：国家纳米科学中心

关 键 词：氧化钛，比表面积，标准物质

资源概要：标准值为 $103.5\mathrm{m}^2/\mathrm{g}$，相对扩展不确定度为 1.2%（$k=2$）。

共享方式：完全开放共享

b. 对应项目基本信息

项目编号：2011FY130100

项目名称：心脑血管与肿瘤疾病诊断重要标志物标准物质的研究

主管部门：国家质量监督检验检疫总局

承担单位：中国计量科学研究院

负 责 人：李红梅

（16）睾酮纯度标准物质

a. 资源基本信息

唯一标示：2011FY130100—16—2016101116

学科分类：分析化学（15025）

数据格式：xls、pdf、doc 文件

数据时间：2011-06-01～2016-05-20

数据地点：中国计量科学研究院

关 键 词：睾酮，纯度，标准物质

资源概要：标准值为 99.3%，扩展不确定度为 0.3%（$k=2$）。

共享方式：完全开放共享

b. 对应项目基本信息

项目编号：2011FY130100

项目名称：心脑血管与肿瘤疾病诊断重要标志物标准物质的研究

主管部门：国家质量监督检验检疫总局

承担单位：中国计量科学研究院

负 责 人：李红梅

（17）甲羟孕酮纯度标准物质

a. 资源基本信息

唯一标示：2011FY130100—17—2016101117

学科分类：分析化学（15025）

数据格式：xls、pdf、doc 文件

数据时间：2011-06-01～2016-05-20

数据地点：中国计量科学研究院

关 键 词：甲羟孕酮，纯度，标准物质

资源概要：标准值为 99.3%，扩展不确定度为 0.4%（$k=2$）。

共享方式：完全开放共享

b. 对应项目基本信息

项目编号：2011FY130100

项目名称：心脑血管与肿瘤疾病诊断重要标志物标准物质的研究

主管部门：国家质量监督检验检疫总局

承担单位：中国计量科学研究院

负 责 人：李红梅

（18）5,7-二羟基黄酮纯度标准物质

a. 资源基本信息

唯一标示：2011FY130100—18—2016101118

学科分类：分析化学（15025）

数据格式：xls、pdf、doc 文件

数据时间：2011-06-01～2016-05-20

数据地点：中国计量科学研究院

关 键 词：5,7-二羟基黄酮，纯度，标准物质

资源概要：标准值为 99.4%，扩展不确定度为 0.5%（$k=2$）。

共享方式：完全开放共享

b. 对应项目基本信息

项目编号：2011FY130100

项目名称：心脑血管与肿瘤疾病诊断重要标志物标准物质的研究

主管部门：国家质量监督检验检疫总局

承担单位：中国计量科学研究院

负 责 人：李红梅

（19）水飞蓟宾纯度标准物质

a. 资源基本信息

唯一标示：2011FY130100—19—2016101119

学科分类：分析化学（15025）

数据格式：xls、pdf、doc 文件

数据时间：2011-06-01～2016-05-20

数据地点：中国计量科学研究院

关 键 词：水飞蓟宾，纯度，标准物质

资源概要：标准值为 98.7%，扩展不确定度为 0.5%（$k=2$）。

共享方式：完全开放共享

b. 对应项目基本信息

项目编号：2011FY130100

项目名称：心脑血管与肿瘤疾病诊断重要标志物标准物质的研究

主管部门：国家质量监督检验检疫总局

承担单位：中国计量科学研究院

负 责 人：李红梅

（20）香豆素纯度标准物质

a. 资源基本信息

唯一标示：2011FY130100—20—2016101120

学科分类：分析化学（15025）

数据格式：xls、pdf、doc 文件

数据时间：2011−06−01～2016−05−20

数据地点：中国计量科学研究院

关 键 词：香豆素，纯度，标准物质

资源概要：标准值为 99.2%，扩展不确定度为 0.5%（$k=2$）。

共享方式：完全开放共享

b. 对应项目基本信息

项目编号：2011FY130100

项目名称：心脑血管与肿瘤疾病诊断重要标志物标准物质的研究

主管部门：国家质量监督检验检疫总局

承担单位：中国计量科学研究院

负 责 人：李红梅

（21）橙皮甙纯度标准物质

a. 资源基本信息

唯一标示：2011FY130100—21—2016101121

学科分类：分析化学（15025）

数据格式：xls、pdf、doc 文件

数据时间：2011−06−01～2016−05−20

数据地点：中国计量科学研究院

关 键 词：橙皮甙，纯度，标准物质

资源概要：标准值为 98.4%，扩展不确定度为 0.9%（$k=2$）。

共享方式：完全开放共享

b. 对应项目基本信息

项目编号：2011FY130100

项目名称：心脑血管与肿瘤疾病诊断重要标志物标准物质的研究

主管部门：国家质量监督检验检疫总局

承担单位：中国计量科学研究院

负 责 人：李红梅

（22）川陈皮素纯度标准物质

a. 资源基本信息

唯一标示：2011FY130100—22—2016101122

学科分类：分析化学（15025）

数据格式：xls、pdf、doc 文件

数据时间：2011-06-01～2016-05-20

数据地点：中国计量科学研究院

关 键 词：川陈皮素，纯度，标准物质

资源概要：标准值为 98.4%，扩展不确定度为 0.7%（$k=2$）。

共享方式：完全开放共享

b. 对应项目基本信息

项目编号：2011FY130100

项目名称：心脑血管与肿瘤疾病诊断重要标志物标准物质的研究

主管部门：国家质量监督检验检疫总局

承担单位：中国计量科学研究院

负 责 人：李红梅

（23）C 反应蛋白标准物质

a. 资源基本信息

唯一标示：2011FY130100—23—2016101123

学科分类：分析化学（15025）

数据格式：xls、pdf、doc 文件

数据时间：2011-06-01～2015-12-31

数据地点：中国计量科学研究院

关 键 词：C 反应蛋白，标准物质

资源概要：标准值为 0.337g/g，扩展不确定度为 0.010g/g（$k=2$）。

共享方式：完全开放共享

b. 对应项目基本信息

项目编号：2011FY130100

项目名称：心脑血管与肿瘤疾病诊断重要标志物标准物质的研究

主管部门：国家质量监督检验检疫总局

承担单位：中国计量科学研究院

负 责 人：李红梅

(24) 肌钙蛋白标准物质

a. 资源基本信息

唯一标示：2011FY130100—24—2016101124

学科分类：分析化学（15025）

数据格式：xls、pdf、doc 文件

数据时间：2011-06-01 ~ 2015-12-31

数据地点：中国计量科学研究院

关 键 词：肌钙蛋白，标准物质

资源概要：标准值为 $0.223g/g$，扩展不确定度为 $0.016g/g$（$k=2$）。

共享方式：完全开放共享

b. 对应项目基本信息

项目编号：2011FY130100

项目名称：心脑血管与肿瘤疾病诊断重要标志物标准物质的研究

主管部门：国家质量监督检验检疫总局

承担单位：中国计量科学研究院

负 责 人：李红梅

(25) 瘦素标准物质

a. 资源基本信息

唯一标示：2011FY130100—25—2016101125

学科分类：分析化学（15025）

数据格式：xls、pdf、doc 文件

数据时间：2011-06-01 ~ 2015-12-31

数据地点：中国计量科学研究院

关 键 词：瘦素，标准物质

资源概要：标准值为 $0.058g/g$，扩展不确定度为 $0.014g/g$（$k=2$）。

共享方式：完全开放共享

b. 对应项目基本信息

项目编号：2011FY130100

项目名称：心脑血管与肿瘤疾病诊断重要标志物标准物质的研究

主管部门：国家质量监督检验检疫总局

承担单位：中国计量科学研究院

负 责 人：李红梅

(26) 17β-雌二醇纯度标准物质

a. 资源基本信息

唯一标示：2011FY130100—26—2016101226

学科分类：分析化学（15025）

数据格式：xls、pdf、doc 文件

数据时间：2011-06-01～2016-05-01

数据地点：中国计量科学研究院

关 键 词：17β-雌二醇，纯度，标准物质

资源概要：标准值为 99.2%，扩展不确定度为 0.3%（$k=2$）。

共享方式：完全开放共享

b. 对应项目基本信息

项目编号：2011FY130100

项目名称：心脑血管与肿瘤疾病诊断重要标志物标准物质的研究

主管部门：国家质量监督检验检疫总局

承担单位：中国计量科学研究院

负 责 人：李红梅

(27) 雌三醇纯度标准物质

a. 资源基本信息

唯一标示：2011FY130100—27—2016101227

学科分类：分析化学（15025）

数据格式：xls、pdf、doc 文件

数据时间：2011-06-01～2016-05-01

数据地点：中国计量科学研究院

关 键 词：雌三醇，纯度，标准物质

资源概要：标准值为 98.4%，扩展不确定度为 0.3%（$k=2$）。

共享方式：完全开放共享

b. 对应项目基本信息

项目编号：2011FY130100

项目名称：心脑血管与肿瘤疾病诊断重要标志物标准物质的研究

主管部门：国家质量监督检验检疫总局

承担单位：中国计量科学研究院

负 责 人：李红梅

(28) 雌酮纯度标准物质

a. 资源基本信息

唯一标示：2011FY130100—28—2016101228

学科分类：分析化学（15025）

数据格式：xls、pdf、doc 文件

数据时间：2011–06–01 ~ 2016–05–01

数据地点：中国计量科学研究院

关 键 词：雌酮，纯度，标准物质

资源概要：标准值为 99.3%，扩展不确定度为 0.4%（$k=2$）。

共享方式：完全开放共享

b. 对应项目基本信息

项目编号：2011FY130100

项目名称：心脑血管与肿瘤疾病诊断重要标志物标准物质的研究

主管部门：国家质量监督检验检疫总局

承担单位：中国计量科学研究院

负 责 人：李红梅

(29) 香草扁桃酸纯度标准物质

a. 资源基本信息

唯一标示：2011FY130100—29—2016101229

学科分类：分析化学（15025）

数据格式：xls、pdf、doc 文件

数据时间：2011–06–01 ~ 2016–05–01

数据地点：中国计量科学研究院

关 键 词：香草扁桃酸，纯度，标准物质

资源概要：标准值为 99.5%，扩展不确定度为 0.3%（$k=2$）。

共享方式：完全开放共享

b. 对应项目基本信息

项目编号：2011FY130100

项目名称：心脑血管与肿瘤疾病诊断重要标志物标准物质的研究

主管部门：国家质量监督检验检疫总局

承担单位：中国计量科学研究院

负 责 人：李红梅

（30） 17α-羟孕酮甲醇溶液标准物质

a. 资源基本信息

唯一标示：2011FY130100—31—2016101231

学科分类：分析化学（15025）

数据格式：xls、pdf、doc 文件

数据时间：2011-06-01～2016-05-01

数据地点：中国计量科学研究院

关 键 词：17α-羟孕酮，甲醇，溶液，标准物质

资源概要：标准值为 1.0mg/mL，扩展不确定度为 0.03mg/mL（$k=2$）。

共享方式：完全开放共享

b. 对应项目基本信息

项目编号：2011FY130100

项目名称：心脑血管与肿瘤疾病诊断重要标志物标准物质的研究

主管部门：国家质量监督检验检疫总局

承担单位：中国计量科学研究院

负 责 人：李红梅

（31） 17β-雌二醇甲醇溶液标准物质

a. 资源基本信息

唯一标示：2011FY130100—32—2016101232

学科分类：分析化学（15025）

数据格式：xls、pdf、doc 文件

数据时间：2011-06-01～2016-05-01

数据地点：中国计量科学研究院

关 键 词：17β-雌二醇，甲醇，溶液，标准物质

资源概要：标准值为 1.0mg/mL，扩展不确定度为 0.03mg/mL（$k=2$）。

共享方式：完全开放共享

b. 对应项目基本信息

项目编号：2011FY130100

项目名称：心脑血管与肿瘤疾病诊断重要标志物标准物质的研究

主管部门：国家质量监督检验检疫总局

承担单位：中国计量科学研究院

负 责 人：李红梅

（32） 香草扁桃酸甲醇溶液标准物质

a. 资源基本信息

唯一标示：2011FY130100—33—2016101233

学科分类：分析化学（15025）

数据格式：xls、pdf、doc 文件

数据时间：2011-06-01～2016-05-01

数据地点：中国计量科学研究院

关 键 词：香草扁桃酸，甲醇，溶液，标准物质

资源概要：标准值为 1.0mg/mL，扩展不确定度为 0.03mg/mL（$k=2$）。

共享方式：完全开放共享

b. 对应项目基本信息

项目编号：2011FY130100

项目名称：心脑血管与肿瘤疾病诊断重要标志物标准物质的研究

主管部门：国家质量监督检验检疫总局

承担单位：中国计量科学研究院

负 责 人：李红梅

（33）17-OHP、氢化可的松混合溶液标准物质

a. 资源基本信息

唯一标示：2011FY130100—35—2016101235

学科分类：分析化学（15025）

数据格式：xls、pdf、doc 文件

数据时间：2011-06-01～2016-05-01

数据地点：中国计量科学研究院

关 键 词：17-OHP，氢化可的松，混合溶液，标准物质

资源概要：标准值为 1.0mg/mL，扩展不确定度为 0.03mg/mL（$k=2$）。

共享方式：完全开放共享

b. 对应项目基本信息

项目编号：2011FY130100

项目名称：心脑血管与肿瘤疾病诊断重要标志物标准物质的研究

主管部门：国家质量监督检验检疫总局

承担单位：中国计量科学研究院

负 责 人：李红梅

（34）雌二醇、雌三醇、雌酮甲醇混合溶液标准物质

a. 资源基本信息

唯一标示：2011FY130100—36—2016101236

学科分类：分析化学（15025）

数据格式：xls、pdf、doc 文件

数据时间：2011-06-01～2016-05-01

数据地点：中国计量科学研究院

关 键 词：雌二醇，雌三醇，雌酮，甲醇，混合溶液，标准物质

资源概要：标准值为 1.0mg/mL，扩展不确定度为 0.03mg/mL（$k=2$）。

共享方式：完全开放共享

b. 对应项目基本信息

项目编号：2011FY130100

项目名称：心脑血管与肿瘤疾病诊断重要标志物标准物质的研究

主管部门：国家质量监督检验检疫总局

承担单位：中国计量科学研究院

负 责 人：李红梅

10.3.2 生物学领域资源

（1）中国西南地区大型真菌特异种质资源

a. 资源基本信息

唯一标示：2009FY210200—10—2014112410

学科分类：微生物学（18061）

数据格式：xls 文件

数据时间：2009-12～2014-06

数据地点：西南地区食用菌特异种质资源调查

关 键 词：西南地区，大型真菌，标本

资源概要：中国西南地区大型真菌特异种质资源，为标本资源 2032 份，信息包括：标本库序号、盒子号、中文名称、属名、种本名、种加词、门、纲、目、科、资源归类编码、国家、省、采集地、经度、纬度、海拔、描述、生境、寄主、图像、记录地址、保存单位、采集人、采集时间、采集号、鉴定人、鉴定时间、标本属性、保藏方式、实物状态、共享方式、获取途径、联系人、单位、地址、邮编、电话、E-mail。

共享方式：完全开放共享

b. 对应项目基本信息

项目编号：2009FY210200

项目名称：西南地区食用菌特异种质资源调查

主管部门：中华全国供销合作总社

承担单位：中华全国供销合作总社昆明食用菌研究所

负 责 人：高观世

10.3.3 畜牧、兽医科学领域资源

（1）禽免疫抑制性病毒标准毒种（7 个）

a. 资源基本信息

唯一标示：2008FY130100—05—2014082205

学科分类：兽医学（23030）

数据格式：xls、jpg 文件

数据时间：2010～2013 年

数据地点：中国兽医药品监察所

关 键 词：免疫抑制性病毒，毒株，冻干

资源概要：该品系用禽免疫抑制性病毒毒种或克隆化毒株（包括禽白血病 A、B、J 亚型病毒株、鸡传染性法氏囊病病毒株、鸡传染性贫血病病毒株、鸡网状内皮组织增生症病毒株、鸡马立克氏病病毒株共 7 种）接种易感 SPF 鸡或敏感细胞培养收集冷冻干燥制成。毒种通过无菌检验、支原体检验、外源病毒检验和效力检验等进行质量控制。

共享方式：完全开放共享

b. 对应项目基本信息

项目编号：2008FY130100

项目名称：重大动物疫病病原及相关制品标准物质研究

主管部门：农业部

承担单位：中国兽医药品监察所

负 责 人：于康震

（2）小反刍兽疫病毒标准毒种（1 个）

a. 资源基本信息

唯一标示：2008FY130100—26—2014082626

学科分类：兽医学（23030）

数据格式：xls、jpg 文件

数据时间：2008–01

数据地点：中国兽医药品监察所

关 键 词：小反刍兽疫病毒，毒种，冻干

资源概要：该标准毒系用小反刍兽疫病毒 Clone9 株接种 Vero 细胞，收获病毒培养液加适宜的保护剂，冷冻干燥制成，用于小反刍兽疫活疫苗的生产毒种和细胞中和试验的抗原。

共享方式：协议共享

b. 对应项目基本信息

项目编号：2008FY130100

项目名称：重大动物疫病病原及相关制品标准物质研究

主管部门：农业部

承担单位：中国兽医药品监察所

负 责 人：于康震

（3）布鲁氏菌标准菌种（3 个）

a. 资源基本信息

唯一标示：2008FY130100—42—2014082742

学科分类：兽医学（23030）

数据格式：xls、jpg 文件

数据时间：2009 年

数据地点：中国兽医药品监察所

关 键 词：布鲁氏菌，冻干，质量控制

资源概要：该品系分别用猪、牛、羊源的布鲁氏菌培养物加适量冻干保护剂重悬，经冷冻干燥制成。菌种通过性状、纯粹检验、特异性检验、变异检查、毒力测定等进行质量控制。

共享方式：协议共享

b. 对应项目基本信息

项目编号：2008FY130100

项目名称：重大动物疫病病原及相关制品标准物质研究

主管部门：农业部

承担单位：中国兽医药品监察所

负 责 人：于康震

（4）口蹄疫病毒标准毒种（5 个）

a. 资源基本信息

唯一标示：2008FY130100—51—2014082851

学科分类：兽医学（23030）

数据格式：xls、jpg 文件

数据时间：2006～2010 年

数据地点：国家口蹄疫参考实验室（兰州）

关 键 词：种属，口蹄疫病毒，乳鼠

资源概要：该品系用不同种属来源的口蹄疫病毒株（包括猪源口蹄疫病毒 O
型标准毒种 O.0718 株、O.0834 株、O.MYA98.BY.2010 株和牛
源口蹄疫病毒 A 型标准毒种 A.HuBWH.09 株、Asia1 型标准毒种
Asia1.ZhY.06 株）接种 3 日龄乳鼠，收获 24 小时左右发病死亡
乳鼠，无菌条件下收集乳鼠胴体制成。毒种通过性状、无菌检
验、特异性检验、培养特性、定值检验等进行质量控制。

共享方式：完全开放共享

b. 对应项目基本信息

项目编号：2008FY130100

项目名称：重大动物疫病病原及相关制品标准物质研究

主管部门：农业部

承担单位：中国兽医药品监察所

负 责 人：于康震

(5) 狂犬病病毒标准毒种（3 个）

a. 资源基本信息

唯一标示：2008FY130100—101—20140829101

学科分类：兽医学（23030）

数据格式：xls、jpg 文件

数据时间：2011 年

数据地点：中国兽医药品监察所

关 键 词：狂犬病病毒，细胞，冻干

资源概要：该品系分别用狂犬病 CVS-11 株、CVS-24 株和 Flury-LEP 株病毒
株接种敏感细胞或乳鼠传代培养收获，冷冻干燥制成。毒种通过
性状、无菌检验、支原体检验、外源病毒检验、病毒含量测定等
进行质量控制。

共享方式：协议共享

b. 对应项目基本信息

项目编号：2008FY130100

项目名称：重大动物疫病病原及相关制品标准物质研究

主管部门：农业部

承担单位：中国兽医药品监察所

负 责 人：于康震

（6）高致病性猪蓝耳病病毒参考毒株（1 个）

a. 资源基本信息

唯一标示：2008FY130100—114—20140901114

学科分类：兽医学（23030）

数据格式：xls、jpg 文件

数据时间：2009-12

数据地点：中国动物疫病预防控制中心

关 键 词：高致病性猪蓝耳病病毒，Marc-145 细胞，参考毒株

资源概要：高致病性猪蓝耳病病毒参考毒株用经纯化的高致病性猪蓝耳病病毒 NVDC-JXA1 毒株接种 Marc-145 细胞，经培养后，收获感染细胞培养液，加入冻干保护剂，经冷冻真空干燥制成。该毒株按现行《中国兽药典》附录进行了无菌检验、支原体检验、外源病毒检验均表现为合格；另外，该毒株还进行了病毒效价测定及致病性试验，符合高致病性猪蓝耳病病毒检验用毒标准。因此将该毒株作为高致病性猪蓝耳病病毒参考毒株。

共享方式：协议共享

b. 对应项目基本信息

项目编号：2008FY130100

项目名称：重大动物疫病病原及相关制品标准物质研究

主管部门：农业部

承担单位：中国兽医药品监察所

负 责 人：于康震

（7）禽流感病毒参考毒株（2 个）

a. 资源基本信息

唯一标示：2008FY130100—119—20140901119

学科分类：兽医学（23030）

数据格式：xls、jpg 文件

数据时间：2010 年

数据地点：中国农业科学院哈尔滨兽医研究所

关 键 词：禽流感病毒，SPF 鸡胚，冻干

资源概要：该品系用不同毒株的禽流感病毒（包括 H9N2 亚型 CK. HuN. 174. 08

株和 A. Chicken. Hunan. S933.08 株）接种 SPF 鸡胚，37℃培养 72 小时后，无菌收获病毒悬液冷冻干燥制成。毒种通过红细胞凝集价测定、纯净性检验、特异性检验、病毒含量测定等进行质量控制。

共享方式：协议共享

b. 对应项目基本信息

项目编号：2008FY130100

项目名称：重大动物疫病病原及相关制品标准物质研究

主管部门：农业部

承担单位：中国兽医药品监察所

负 责 人：于康震

（8）禽用疫苗检验用标准物质（19 种）

a. 资源基本信息

唯一标示：2008FY130100—130—20150110130

学科分类：兽医学（23030）

数据格式：xls、jpg 文件

数据时间：2010～2014 年

数据地点：中国

关 键 词：检验用抗原，特异性血清，参考疫苗

资源概要：该标准物质包括 IBV、IBDV、EDS、MDV、ALV、REV 等 19 种检验用抗原、特异性血清、参考疫苗等。抗原以不同病毒株接种易感动物或细胞增殖后灭活制成。特异性血清以不同病毒株接种易感动物后采血，分离血清，冷冻干燥制成。参考疫苗以病毒株接种易感细胞，收获细胞液灭活，冷冻干燥制成。

共享方式：完全开放共享

b. 对应项目基本信息

项目编号：2008FY130100

项目名称：重大动物疫病病原及相关制品标准物质研究

主管部门：农业部

承担单位：中国兽医药品监察所

负 责 人：于康震

（9）哺乳动物用疫苗检验用标准物质（26 种）

a. 资源基本信息

唯一标示：2008FY130100—131—20150110131

学科分类：兽医学（23030）

数据格式：xls、jpg 文件

数据时间：2010～2014 年

数据地点：中国兽医药品监察所

关 键 词：检验用抗原，特异性血清，荧光抗体

资源概要：该标准物质包括 PPV、PCV-2、PRV、PPRV、PRRSV 等 26 种检
验用抗原、特异性血清、荧光抗体、参考疫苗等。抗原以不同病
毒株接种易感动物或细胞增殖后灭活制成。特异性血清以不同病
毒株接种易感动物后采血，分离血清，冷冻干燥制成。荧光抗体
以不同病毒株特异性高免血清提纯后标记荧光素制成。参考疫苗
以病毒株接种易感细胞，收获细胞液灭活，冷冻干燥制成。

共享方式：完全开放共享

b. 对应项目基本信息

项目编号：2008FY130100

项目名称：重大动物疫病病原及相关制品标准物质研究

主管部门：农业部

承担单位：中国兽医药品监察所

负 责 人：于康震

（10） 核酸检验标准物质（7 种）

a. 资源基本信息

唯一标示：2008FY130100—132—20150110132

学科分类：兽医学（23030）

数据格式：xls、jpg 文件

数据时间：2013 年

数据地点：中国兽医药品监察所

关 键 词：RT-PCR，基因序列，克隆

资源概要：该标准物质利用 RT-PCR 扩增不同病毒株（包括 AIV、NDV、
FMDV、PRV、PRRSV、IBRV 等）的特定基因序列，再将其克隆
入 pGEM-T 质粒载体，将载体线性化之后，经体外转录获得
cRNA 纯品制成。

共享方式：完全开放共享

b. 对应项目基本信息

项目编号：2008FY130100

项目名称：重大动物疫病病原及相关制品标准物质研究

主管部门：农业部

承担单位：中国兽医药品监察所

负 责 人：于康震

10.4　临床医学领域资源

（1）网织红细胞计数标准物质（GBW（E）090721）

a. 资源基本信息

唯一标示：2013FY113800—01—2017091101

学科分类：临床诊断学（32011）

数据格式：xls 文件

数据时间：2014–09

数据地点：卫生部临床检验中心

关 键 词：标准物质，网织红细胞，细胞计数

资源概要：经原料组分分离、洗涤、固定、浓度水平调整制备；荧光染料法
进行检测；均匀性检验、稳定性考察、互通性评价；定值及不确
定度分析，得到网织红细胞计数值。定值结果为 0.9%，扩展不
确定度为 0.08%。

共享方式：完全开放共享

b. 对应项目基本信息

项目编号：2013FY113800

项目名称：临床检验重要和常用项目标准物质研制

主管部门：国家卫生和计划生育委员会

承担单位：北京医院

负 责 人：彭明婷

（2）网织红细胞计数标准物质（GBW（E）090722）

a. 资源基本信息

唯一标示：2013FY113800—02—2017091102

学科分类：临床诊断学（32011）

数据格式：xls 文件

数据时间：2014–09

数据地点：卫生部临床检验中心

关 键 词：标准物质，网织红细胞，细胞计数

资源概要：经原料组分分离、洗涤、固定、浓度水平调整制备；荧光染料法

进行检测；均匀性检验、稳定性考察、互通性评价；定值及不确定度分析，得到网织红细胞计数值。定值结果为2.04%，扩展不确定度为0.15%。

共享方式：完全开放共享

b. 对应项目基本信息

项目编号：2013FY113800

项目名称：临床检验重要和常用项目标准物质研制

主管部门：国家卫生和计划生育委员会

承担单位：北京医院

负 责 人：彭明婷

（3）红细胞沉降率测定标准物质（GBW（E）090723）

a. 资源基本信息

唯一标示：2013FY113800—03—2017091103

学科分类：临床诊断学（32011）

数据格式：xls 文件

数据时间：2014-03

数据地点：卫生部临床检验中心

关 键 词：标准物质，红细胞沉降率，改良魏氏法

资源概要：经原料组分分离、洗涤、固定、组分比例调整制备；改良魏氏法检测；均匀性检验、稳定性考察、互通性评价；定值及不确定度分析，得到红细胞沉降率值。定值结果为2.2mm/h，扩展不确定度为1.2mm/h。

共享方式：完全开放共享

b. 对应项目基本信息

项目编号：2013FY113800

项目名称：临床检验重要和常用项目标准物质研制

主管部门：国家卫生和计划生育委员会

承担单位：北京医院

负 责 人：彭明婷

（4）红细胞沉降率测定标准物质（GBW（E）090724）

a. 资源基本信息

唯一标示：2013FY113800—04—2017091104

学科分类：临床诊断学（32011）

数据格式：xls 文件

数据时间：2014-03

数据地点：卫生部临床检验中心

关 键 词：标准物质，红细胞沉降率，改良魏氏法

资源概要：经原料组分分离、洗涤、固定、组分比例调整制备；改良魏氏法
检测；均匀性检验、稳定性考察、互通性评价；定值及不确定度
分析，得到红细胞沉降率值。定值结果为 7.0mm/h，扩展不确定
度为 1.4mm/h。

共享方式：完全开放共享

b. 对应项目基本信息

项目编号：2013FY113800

项目名称：临床检验重要和常用项目标准物质研制

主管部门：国家卫生和计划生育委员会

承担单位：北京医院

负 责 人：彭明婷

（5）红细胞沉降率测定标准物质（GBW（E）090725）

a. 资源基本信息

唯一标示：2013FY113800—05—2017091105

学科分类：临床诊断学（32011）

数据格式：xls 文件

数据时间：2014-03

数据地点：卫生部临床检验中心

关 键 词：标准物质，红细胞沉降率，改良魏氏法

资源概要：经原料组分分离、洗涤、固定、组分比例调整制备；改良魏氏法
检测；均匀性检验、稳定性考察、互通性评价；定值及不确定度
分析，得到红细胞沉降率值。定值结果为 11.5mm/h，扩展不确
定度为 1.3mm/h。

共享方式：完全开放共享

b. 对应项目基本信息

项目编号：2013FY113800

项目名称：临床检验重要和常用项目标准物质研制

主管部门：国家卫生和计划生育委员会

承担单位：北京医院

负 责 人：彭明婷

（6）红细胞沉降率测定标准物质（GBW（E）090726）

a. 资源基本信息

唯一标示：2013FY113800—06—2017091106

学科分类：临床诊断学（32011）

数据格式：xls 文件

数据时间：2014-03

数据地点：卫生部临床检验中心

关 键 词：标准物质，红细胞沉降率，改良魏氏法

资源概要：经原料组分分离、洗涤、固定、组份比例调整制备；改良魏氏法检测；均匀性检验、稳定性考察、互通性评价；定值及不确定度分析，得到红细胞沉降率值。定值结果为 23.8mm/h，扩展不确定度为 3.3mm/h。

共享方式：完全开放共享

b. 对应项目基本信息

项目编号：2013FY113800

项目名称：临床检验重要和常用项目标准物质研制

主管部门：国家卫生和计划生育委员会

承担单位：北京医院

负 责 人：彭明婷

（7） 红细胞沉降率测定标准物质（GBW（E）090727）

a. 资源基本信息

唯一标示：2013FY113800—07—2017091107

学科分类：临床诊断学（32011）

数据格式：xls 文件

数据时间：2014-03

数据地点：卫生部临床检验中心

关 键 词：标准物质，红细胞沉降率，改良魏氏法

资源概要：经原料组分分离、洗涤、固定、组份比例调整制备；改良魏氏法检测；均匀性检验、稳定性考察、互通性评价；定值及不确定度分析，得到红细胞沉降率值。定值结果为 54.6mm/h，扩展不确定度为 5.2mm/h。

共享方式：完全开放共享

b. 对应项目基本信息

项目编号：2013FY113800

项目名称：临床检验重要和常用项目标准物质研制

主管部门：国家卫生和计划生育委员会

承担单位：北京医院

负 责 人：彭明婷

（8）纤维蛋白原检测标准物质（GBW（E）090728）

a. 资源基本信息

唯一标示：2013FY113800—08—2017091108

学科分类：临床诊断学（32011）

数据格式：xls 文件

数据时间：2013-06

数据地点：卫生部临床检验中心

关 键 词：标准物质，纤维蛋白原，Clauss 法

资源概要：经原料组分提取、浓度水平调整制备；Clauss 法检测；均匀性检验、稳定性考察、互通性评价；定值及不确定度分析，得到纤维蛋白原浓度值。定值结果为 1.06g/L，扩展不确定度为 0.05g/L。

共享方式：完全开放共享

b. 对应项目基本信息

项目编号：2013FY113800

项目名称：临床检验重要和常用项目标准物质研制

主管部门：国家卫生和计划生育委员会

承担单位：北京医院

负 责 人：彭明婷

（9）纤维蛋白原检测标准物质（GBW（E）090729）

a. 资源基本信息

唯一标示：2013FY113800—09—2017091109

学科分类：临床诊断学（32011）

数据格式：xls 文件

数据时间：2013-06

数据地点：卫生部临床检验中心

关 键 词：标准物质，纤维蛋白原，Clauss 法

资源概要：经原料组分提取、浓度水平调整制备；Clauss 法检测；均匀性检验、稳定性考察、互通性评价；定值及不确定度分析，得到纤维蛋白原浓度值。定值结果为 2.91g/L，扩展不确定度为 0.10g/L。

共享方式：完全开放共享

b. 对应项目基本信息

项目编号：2013FY113800

项目名称：临床检验重要和常用项目标准物质研制

主管部门：国家卫生和计划生育委员会

承担单位：北京医院

负 责 人：彭明婷

（10） 纤维蛋白原检测标准物质（GBW（E）090730）

a. 资源基本信息

唯一标示：2013FY113800—10—2017091110

学科分类：临床诊断学（32011）

数据格式：xls 文件

数据时间：2013-06

数据地点：卫生部临床检验中心

关 键 词：标准物质，纤维蛋白原，Clauss 法

资源概要：经原料组分提取、浓度水平调整制备；Clauss 法检测；均匀性检验、稳定性考察、互通性评价；定值及不确定度分析，得到纤维蛋白原浓度值。定值结果为 5.26g/L，扩展不确定度为 0.17g/L。

共享方式：完全开放共享

b. 对应项目基本信息

项目编号：2013FY113800

项目名称：临床检验重要和常用项目标准物质研制

主管部门：国家卫生和计划生育委员会

承担单位：北京医院

负 责 人：彭明婷

（11） D-二聚体定量检测标准物质（GBW（E）090731）

a. 资源基本信息

唯一标示：2013FY113800—11—2017091111

学科分类：临床诊断学（32011）

数据格式：xls 文件

数据时间：2014-08

数据地点：卫生部临床检验中心

关 键 词：标准物质，D-二聚体，免疫比浊法

资源概要：经不同浓度水平原料血浆收集，浓度水平调整制备；免疫比浊法检测；均匀性检验、稳定性考察、互通性评价；定值及不确定度分析，得到 D-二聚体浓度值。定值结果为 0.27mg/L（FEU），扩展不确定度为 0.04mg/L（FEU）。

共享方式：完全开放共享

b. 对应项目基本信息

项目编号：2013FY113800

项目名称：临床检验重要和常用项目标准物质研制

主管部门：国家卫生和计划生育委员会

承担单位：北京医院

负 责 人：彭明婷

（12） D-二聚体定量检测标准物质（GBW（E）090732）

a. 资源基本信息

唯一标示：2013FY113800—12—2017091112

学科分类：临床诊断学（32011）

数据格式：xls 文件

数据时间：2014-08

数据地点：卫生部临床检验中心

关 键 词：标准物质，D-二聚体，免疫比浊法

资源概要：经不同浓度水平原料血浆收集，浓度水平调整制备；免疫比浊法
　　　　　检测；均匀性检验、稳定性考察、互通性评价；定值及不确定度
　　　　　分析，得到 D-二聚体浓度值。定值结果为 0.35mg/L（FEU），扩
　　　　　展不确定度为 0.04mg/L（FEU）。

共享方式：完全开放共享

b. 对应项目基本信息

项目编号：2013FY113800

项目名称：临床检验重要和常用项目标准物质研制

主管部门：国家卫生和计划生育委员会

承担单位：北京医院

负 责 人：彭明婷

（13） D-二聚体定量检测标准物质（GBW（E）090733）

a. 资源基本信息

唯一标示：2013FY113800—13—2017091113

学科分类：临床诊断学（32011）

数据格式：xls 文件

数据时间：2014-08

数据地点：卫生部临床检验中心

关 键 词：标准物质，D-二聚体，免疫比浊法

资源概要：经不同浓度水平原料血浆收集，浓度水平调整制备；免疫比浊法
检测；均匀性检验、稳定性考察、互通性评价；定值及不确定度
分析，得到D-二聚体浓度值。定值结果为0.58mg/L（FEU），扩
展不确定度为0.06mg/L（FEU）。

共享方式：完全开放共享

b. 对应项目基本信息

项目编号：2013FY113800

项目名称：临床检验重要和常用项目标准物质研制

主管部门：国家卫生和计划生育委员会

承担单位：北京医院

负 责 人：彭明婷

（14）D-二聚体定量检测标准物质（GBW（E）090734）

a. 资源基本信息

唯一标示：2013FY113800—14—2017091114

学科分类：临床诊断学（32011）

数据格式：xls文件

数据时间：2014-08

数据地点：卫生部临床检验中心

关 键 词：标准物质，D-二聚体，免疫比浊法

资源概要：经不同浓度水平原料血浆收集，浓度水平调整制备；免疫比浊法
检测；均匀性检验、稳定性考察、互通性评价；定值及不确定度
分析，得到D-二聚体浓度值。定值结果为2.01mg/L（FEU），扩
展不确定度为0.19mg/L（FEU）。

共享方式：完全开放共享

b. 对应项目基本信息

项目编号：2013FY113800

项目名称：临床检验重要和常用项目标准物质研制

主管部门：国家卫生和计划生育委员会

承担单位：北京医院

负 责 人：彭明婷

（15）D-二聚体定量检测标准物质（GBW（E）090735）

a. 资源基本信息

唯一标示：2013FY113800—15—2017091115

学科分类：临床诊断学（32011）

数据格式：xls 文件

数据时间：2014-08

数据地点：卫生部临床检验中心

关 键 词：标准物质，D-二聚体，免疫比浊法

资源概要：经不同浓度水平原料血浆收集，浓度水平调整制备；免疫比浊法
检测；均匀性检验、稳定性考察、互通性评价；定值及不确定度
分析，得到 D-二聚体浓度值。定值结果为 2.79mg/L（FEU），扩
展不确定度为 0.30mg/L（FEU）。

共享方式：完全开放共享

b. 对应项目基本信息

项目编号：2013FY113800

项目名称：临床检验重要和常用项目标准物质研制

主管部门：国家卫生和计划生育委员会

承担单位：北京医院

负 责 人：彭明婷

（16）凝血因子Ⅷ活性检测标准物质（GBW（E）090736）

a. 资源基本信息

唯一标示：2013FY113800—16—2017091116

学科分类：临床诊断学（32011）

数据格式：xls 文件

数据时间：2013-12

数据地点：卫生部临床检验中心

关 键 词：标准物质，凝血因子Ⅷ，活性检测

资源概要：经原料组分分离，浓度水平调整制备；一期凝固法检测；均匀性
检验、稳定性考察、互通性评价；定值及不确定度分析，得到凝
血因子Ⅷ活性值。定值结果为 85%，扩展不确定度为 13%。

共享方式：完全开放共享

b. 对应项目基本信息

项目编号：2013FY113800

项目名称：临床检验重要和常用项目标准物质研制

主管部门：国家卫生和计划生育委员会

承担单位：北京医院

负 责 人：彭明婷

（17）凝血因子Ⅷ活性检测标准物质（GBW（E）090737）

a. 资源基本信息

唯一标示：2013FY113800—17—2017091117

学科分类：临床诊断学（32011）

数据格式：xls 文件

数据时间：2013-12

数据地点：卫生部临床检验中心

关 键 词：标准物质，凝血因子Ⅷ，活性检测

资源概要：经原料组分分离，浓度水平调整制备；一期凝固法检测；均匀性
          检验、稳定性考察、互通性评价；定值及不确定度分析，得到凝
          血因子Ⅷ活性值。定值结果为 36.0%，扩展不确定度为 3.4%。

共享方式：完全开放共享

b. 对应项目基本信息

项目编号：2013FY113800

项目名称：临床检验重要和常用项目标准物质研制

主管部门：国家卫生和计划生育委员会

承担单位：北京医院

负 责 人：彭明婷

（18） 凝血因子Ⅷ活性检测标准物质 （GBW （E） 090738）

a. 资源基本信息

唯一标示：2013FY113800—18—2017091118

学科分类：临床诊断学（32011）

数据格式：xls 文件

数据时间：2013-12

数据地点：卫生部临床检验中心

关 键 词：标准物质，凝血因子Ⅷ，活性检测

资源概要：经原料组分分离，浓度水平调整制备；一期凝固法检测；均匀性
          检验、稳定性考察、互通性评价；定值及不确定度分析，得到凝
          血因子Ⅷ活性值。定值结果为 20.5%，扩展不确定度为 2.3%。

共享方式：完全开放共享

b. 对应项目基本信息

项目编号：2013FY113800

项目名称：临床检验重要和常用项目标准物质研制

主管部门：国家卫生和计划生育委员会

承担单位：北京医院

负 责 人：彭明婷

（19） 凝血因子Ⅷ活性检测标准物质（GBW（E）090739）

a. 资源基本信息

唯一标示：2013FY113800—19—2017091119

学科分类：临床诊断学（32011）

数据格式：xls 文件

数据时间：2013-12

数据地点：卫生部临床检验中心

关 键 词：标准物质，凝血因子Ⅷ，活性检测

资源概要：经原料组分分离，浓度水平调整制备；一期凝固法检测；均匀性
检验、稳定性考察、互通性评价；定值及不确定度分析，得到凝
血因子Ⅷ活性值。定值结果为 6.5%，扩展不确定度为 1.9%。

共享方式：完全开放共享

b. 对应项目基本信息

项目编号：2013FY113800

项目名称：临床检验重要和常用项目标准物质研制

主管部门：国家卫生和计划生育委员会

承担单位：北京医院

负 责 人：彭明婷

（20） 凝血因子Ⅸ活性检测标准物质（GBW（E）090740）

a. 资源基本信息

唯一标示：2013FY113800—20—2017091120

学科分类：临床诊断学（32011）

数据格式：xls 文件

数据时间：2013-12

数据地点：卫生部临床检验中心

关 键 词：标准物质，凝血因子Ⅸ，活性检测

资源概要：经原料组分分离，浓度水平调整制备；一期凝固法检测；均匀性
检验、稳定性考察、互通性评价；定值及不确定度分析，得到凝
血因子Ⅸ活性值。定值结果为 102%，扩展不确定度为 13%。

共享方式：完全开放共享

b. 对应项目基本信息

项目编号：2013FY113800

项目名称：临床检验重要和常用项目标准物质研制

主管部门：国家卫生和计划生育委员会

承担单位：北京医院

负 责 人：彭明婷

（21） 凝血因子Ⅸ活性检测标准物质 （GBW（E）090741）

a. 资源基本信息

唯一标示：2013FY113800—21—2017091121

学科分类：临床诊断学 （32011）

数据格式：xls 文件

数据时间：2013-12

数据地点：卫生部临床检验中心

关 键 词：标准物质，凝血因子Ⅸ，活性检测

资源概要：经原料组分分离，浓度水平调整制备；一期凝固法检测；均匀性
检验、稳定性考察、互通性评价；定值及不确定度分析，得到凝
血因子Ⅸ活性值。定值结果为 47.8%，扩展不确定度为 6.9%。

共享方式：完全开放共享

b. 对应项目基本信息

项目编号：2013FY113800

项目名称：临床检验重要和常用项目标准物质研制

主管部门：国家卫生和计划生育委员会

承担单位：北京医院

负 责 人：彭明婷

（22） 凝血因子Ⅸ活性检测标准物质 （GBW（E）090742）

a. 资源基本信息

唯一标示：2013FY113800—22—2017091122

学科分类：临床诊断学 （32011）

数据格式：xls 文件

数据时间：2013-12

数据地点：卫生部临床检验中心

关 键 词：标准物质，凝血因子Ⅸ，活性检测

资源概要：经原料组分分离，浓度水平调整制备；一期凝固法检测；均匀性
检验、稳定性考察、互通性评价；定值及不确定度分析，得到凝
血因子Ⅸ活性值。定值结果为 29.3%，扩展不确定度为 3.8%。

共享方式：完全开放共享

b. 对应项目基本信息

项目编号：2013FY113800

项目名称：临床检验重要和常用项目标准物质研制

主管部门：国家卫生和计划生育委员会

承担单位：北京医院

负 责 人：彭明婷

(23) 凝血因子Ⅸ活性检测标准物质（GBW（E）090743）

a. 资源基本信息

唯一标示：2013FY113800—23—2017091123

学科分类：临床诊断学（32011）

数据格式：xls 文件

数据时间：2013-12

数据地点：卫生部临床检验中心

关 键 词：标准物质，凝血因子Ⅸ，活性检测

资源概要：经原料组分分离，浓度水平调整制备；一期凝固法检测；均匀性
　　　　　检验、稳定性考察、互通性评价；定值及不确定度分析，得到凝
　　　　　血因子Ⅸ活性值。定值结果为 9.5%，扩展不确定度为 1.9%。

共享方式：完全开放共享

b. 对应项目基本信息

项目编号：2013FY113800

项目名称：临床检验重要和常用项目标准物质研制

主管部门：国家卫生和计划生育委员会

承担单位：北京医院

负 责 人：彭明婷

(24) 抗凝血酶活性检测标准物质（GBW（E）090797）

a. 资源基本信息

唯一标示：2013FY113800—24—2017091124

学科分类：临床诊断学（32011）

数据格式：xls 文件

数据时间：2015-01

数据地点：卫生部临床检验中心

关 键 词：标准物质，抗凝血酶，活性检测

资源概要：经原料浓度水平调整制备；发色底物法检测；均匀性检验、稳定
　　　　　性考察、互通性评价；定值及不确定度分析，得到抗凝血酶活性
　　　　　值。定值结果为 101%，扩展不确定度为 6%。

共享方式：完全开放共享

b. 对应项目基本信息

项目编号：2013FY113800

项目名称：临床检验重要和常用项目标准物质研制

主管部门：国家卫生和计划生育委员会

承担单位：北京医院

负 责 人：彭明婷

（25）抗凝血酶活性检测标准物质（GBW（E）090798）

a. 资源基本信息

唯一标示：2013FY113800—25—2017091125

学科分类：临床诊断学（32011）

数据格式：xls 文件

数据时间：2013-12

数据地点：卫生部临床检验中心

关 键 词：标准物质，抗凝血酶，活性检测

资源概要：经原料浓度水平调整制备；发色底物法检测；均匀性检验、稳定
性考察、互通性评价；定值及不确定度分析，得到抗凝血酶活性
值。定值结果为72%，扩展不确定度为5%。

共享方式：完全开放共享

b. 对应项目基本信息

项目编号：2013FY113800

项目名称：临床检验重要和常用项目标准物质研制

主管部门：国家卫生和计划生育委员会

承担单位：北京医院

负 责 人：彭明婷

（26）抗凝血酶活性检测标准物质（GBW（E）090799）

a. 资源基本信息

唯一标示：2013FY113800—26—2017091126

学科分类：临床诊断学（32011）

数据格式：xls 文件

数据时间：2013-12

数据地点：卫生部临床检验中心

关 键 词：标准物质，抗凝血酶，活性检测

资源概要：经原料浓度水平调整制备；发色底物法检测；均匀性检验、稳定
性考察、互通性评价；定值及不确定度分析，得到抗凝血酶活性

值。定值结果为40%，扩展不确定度为4%。

共享方式：完全开放共享

b. 对应项目基本信息

项目编号：2013FY113800

项目名称：临床检验重要和常用项目标准物质研制

主管部门：国家卫生和计划生育委员会

承担单位：北京医院

负 责 人：彭明婷

(27) 抗凝蛋白 C 活性检测标准物质（GBW（E）090800）

a. 资源基本信息

唯一标示：2013FY113800—27—2017091127

学科分类：临床诊断学（32011）

数据格式：xls 文件

数据时间：2015–01

数据地点：卫生部临床检验中心

关 键 词：标准物质，抗凝蛋白 C，活性检测

资源概要：经原料浓度水平调整制备；发色底物法检测；均匀性检验、稳定
性考察、互通性评价；定值及不确定度分析，得到抗凝蛋白 C 活
性值。定值结果为116%，扩展不确定度为12%。

共享方式：完全开放共享

b. 对应项目基本信息

项目编号：2013FY113800

项目名称：临床检验重要和常用项目标准物质研制

主管部门：国家卫生和计划生育委员会

承担单位：北京医院

负 责 人：彭明婷

(28) 抗凝蛋白 C 活性检测标准物质（GBW（E）090801）

a. 资源基本信息

唯一标示：2013FY113800—28—2017091128

学科分类：临床诊断学（32011）

数据格式：xls 文件

数据时间：2015–01

数据地点：卫生部临床检验中心

关 键 词：标准物质，抗凝蛋白 C，活性检测

资源概要：经原料浓度水平调整制备；发色底物法检测；均匀性检验、稳定性考察、互通性评价；定值及不确定度分析，得到抗凝蛋白C活性值。定值结果为96%，扩展不确定度为6%。

共享方式：完全开放共享

b. 对应项目基本信息

项目编号：2013FY113800

项目名称：临床检验重要和常用项目标准物质研制

主管部门：国家卫生和计划生育委员会

承担单位：北京医院

负 责 人：彭明婷

（29）抗凝蛋白C活性检测标准物质（GBW（E）090802）

a. 资源基本信息

唯一标示：2013FY113800—29—2017091129

学科分类：临床诊断学（32011）

数据格式：xls 文件

数据时间：2015–01

数据地点：卫生部临床检验中心

关 键 词：标准物质，抗凝蛋白C，活性检测

资源概要：经原料浓度水平调整制备；发色底物法检测；均匀性检验、稳定性考察、互通性评价；定值及不确定度分析，得到抗凝蛋白C活性值。定值结果为77%，扩展不确定度为6%。

共享方式：完全开放共享

b. 对应项目基本信息

项目编号：2013FY113800

项目名称：临床检验重要和常用项目标准物质研制

主管部门：国家卫生和计划生育委员会

承担单位：北京医院

负 责 人：彭明婷

（30）抗凝蛋白C活性检测标准物质（GBW（E）090803）

a. 资源基本信息

唯一标示：2013FY113800—30—2017091130

学科分类：临床诊断学（32011）

数据格式：xls 文件

数据时间：2015–01

数据地点：卫生部临床检验中心

关 键 词：标准物质，抗凝蛋白 C，活性检测

资源概要：经原料浓度水平调整制备；发色底物法检测；均匀性检验、稳定
　　　　　性考察、互通性评价；定值及不确定度分析，得到抗凝蛋白 C 活
　　　　　性值。定值结果为 48%，扩展不确定度为 3%。

共享方式：完全开放共享

b. 对应项目基本信息

项目编号：2013FY113800

项目名称：临床检验重要和常用项目标准物质研制

主管部门：国家卫生和计划生育委员会

承担单位：北京医院

负 责 人：彭明婷

（31）抗凝蛋白 C 活性检测标准物质（GBW（E）090804）

a. 资源基本信息

唯一标示：2013FY113800—31—2017091131

学科分类：临床诊断学（32011）

数据格式：xls 文件

数据时间：2015-01

数据地点：卫生部临床检验中心

关 键 词：标准物质，抗凝蛋白 C，活性检测

资源概要：经原料浓度水平调整制备；发色底物法检测；均匀性检验、稳定
　　　　　性考察、互通性评价；定值及不确定度分析，得到抗凝蛋白 C 活
　　　　　性值。定值结果为 29%，扩展不确定度为 3%。

共享方式：完全开放共享

b. 对应项目基本信息

项目编号：2013FY113800

项目名称：临床检验重要和常用项目标准物质研制

主管部门：国家卫生和计划生育委员会

承担单位：北京医院

负 责 人：彭明婷

（32）血管性血友病因子抗原检测标准物质（GBW（E）090805）

a. 资源基本信息

唯一标示：2013FY113800—32—2017091132

学科分类：临床诊断学（32011）

数据格式：xls 文件

数据时间：2015-01

数据地点：卫生部临床检验中心

关 键 词：标准物质，血管性血友病因子，抗原检测

资源概要：经原料组分分离，浓度水平调整制备；免疫比浊法检测；均匀性
检验、稳定性考察、互通性评价；定值及不确定度分析，得到血
管性血友病因子抗原浓度值。定值结果为138%，扩展不确定度
为11%。

共享方式：完全开放共享

b. 对应项目基本信息

项目编号：2013FY113800

项目名称：临床检验重要和常用项目标准物质研制

主管部门：国家卫生和计划生育委员会

承担单位：北京医院

负 责 人：彭明婷

（33）血管性血友病因子抗原检测标准物质（GBW（E）090806）

a. 资源基本信息

唯一标示：2013FY113800—33—2017091133

学科分类：临床诊断学（32011）

数据格式：xls 文件

数据时间：2015-01

数据地点：卫生部临床检验中心

关 键 词：标准物质，血管性血友病因子，抗原检测

资源概要：经原料组分分离，浓度水平调整制备；免疫比浊法检测；均匀性
检验、稳定性考察、互通性评价；定值及不确定度分析，得到血
管性血友病因子抗原浓度值。定值结果为89%，扩展不确定度
为4%。

共享方式：完全开放共享

b. 对应项目基本信息

项目编号：2013FY113800

项目名称：临床检验重要和常用项目标准物质研制

主管部门：国家卫生和计划生育委员会

承担单位：北京医院

负 责 人：彭明婷

(34) 血管性血友病因子抗原检测标准物质（GBW（E）090807）

a. 资源基本信息

唯一标示：2013FY113800—34—2017091134

学科分类：临床诊断学（32011）

数据格式：xls 文件

数据时间：2015-01

数据地点：卫生部临床检验中心

关 键 词：标准物质，血管性血友病因子，抗原检测

资源概要：经原料组分分离，浓度水平调整制备；免疫比浊法检测；均匀性
　　　　　检验、稳定性考察、互通性评价；定值及不确定度分析，得到血
　　　　　管性血友病因子抗原浓度值。定值结果为 54%，扩展不确定度
　　　　　为 3%。

共享方式：完全开放共享

b. 对应项目基本信息

项目编号：2013FY113800

项目名称：临床检验重要和常用项目标准物质研制

主管部门：国家卫生和计划生育委员会

承担单位：北京医院

负 责 人：彭明婷

(35) 血管性血友病因子抗原检测标准物质（GBW（E）090808）

a. 资源基本信息

唯一标示：2013FY113800—35—2017091135

学科分类：临床诊断学（32011）

数据格式：xls 文件

数据时间：2015-01

数据地点：卫生部临床检验中心

关 键 词：标准物质，血管性血友病因子，抗原检测

资源概要：经原料组分分离，浓度水平调整制备；免疫比浊法检测；均匀性
　　　　　检验、稳定性考察、互通性评价；定值及不确定度分析，得到血
　　　　　管性血友病因子抗原浓度值。定值结果为 21%，扩展不确定度
　　　　　为 2%。

共享方式：完全开放共享

b. 对应项目基本信息

项目编号：2013FY113800

项目名称：临床检验重要和常用项目标准物质研制

主管部门：国家卫生和计划生育委员会

承担单位：北京医院

负 责 人：彭明婷

(36) 血管性血友病因子抗原检测标准物质（GBW（E）090809）

a. 资源基本信息

唯一标示：2013FY113800—36—2017091136

学科分类：临床诊断学（32011）

数据格式：xls 文件

数据时间：2015-01

数据地点：卫生部临床检验中心

关 键 词：标准物质，血管性血友病因子，抗原检测

资源概要：经原料组分分离，浓度水平调整制备；免疫比浊法检测；均匀性
检验、稳定性考察、互通性评价；定值及不确定度分析，得到血
管性血友病因子抗原浓度值。定值结果为 12%，扩展不确定度
为 2%。

共享方式：完全开放共享

b. 对应项目基本信息

项目编号：2013FY113800

项目名称：临床检验重要和常用项目标准物质研制

主管部门：国家卫生和计划生育委员会

承担单位：北京医院

负 责 人：彭明婷

(37) 氰化高铁血红蛋白标准物质（GBW09153a）

a. 资源基本信息

唯一标示：2013FY113800—37—2017091137

学科分类：临床诊断学（32011）

数据格式：xls 文件

数据时间：2015-12

数据地点：卫生部临床检验中心

关 键 词：标准物质，氰化高铁血红蛋白，血红蛋白

资源概要：经原料转化、过滤制备；分光光度法检测；均匀性检验、稳定性
考察；定值及不确定度分析，得到氰化高铁血红蛋白浓度值。定
值结果为 0.5817g/L，扩展不确定度为 0.0058g/L。

共享方式：完全开放共享

b. 对应项目基本信息

项目编号：2013FY113800

项目名称：临床检验重要和常用项目标准物质研制

主管部门：国家卫生和计划生育委员会

承担单位：北京医院

负 责 人：彭明婷

(38) 血细胞分析标准物质（GBW09172a）

a. 资源基本信息

唯一标示：2013FY113800—38—2017091138

学科分类：临床诊断学（32011）

数据格式：xls 文件

数据时间：2016-02

数据地点：卫生部临床检验中心

关 键 词：标准物质，血细胞分析，细胞计数

资源概要：将原料洗涤、固定、浓度水平调整制备；电阻抗法检测；均匀性
检验、稳定性考察；定值及不确定度分析，得到红细胞数量、白
细胞数量、血红蛋白浓度和血小板数量值。白细胞、红细胞、血
红蛋白、血小板定值结果分别为 5.2×10^9 个/L、4.72×10^{12} 个/L、
143g/L、231×10^9 个/L；扩展不确定度分别为 0.3×10^9 个/L、
0.13×10^{12} 个/L、4g/L、16×10^9 个/L。

共享方式：完全开放共享

b. 对应项目基本信息

项目编号：2013FY113800

项目名称：临床检验重要和常用项目标准物质研制

主管部门：国家卫生和计划生育委员会

承担单位：北京医院

负 责 人：彭明婷

(39) 红细胞比容标准物质（GBW09173a）

a. 资源基本信息

唯一标示：2013FY113800—39—2017091139

学科分类：临床诊断学（32011）

数据格式：xls 文件

数据时间：2016-02

数据地点：卫生部临床检验中心

关 键 词：标准物质，红细胞比容，全血细胞计数

资源概要：经原料洗涤、固定、浓度水平调整制备；微量水平离心法检测；
均匀性检验、稳定性考察；定值及不确定度分析，得到红细胞比
容值。定值结果为 42.9%，扩展不确定度为 1.6%。

共享方式：完全开放共享

b. 对应项目基本信息

项目编号：2013FY113800

项目名称：临床检验重要和常用项目标准物质研制

主管部门：国家卫生和计划生育委员会

承担单位：北京医院

负 责 人：彭明婷

(40) 冰冻人血清中葡萄糖、肌酐、尿酸、尿素标准物质（GBW09174a）

a. 资源基本信息

唯一标示：2013FY113800—40—2017091140

学科分类：临床诊断学（32011）

数据格式：xls 文件

数据时间：2013-02

数据地点：卫生部临床检验中心

关 键 词：标准物质，葡萄糖，肌酐，尿酸，尿素

资源概要：经原料收集、过滤、分装、浓度调配制备；均匀性检验、稳定性
考察、互通性评价；气相色谱串联质谱、液相色谱串联质谱定
值，得到各个分析物的浓度值。葡萄糖、肌酐、尿酸、尿素定值
结果分别为 4.73mmol/L、61.1μmol/L、268.2μmol/L、4.25mmol/L；
扩展不确定度分别为 0.01mmol/L、1.3μmol/L、2.2μmol/L、
0.08mmol/L。

共享方式：完全开放共享

b. 对应项目基本信息

项目编号：2013FY113800

项目名称：临床检验重要和常用项目标准物质研制

主管部门：国家卫生和计划生育委员会

承担单位：北京医院

负 责 人：彭明婷

(41) 冰冻人血清中葡萄糖、肌酐、尿酸、尿素标准物质（GBW09175a）

a. 资源基本信息

唯一标示：2013FY113800—41—2017091141

学科分类：临床诊断学（32011）

数据格式：xls 文件

数据时间：2013-02

数据地点：卫生部临床检验中心

关 键 词：标准物质，葡萄糖，肌酐，尿酸，尿素

资源概要：经原料收集、过滤、分装、浓度调配制备；均匀性检验、稳定性
考察、互通性评价；气相色谱串联质谱、液相色谱串联质谱定值，
得到各个分析物的浓度值。葡萄糖、肌酐、尿酸、尿素定值结果分
别为 10.36mmol/L、511.8μmol/L、624.6μmol/L、10.48mmol/L；
扩展不确定度分别为 0.21mmol/L、3.9μmol/L、8.5μmol/L、
0.14mmol/L。

共享方式：完全开放共享

b. 对应项目基本信息

项目编号：2013FY113800

项目名称：临床检验重要和常用项目标准物质研制

主管部门：国家卫生和计划生育委员会

承担单位：北京医院

负 责 人：彭明婷

（42）冰冻人血清中葡萄糖、肌酐、尿酸、尿素标准物质（GBW09176a）

a. 资源基本信息

唯一标示：2013FY113800—42—2017091142

学科分类：临床诊断学（32011）

数据格式：xls 文件

数据时间：2013-02

数据地点：卫生部临床检验中心

关 键 词：标准物质，葡萄糖，肌酐，尿酸，尿素

资源概要：经原料收集、过滤、分装、浓度调配制备；均匀性检验、稳定性
考察、互通性评价；气相色谱串联质谱、液相色谱串联质谱定值，
得到各个分析物的浓度值。葡萄糖、肌酐、尿酸、尿素定值结果分
别为 4.56mmol/L、62.1μmol/L、325.0μmol/L、4.16mmol/L；扩展
不确定度分别为 0.09mmol/L、1.3μmol/L、3.6μmol/L、0.13mmol/L。

共享方式：完全开放共享

b. 对应项目基本信息

项目编号：2013FY113800

项目名称：临床检验重要和常用项目标准物质研制

主管部门：国家卫生和计划生育委员会

承担单位：北京医院

负 责 人：彭明婷

(43) 血清总胆固醇、总甘油、高密度脂蛋白胆固醇和低密度脂蛋白胆固醇标准物质 （GBW09178a）

a. 资源基本信息

唯一标示：2013FY113800—43—2017091143

学科分类：临床诊断学 （32011）

数据格式：xls 文件

数据时间：2013–02

数据地点：卫生部临床检验中心

关 键 词：标准物质，总胆固醇、总甘油、高密度脂蛋白胆固醇和低密度脂蛋白胆固醇

资源概要：经原料收集、过滤、分装制备；均匀性检验、稳定性考察、互通性评价；气相色谱串联质谱、液相色谱串联质谱、超速离心（HPLC）定值，得到各个分析物的浓度值。总胆固醇、总甘油、高密度脂蛋白胆固醇、低密度脂蛋白胆固醇定值结果分别为 5.463mmol/L、1.873mmol/L、1.374mmol/L、3.260mmol/L；扩展不确定度分别为 0.079mmol/L、0.041mmol/L、0.025mmol/L、0.070mmol/L。

共享方式：完全开放共享

b. 对应项目基本信息

项目编号：2013FY113800

项目名称：临床检验重要和常用项目标准物质研制

主管部门：国家卫生和计划生育委员会

承担单位：北京医院

负 责 人：彭明婷

(44) 血清总胆固醇、总甘油、高密度脂蛋白胆固醇和低密度脂蛋白胆固醇标准物质 （GBW09179a）

a. 资源基本信息

唯一标示：2013FY113800—44—2017091144

学科分类：临床诊断学 （32011）

数据格式：xls 文件

数据时间：2013-02

数据地点：卫生部临床检验中心

关　键　词：标准物质，总胆固醇、总甘油、高密度脂蛋白胆固醇和低密度脂
蛋白胆固醇

资源概要：经原料收集、过滤、分装制备；均匀性检验、稳定性考察、互通
性评价；气相色谱串联质谱、液相色谱串联质谱、超速离心
（HPLC）定值，得到各个分析物的浓度值。总胆固醇、总甘油、
高密度脂蛋白胆固醇、低密度脂蛋白胆固醇定值结果分别为
5.208mmol/L、0.847mmol/L、1.567mmol/L、3.104mmol/L；扩
展不确定度分别为 0.072mmol/L；0.018mmol/L；0.026mmol/L；
0.071mmol/L。

共享方式：完全开放共享

b. 对应项目基本信息

项目编号：2013FY113800

项目名称：临床检验重要和常用项目标准物质研制

主管部门：国家卫生和计划生育委员会

承担单位：北京医院

负　责　人：彭明婷

**(45) 血清总胆固醇、总甘油、高密度脂蛋白胆固醇和低密度脂蛋白胆固醇
标准物质（GBW09180a）**

a. 资源基本信息

唯一标示：2013FY113800—45—2017091145

学科分类：临床诊断学（32011）

数据格式：xls 文件

数据时间：2013-02

数据地点：卫生部临床检验中心

关　键　词：标准物质，总胆固醇、总甘油、高密度脂蛋白胆固醇和低密度脂
蛋白胆固醇

资源概要：经原料收集、过滤、分装制备；均匀性检验、稳定性考察、互通
性评价；气相色谱串联质谱、液相色谱串联质谱、超速离心
（HPLC）定值，得到各个分析物的浓度值。总胆固醇、总甘油、
高密度脂蛋白胆固醇、低密度脂蛋白胆固醇定值结果分别为
4.255mmol/L、0.800mmol/L、1.472mmol/L、2.468mmol/L；扩

展不确定度分别为 0.062mmol/L、0.018mmol/L、0.026mmol/L、0.060mmol/L。

共享方式：完全开放共享

b. 对应项目基本信息

项目编号：2013FY113800

项目名称：临床检验重要和常用项目标准物质研制

主管部门：国家卫生和计划生育委员会

承担单位：北京医院

负 责 人：彭明婷

(46) 冰冻人血清中葡萄糖、肌酐、尿酸、尿素标准物质 (GBW09174b)

a. 资源基本信息

唯一标示：2013FY113800—46—2017091146

学科分类：临床诊断学 (32011)

数据格式：xls 文件

数据时间：2016-01

数据地点：卫生部临床检验中心

关 键 词：标准物质，葡萄糖，肌酐，尿酸，尿素

资源概要：经原料收集、过滤、分装、浓度调配制备；均匀性检验、稳定性考察、互通性评价；气相色谱串联质谱、液相色谱串联质谱定值，得到各个分析物的浓度值。葡萄糖、肌酐、尿酸、尿素定值结果分别为 3.97mmol/L、59.2μmol/L、261.6μmol/L、4.04mmol/L；扩展不确定度分别为 0.06mmol/L、1.5μmol/L、4.7μmol/L、0.07mmol/L。

共享方式：完全开放共享

b. 对应项目基本信息

项目编号：2013FY113800

项目名称：临床检验重要和常用项目标准物质研制

主管部门：国家卫生和计划生育委员会

承担单位：北京医院

负 责 人：彭明婷

(47) 冰冻人血清中葡萄糖、肌酐、尿酸、尿素标准物质 (GBW09175b)

a. 资源基本信息

唯一标示：2013FY113800—47—2017091147

学科分类：临床诊断学 (32011)

数据格式：xls 文件

数据时间：2016-01

数据地点：卫生部临床检验中心

关 键 词：标准物质，葡萄糖，肌酐，尿酸，尿素

资源概要：经原料收集、过滤、分装、浓度调配制备；均匀性检验、稳定性
　　　　　考察、互通性评价；气相色谱串联质谱、液相色谱串联质谱定
　　　　　值，得到各个分析物的浓度值。葡萄糖、肌酐、尿酸、尿素定值
　　　　　不确定度分别为 7.69mmol/L、521.8μmol/L、425.5μmol/L、
　　　　　9.79mmol/L；扩展不确定度分别为 0.12mmol/L、5.2μmol/L、
　　　　　8.7μmol/L、0.14mmol/L。

共享方式：完全开放共享

b. 对应项目基本信息

项目编号：2013FY113800

项目名称：临床检验重要和常用项目标准物质研制

主管部门：国家卫生和计划生育委员会

承担单位：北京医院

负 责 人：彭明婷

（48）血清总胆固醇、总甘油、高密度脂蛋白胆固醇和低密度脂蛋白胆固醇标准物质（GBW09178b）

a. 资源基本信息

唯一标示：2013FY113800—48—2017091148

学科分类：临床诊断学（32011）

数据格式：xls 文件

数据时间：2016-01

数据地点：卫生部临床检验中心

关 键 词：标准物质，总胆固醇、总甘油、高密度脂蛋白胆固醇和低密度脂
　　　　　蛋白胆固醇

资源概要：经原料收集、过滤、分装制备；均匀性检验、稳定性考察、互通
　　　　　性评价；气相色谱串联质谱、液相色谱串联质谱、超速离心
　　　　　（HPLC）定值，得到各个分析物的浓度值。总胆固醇、总甘油、
　　　　　高密度脂蛋白胆固醇、低密度脂蛋白胆固醇定值结果分别为
　　　　　5.457mmol/L、1.789mmol/L、1.340mmol/L、3.119mmol/L；扩
　　　　　展不确定度分别为 0.074mmol/L、0.036mmol/L、0.028mmol/L、
　　　　　0.058mmol/L。

共享方式：完全开放共享

b. 对应项目基本信息

项目编号：2013FY113800

项目名称：临床检验重要和常用项目标准物质研制

主管部门：国家卫生和计划生育委员会

承担单位：北京医院

负 责 人：彭明婷

（49）血清总胆固醇、总甘油、高密度脂蛋白胆固醇和低密度脂蛋白胆固醇标准物质（GBW09179b）

a. 资源基本信息

唯一标示：2013FY113800—49—2017091149

学科分类：临床诊断学（32011）

数据格式：xls 文件

数据时间：2016-01

数据地点：卫生部临床检验中心

关 键 词：标准物质，总胆固醇、总甘油、高密度脂蛋白胆固醇和低密度脂蛋白胆固醇

资源概要：经原料收集、过滤、分装制备；均匀性检验、稳定性考察、互通性评价；气相色谱串联质谱、液相色谱串联质谱、超速离心（HPLC）定值，得到各个分析物的浓度值。总胆固醇、总甘油、高密度脂蛋白胆固醇、低密度脂蛋白胆固醇定值结果分别为 4.330mmol/L、0.928mmol/L、1.464mmol/L、2.478mmol/L；扩展不确定度分别为 0.064mmol/L、0.020mmol/L、0.030mmol/L、0.053mmol/L。

共享方式：完全开放共享

b. 对应项目基本信息

项目编号：2013FY113800

项目名称：临床检验重要和常用项目标准物质研制

主管部门：国家卫生和计划生育委员会

承担单位：北京医院

负 责 人：彭明婷

（50）血清总胆固醇、总甘油、高密度脂蛋白胆固醇和低密度脂蛋白胆固醇标准物质（GBW09180b）

a. 资源基本信息

唯一标示：2013FY113800—50—2017091150

学科分类：临床诊断学（32011）

数据格式：xls 文件

数据时间：2016-01

数据地点：卫生部临床检验中心

关 键 词：标准物质，总胆固醇、总甘油、高密度脂蛋白胆固醇和低密度脂蛋白胆固醇

资源概要：经原料收集、过滤、分装制备；均匀性检验、稳定性考察、互通性评价；气相色谱串联质谱、液相色谱串联质谱、超速离心（HPLC）定值，得到各个分析物的浓度值。总胆固醇、总甘油、高密度脂蛋白胆固醇、低密度脂蛋白胆固醇定值结果分别为 3.399mmol/L、0.647mmol/L、1.292mmol/L、1.902mmol/L；扩展不确定度分别为 0.049mmol/L、0.017mmol/L、0.025mmol/L、0.055mmol/L。

共享方式：完全开放共享

b. 对应项目基本信息

项目编号：2013FY113800

项目名称：临床检验重要和常用项目标准物质研制

主管部门：国家卫生和计划生育委员会

承担单位：北京医院

负 责 人：彭明婷

(51) 冰冻人血清甲状腺素标准物质 （GBW 09127）

a. 资源基本信息

唯一标示：2013FY113800—51—2017091151

学科分类：临床诊断学（32011）

数据格式：xls 文件

数据时间：2015-09

数据地点：卫生部临床检验中心

关 键 词：标准物质，甲状腺素，冰冻人血清

资源概要：经原料收集、过滤、分装制备；均匀性检验、稳定性考察、互通性评价；液相色谱串联质谱定值，得到甲状腺素的浓度值。定值结果为 75.9μmol/L；扩展不确定为 1.8μmol/L。

共享方式：完全开放共享

b. 对应项目基本信息

项目编号：2013FY113800

项目名称：临床检验重要和常用项目标准物质研制

主管部门：国家卫生和计划生育委员会

承担单位：北京医院

负 责 人：彭明婷

（52）冰冻人血清甲状腺素标准物质（GBW 09128）

a. 资源基本信息

唯一标示：2013FY113800—52—2017091152

学科分类：临床诊断学（32011）

数据格式：xls 文件

数据时间：2015-09

数据地点：卫生部临床检验中心

关 键 词：标准物质，甲状腺素，冰冻人血清

资源概要：经原料收集、过滤、分装制备；均匀性检验、稳定性考察、互通
性评价；液相色谱串联质谱定值，得到甲状腺素的浓度值。定值
结果为 105.3μmol/L；扩展不确定度为 2.2μmol/L。

共享方式：完全开放共享

b. 对应项目基本信息

项目编号：2013FY113800

项目名称：临床检验重要和常用项目标准物质研制

主管部门：国家卫生和计划生育委员会

承担单位：北京医院

负 责 人：彭明婷

（53）冰冻人血清甲状腺素标准物质（GBW 09129）

a. 资源基本信息

唯一标示：2013FY113800—53—2017091153

学科分类：临床诊断学（32011）

数据格式：xls 文件

数据时间：2015-09

数据地点：卫生部临床检验中心

关 键 词：标准物质，甲状腺素，冰冻人血清

资源概要：经原料收集、过滤、分装制备；均匀性检验、稳定性考察、互通
性评价；液相色谱串联质谱定值，得到甲状腺素的浓度值。定值
结果为 114.7μmol/L；扩展不确定度为 2.1μmol/L。

共享方式：完全开放共享

b. 对应项目基本信息

项目编号：2013FY113800

项目名称：临床检验重要和常用项目标准物质研制

主管部门：国家卫生和计划生育委员会

承担单位：北京医院

负 责 人：彭明婷

(54) 冰冻人血清甲状腺素标准物质（GBW 09130）

a. 资源基本信息

唯一标示：2013FY113800—54—2017091154

学科分类：临床诊断学（32011）

数据格式：xls 文件

数据时间：2015-09

数据地点：卫生部临床检验中心

关 键 词：标准物质，甲状腺素，冰冻人血清

资源概要：经原料收集、过滤、分装制备；均匀性检验、稳定性考察、互通
性评价；液相色谱串联质谱定值，得到甲状腺素的浓度值。定值
结果为 187.4μmol/L；扩展不确定度为 2.9μmol/L。

共享方式：完全开放共享

b. 对应项目基本信息

项目编号：2013FY113800

项目名称：临床检验重要和常用项目标准物质研制

主管部门：国家卫生和计划生育委员会

承担单位：北京医院

负 责 人：彭明婷

(55) 环糊精水溶液中胆固醇、甘油标准溶液标准物质（GBW09823）

a. 资源基本信息

唯一标示：2013FY113800—55—2017091155

学科分类：临床诊断学（32011）

数据格式：xls 文件

数据时间：2016-11

数据地点：卫生部临床检验中心

关 键 词：标准物质，胆固醇，甘油，水溶液

资源概要：经原料收集、过滤、分装制备；均匀性检验、稳定性考察、互通

性评价；分光光度计、液相色谱串联质谱定值，得到各组分的浓度值。胆固醇、甘油定值结果分别为 0.651mmol/L、0.286mmol/L；扩展不确定度分别为 0.004mmol/L、0.004mmol/L。

共享方式：完全开放共享

b. 对应项目基本信息

项目编号：2013FY113800

项目名称：临床检验重要和常用项目标准物质研制

主管部门：国家卫生和计划生育委员会

承担单位：北京医院

负　责　人：彭明婷

(56) 环糊精水溶液中胆固醇、甘油标准溶液标准物质（GBW09824）

a. 资源基本信息

唯一标示：2013FY113800—56—2017091156

学科分类：临床诊断学（32011）

数据格式：xls 文件

数据时间：2016-11

数据地点：卫生部临床检验中心

关　键　词：标准物质，胆固醇，甘油，水溶液

资源概要：经原料收集、过滤、分装制备；均匀性检验、稳定性考察、互通性评价；分光光度计、液相色谱串联质谱定值，得到各组分的浓度值。胆固醇、甘油定值结果分别为 1.310mmol/L、0.578mmol/L；扩展不确定度分别为 0.007mmol/L、0.005mmol/L。

共享方式：完全开放共享

b. 对应项目基本信息

项目编号：2013FY113800

项目名称：临床检验重要和常用项目标准物质研制

主管部门：国家卫生和计划生育委员会

承担单位：北京医院

负　责　人：彭明婷

(57) 环糊精水溶液中胆固醇、甘油标准溶液标准物质（GBW09825）

a. 资源基本信息

唯一标示：2013FY113800—57—2017091157

学科分类：临床诊断学（32011）

数据格式：xls 文件

数据时间：2016–11

数据地点：卫生部临床检验中心

关 键 词：标准物质，胆固醇，甘油，水溶液

资源概要：经原料收集、过滤、分装制备；均匀性检验、稳定性考察、互通
性评价；分光光度计、液相色谱串联质谱定值，得到各组分的浓
度值。胆固醇、甘油定值结果分别为 2.574mmol/L、1.223mmol/L；
扩展不确定度分别为 0.015mmol/L、0.012mmol/L。

共享方式：完全开放共享

b. 对应项目基本信息

项目编号：2013FY113800

项目名称：临床检验重要和常用项目标准物质研制

主管部门：国家卫生和计划生育委员会

承担单位：北京医院

负 责 人：彭明婷

（58）水溶液中尿酸和总蛋白标准物质（GBW（E）090834）

a. 资源基本信息

唯一标示：2013FY113800—58—2017091158

学科分类：临床诊断学（32011）

数据格式：xls 文件

数据时间：2016–11

数据地点：卫生部临床检验中心

关 键 词：标准物质，水溶液，尿酸，总蛋白

资源概要：经原料收集、过滤、分装制备；均匀性检验、稳定性考察、互通
性评价；分光光度计、液相色谱串联质谱定值，得到各组分的浓
度值。尿酸、总蛋白定值结果分别为 121.1mmol/L、18.7g/L；
扩展不确定度分别为 2.4mmol/L、0.4g/L。

共享方式：完全开放共享

b. 对应项目基本信息

项目编号：2013FY113800

项目名称：临床检验重要和常用项目标准物质研制

主管部门：国家卫生和计划生育委员会

承担单位：北京医院

负 责 人：彭明婷

（59）水溶液中尿酸和总蛋白标准物质（GBW（E）090835）

a. 资源基本信息

唯一标示：2013FY113800—59—2017091159

学科分类：临床诊断学（32011）

数据格式：xls 文件

数据时间：2016-11

数据地点：卫生部临床检验中心

关 键 词：标准物质，水溶液，尿酸，总蛋白

资源概要：经原料收集、过滤、分装制备；均匀性检验、稳定性考察、互通性评价；分光光度计、液相色谱串联质谱定值，得到各组分的浓度值。尿酸、总蛋白定值结果分别为 224.9mmol/L、37.3g/L；扩展不确定度分别为 3.0mmol/L、0.8g/L。

共享方式：完全开放共享

b. 对应项目基本信息

项目编号：2013FY113800

项目名称：临床检验重要和常用项目标准物质研制

主管部门：国家卫生和计划生育委员会

承担单位：北京医院

负 责 人：彭明婷

（60）水溶液中尿酸和总蛋白标准物质（GBW（E）090836）

a. 资源基本信息

唯一标示：2013FY113800—60—2017091160

学科分类：临床诊断学（32011）

数据格式：xls 文件

数据时间：2016-11

数据地点：卫生部临床检验中心

关 键 词：标准物质，水溶液，尿酸，总蛋白

资源概要：经原料收集、过滤、分装制备；均匀性检验、稳定性考察、互通性评价；分光光度计、液相色谱串联质谱定值，得到各组分的浓度值。尿酸、总蛋白定值结果分别为 366.0mmol/L、56.4g/L；扩展不确定度分别为 5.3mmol/L、1.1g/L。

共享方式：完全开放共享

b. 对应项目基本信息

项目编号：2013FY113800

项目名称：临床检验重要和常用项目标准物质研制

主管部门：国家卫生和计划生育委员会

承担单位：北京医院

负 责 人：彭明婷

（61）水溶液中尿酸和总蛋白标准物质（GBW（E）090837）

a. 资源基本信息

唯一标示：2013FY113800—61—2017091161

学科分类：临床诊断学（32011）

数据格式：xls 文件

数据时间：2016-11

数据地点：卫生部临床检验中心

关 键 词：标准物质，水溶液，尿酸，总蛋白

资源概要：经原料收集、过滤、分装制备；均匀性检验、稳定性考察、互通
性评价；分光光度计、液相色谱串联质谱定值，得到各组分的浓
度值。尿酸、总蛋白定值结果分别为 476.2mmol/L、75.8g/L；
扩展不确定度分别为 5.0mmol/L、1.5g/L。

共享方式：完全开放共享

b. 对应项目基本信息

项目编号：2013FY113800

项目名称：临床检验重要和常用项目标准物质研制

主管部门：国家卫生和计划生育委员会

承担单位：北京医院

负 责 人：彭明婷

（62）水溶液中尿酸和总蛋白标准物质（GBW（E）090838）

a. 资源基本信息

唯一标示：2013FY113800—62—2017091162

学科分类：临床诊断学（32011）

数据格式：xls 文件

数据时间：2016-11

数据地点：卫生部临床检验中心

关 键 词：标准物质，水溶液，尿酸，总蛋白

资源概要：经原料收集、过滤、分装制备；均匀性检验、稳定性考察、互通
性评价；分光光度计、液相色谱串联质谱定值，得到各组分的浓
度值。尿酸、总蛋白定值结果分别为 591.1mmol/L、94.5g/L；
扩展不确定度分别为 5.3mmol/L、1.9g/L。

共享方式：完全开放共享

b. 对应项目基本信息

项目编号：2013FY113800

项目名称：临床检验重要和常用项目标准物质研制

主管部门：国家卫生和计划生育委员会

承担单位：北京医院

负 责 人：彭明婷

10.4.1 中医学与中药学领域资源

（1）醌类标准化合物结构鉴定光谱图

a. 资源基本信息

唯一标示：2008FY230400—03—2015052603

学科分类：中药学（36040）

数据格式：pdf 文件

数据时间：2009~2013 年

数据地点：中国

关 键 词：醌类，化合物，光谱图

资源概要：醌类标准物质，包括了 46 个醌类及其相关成分 UV、IR、MS、HNMR 和 CNMR 结构鉴定光谱图。

共享方式：完全开放共享

b. 对应项目基本信息

项目编号：2008FY230400

项目名称：含醌类地道中药材的测试分析标准方法及标准物质研制

主管部门：中国科学院

承担单位：中国科学院武汉植物园

负 责 人：袁晓

10.4.2 工程与技术科学基础学科领域资源

（1）延胡索乙素纯度标准物质

a. 资源基本信息

唯一标示：2007FY130100—01—2014072301

学科分类：标准科学技术（41050）

数据格式：xls、doc、jpg 文件

数据时间：2007-12～2012-11

数据地点：中国医学科学院药物研究所

关 键 词：化学纯度，标准物质，延胡索乙素

资源概要：该标准物质为国家一级计量标准物质，特性量参数为化学纯度。该标准物质从延胡索中经过提取、纯化、精制等工艺制备，采用棕色玻璃安瓿瓶包装，规格为 50mg/支。该标准物质可用于药品、食品等相关领域的延胡索乙素物质纯度与含量检测、分析仪器校准、分析方法确认评价等。

共享方式：完全开放共享

b. 对应项目基本信息

项目编号：2007FY130100

项目名称：道地中药材及主要成分的标准物质研制与分析方法研究

主管部门：卫生部

承担单位：中国医学科学院药物研究所

负 责 人：吕扬

（2）丹皮酚纯度标准物质

a. 资源基本信息

唯一标示：2007FY130100—02—2014072302

学科分类：标准科学技术（41050）

数据格式：xls、doc、jpg 文件

数据时间：2007-12～2012-11

数据地点：中国医学科学院药物研究所

关 键 词：化学纯度，标准物质，丹皮酚

资源概要：该标准物质为国家一级计量标准物质，特性量参数为化学纯度。该标准物质从牡丹皮中经过提取、纯化、精制等工艺制备，采用棕色玻璃安瓿瓶包装，规格为 50mg/支。该标准物质可用于药品、食品等相关领域的丹皮酚物质纯度与含量检测、分析仪器校准、分析方法确认评价等。

共享方式：完全开放共享

b. 对应项目基本信息

项目编号：2007FY130100

项目名称：道地中药材及主要成分的标准物质研制与分析方法研究

主管部门：卫生部

承担单位：中国医学科学院药物研究所

负 责 人：吕扬

（3） 穿心莲内酯纯度标准物质

a. 资源基本信息

唯一标示：2007FY130100—03—2014072303

学科分类：标准科学技术（41050）

数据格式：xls、doc、jpg 文件

数据时间：2007-12 ~ 2012-11

数据地点：中国医学科学院药物研究所

关 键 词：化学纯度，标准物质，穿心莲内酯

资源概要：该标准物质为国家一级计量标准物质，特性量参数为化学纯度。
该标准物质从穿心莲中经过提取、纯化、精制等工艺制备，采用
棕色玻璃安瓿瓶包装，规格为 50mg/支。该标准物质可用于药
品、食品等相关领域的穿心莲内酯物质纯度与含量检测、分析仪
器校准、分析方法确认评价等。

共享方式：完全开放共享

b. 对应项目基本信息

项目编号：2007FY130100

项目名称：道地中药材及主要成分的标准物质研制与分析方法研究

主管部门：卫生部

承担单位：中国医学科学院药物研究所

负 责 人：吕扬

（4） 葛根素纯度标准物质

a. 资源基本信息

唯一标示：2007FY130100—04—2014072604

学科分类：标准科学技术（41050）

数据格式：xls、doc、jpg 文件

数据时间：2007-12 ~ 2012-11

数据地点：中国医学科学院药物研究所

关 键 词：化学纯度，标准物质，葛根素

资源概要：该标准物质为国家一级计量标准物质，特性量参数为化学纯度。
该标准物质从葛根中经过提取、纯化、精制等工艺制备，采用棕
色玻璃安瓿瓶包装，规格为 50mg/支。该标准物质可用于药品、
食品等相关领域的葛根素物质纯度与含量检测、分析仪器校准、
分析方法确认评价等。

共享方式：完全开放共享

b. 对应项目基本信息

项目编号：2007FY130100

项目名称：道地中药材及主要成分的标准物质研制与分析方法研究

主管部门：卫生部

承担单位：中国医学科学院药物研究所

负 责 人：吕扬

（5） 苦参碱纯度标准物质

a. 资源基本信息

唯一标示：2007FY130100—05—2014072605

学科分类：标准科学技术（41050）

数据格式：xls、doc、jpg 文件

数据时间：2007-12～2012-11

数据地点：中国医学科学院药物研究所

关 键 词：化学纯度，标准物质，苦参碱

资源概要：该标准物质为国家一级计量标准物质，特性量参数为化学纯度。
该标准物质从苦参中经过提取、纯化、精制等工艺制备，采用棕
色玻璃安瓿瓶包装，规格为 50mg/支。该标准物质可用于药品、
食品等相关领域的苦参碱物质纯度与含量检测、分析仪器校准、
分析方法确认评价等。

共享方式：完全开放共享

b. 对应项目基本信息

项目编号：2007FY130100

项目名称：道地中药材及主要成分的标准物质研制与分析方法研究

主管部门：卫生部

承担单位：中国医学科学院药物研究所

负 责 人：吕扬

（6） 大黄素纯度标准物质

a. 资源基本信息

唯一标示：2007FY130100—06—2014072606

学科分类：标准科学技术（41050）

数据格式：xls、doc、jpg 文件

数据时间：2007-12～2012-11

数据地点：中国医学科学院药物研究所

关　键　词：化学纯度，标准物质，大黄素

资源概要：该标准物质为国家一级计量标准物质，特性量参数为化学纯度。该标准物质从大黄中经过提取、纯化、精制等工艺制备，采用棕色玻璃安瓿瓶包装，规格为 50mg/支。该标准物质可用于药品、食品等相关领域的大黄素物质纯度与含量检测、分析仪器校准、分析方法确认评价等。

共享方式：完全开放共享

b. 对应项目基本信息

项目编号：2007FY130100

项目名称：道地中药材及主要成分的标准物质研制与分析方法研究

主管部门：卫生部

承担单位：中国医学科学院药物研究所

负　责　人：吕扬

（7）橙皮素纯度标准物质

a. 资源基本信息

唯一标示：2007FY130100—07—2014072607

学科分类：标准科学技术（41050）

数据格式：xls、doc、jpg 文件

数据时间：2007-12 ~ 2012-11

数据地点：中国医学科学院药物研究所

关　键　词：化学纯度，标准物质，橙皮素

资源概要：该标准物质为国家一级计量标准物质，特性量参数为化学纯度。该标准物质从佛手中经过提取、纯化、精制等工艺制备，采用棕色玻璃安瓿瓶包装，规格为 50mg/支。该标准物质可用于药品、食品等相关领域的橙皮素物质纯度与含量检测、分析仪器校准、分析方法确认评价等。

共享方式：完全开放共享

b. 对应项目基本信息

项目编号：2007FY130100

项目名称：道地中药材及主要成分的标准物质研制与分析方法研究

主管部门：卫生部

承担单位：中国医学科学院药物研究所

负　责　人：吕扬

（8）薯蓣皂苷元纯度标准物质

a. 资源基本信息

唯一标示：2007FY130100—08—2014072608

学科分类：标准科学技术（41050）

数据格式：xls、doc、jpg 文件

数据时间：2007－12 ~ 2012－11

数据地点：中国医学科学院药物研究所

关 键 词：化学纯度，标准物质，薯蓣皂苷元

资源概要：该标准物质为国家一级计量标准物质，特性量参数为化学纯度。该标准物质从薯蓣中经过提取、纯化、精制等工艺制备，采用棕色玻璃安瓿瓶包装，规格为 50mg/支。该标准物质可用于药品、食品等相关领域的薯蓣皂苷元物质纯度与含量检测、分析仪器校准、分析方法确认评价等。

共享方式：完全开放共享

b. 对应项目基本信息

项目编号：2007FY130100

项目名称：道地中药材及主要成分的标准物质研制与分析方法研究

主管部门：卫生部

承担单位：中国医学科学院药物研究所

负 责 人：吕扬

(9) 黄芩素纯度标准物质

a. 资源基本信息

唯一标示：2007FY130100—09—2014072809

学科分类：标准科学技术（41050）

数据格式：xls、doc、jpg 文件

数据时间：2007－12 ~ 2012－11

数据地点：中国医学科学院药物研究所

关 键 词：化学纯度，标准物质，黄芩素

资源概要：该标准物质为国家一级计量标准物质，特性量参数为化学纯度。该标准物质从黄芩中经过提取、纯化、精制等工艺制备，采用棕色玻璃安瓿瓶包装，规格为 50mg/支。该标准物质可用于药品、食品等相关领域的黄芩素物质纯度与含量检测、分析仪器校准、分析方法确认评价等。

共享方式：完全开放共享

b. 对应项目基本信息

项目编号：2007FY130100

项目名称：道地中药材及主要成分的标准物质研制与分析方法研究

主管部门：卫生部

承担单位：中国医学科学院药物研究所

负 责 人：吕扬

（10） 藜芦醛纯度标准物质

a. 资源基本信息

唯一标示：2007FY130100—10—2014072810

学科分类：标准科学技术（41050）

数据格式：xls、doc、jpg 文件

数据时间：2007-12～2012-11

数据地点：中国医学科学院药物研究所

关 键 词：化学纯度，标准物质，藜芦醛

资源概要：该标准物质为国家一级计量标准物质，特性量参数为化学纯度。
该标准物质从虎杖中经过纯化、精制等工艺制备，采用棕色玻璃
安瓿瓶包装，规格为50mg/支。该标准物质可用于药品、食品等
相关领域的藜芦醛物质纯度与含量检测、分析仪器校准、分析方
法确认评价等。

共享方式：完全开放共享

b. 对应项目基本信息

项目编号：2007FY130100

项目名称：道地中药材及主要成分的标准物质研制与分析方法研究

主管部门：卫生部

承担单位：中国医学科学院药物研究所

负 责 人：吕扬

（11） 阿魏酸纯度标准物质

a. 资源基本信息

唯一标示：2007FY130100—11—2014072811

学科分类：标准科学技术（41050）

数据格式：xls、doc、jpg 文件

数据时间：2007-12～2012-11

数据地点：中国医学科学院药物研究所

关 键 词：化学纯度，标准物质，阿魏酸

资源概要：该标准物质为国家一级计量标准物质，特性量参数为化学纯度。
该标准物质从阿魏中经过提取、纯化、精制等工艺制备，采用棕

色玻璃安瓿瓶包装，规格为 50mg/支。该标准物质可用于药品、食品等相关领域的阿魏酸物质纯度与含量检测、分析仪器校准、分析方法确认评价等。

共享方式：完全开放共享

b. 对应项目基本信息

项目编号：2007FY130100

项目名称：道地中药材及主要成分的标准物质研制与分析方法研究

主管部门：卫生部

承担单位：中国医学科学院药物研究所

负 责 人：吕扬

（12）熊果酸纯度标准物质

a. 资源基本信息

唯一标示：2007FY130100—12—2014072812

学科分类：标准科学技术（41050）

数据格式：xls、doc、jpg 文件

数据时间：2007-12 ~ 2012-11

数据地点：中国医学科学院药物研究所

关 键 词：化学纯度，标准物质，熊果酸

资源概要：该标准物质为国家一级计量标准物质，特性量参数为化学纯度。该标准物质经过从夏枯草中提取、纯化、精制等工艺制备，采用棕色玻璃安瓿瓶包装，规格为 50mg/支。该标准物质可用于药品、食品等相关领域的熊果酸物质纯度与含量检测、分析仪器校准、分析方法确认评价等。

共享方式：完全开放共享

b. 对应项目基本信息

项目编号：2007FY130100

项目名称：道地中药材及主要成分的标准物质研制与分析方法研究

主管部门：卫生部

承担单位：中国医学科学院药物研究所

负 责 人：吕扬

（13）栀子苷纯度标准物质

a. 资源基本信息

唯一标示：2007FY130100—13—2014072813

学科分类：标准科学技术（41050）

数据格式：xls、doc、jpg 文件

数据时间：2007-12~2012-11

数据地点：中国医学科学院药物研究所

关 键 词：化学纯度，标准物质，栀子苷

资源概要：该标准物质为国家一级计量标准物质，特性量参数为化学纯度。
该标准物质从栀子中经过提取、纯化、精制等工艺制备，采用棕
色玻璃安瓿瓶包装，规格为 50mg/支。该标准物质可用于药品、
食品等相关领域的栀子苷物质纯度与含量检测、分析仪器校准、
分析方法确认评价等。

共享方式：完全开放共享

b. 对应项目基本信息

项目编号：2007FY130100

项目名称：道地中药材及主要成分的标准物质研制与分析方法研究

主管部门：卫生部

承担单位：中国医学科学院药物研究所

负 责 人：吕扬

(14) 熊果苷纯度标准物质

a. 资源基本信息

唯一标示：2007FY130100—14—2014072814

学科分类：标准科学技术（41050）

数据格式：xls、doc、jpg 文件

数据时间：2007-12~2012-11

数据地点：中国医学科学院药物研究所

关 键 词：化学纯度，标准物质，熊果苷

资源概要：该标准物质为国家一级计量标准物质，特性量参数为化学纯度。
该标准物质从夏枯草中经过提取、纯化、精制等工艺制备，采用
棕色玻璃安瓿瓶包装，规格为 50mg/支。该标准物质可用于药
品、食品等相关领域的熊果苷物质纯度与含量检测、分析仪器校
准、分析方法确认评价等。

共享方式：完全开放共享

b. 对应项目基本信息

项目编号：2007FY130100

项目名称：道地中药材及主要成分的标准物质研制与分析方法研究

主管部门：卫生部

承担单位：中国医学科学院药物研究所

负 责 人：吕扬

（15）新橙皮苷纯度标准物质

a. 资源基本信息

唯一标示：2007FY130100—15—2014072815

学科分类：标准科学技术（41050）

数据格式：xls、doc、jpg 文件

数据时间：2007-12 ～ 2012-11

数据地点：中国医学科学院药物研究所

关 键 词：化学纯度，标准物质，新橙皮苷

资源概要：该标准物质为国家一级计量标准物质，特性量参数为化学纯度。
该标准物质从枳中经过提取、纯化、精制等工艺制备，采用棕色
玻璃安瓿瓶包装，规格为 50mg/支。该标准物质可用于药品、食
品等相关领域的新橙皮苷物质纯度与含量检测、分析仪器校准、
分析方法确认评价等。

共享方式：完全开放共享

b. 对应项目基本信息

项目编号：2007FY130100

项目名称：道地中药材及主要成分的标准物质研制与分析方法研究

主管部门：卫生部

承担单位：中国医学科学院药物研究所

负 责 人：吕扬

（16）大黄酸纯度标准物质

a. 资源基本信息

唯一标示：2007FY130100—16—2014072816

学科分类：标准科学技术（41050）

数据格式：xls、doc、jpg 文件

数据时间：2007-12 ～ 2012-11

数据地点：中国医学科学院药物研究所

关 键 词：化学纯度，标准物质，大黄酸

资源概要：该标准物质为国家一级计量标准物质，特性量参数为化学纯度。
该标准物质从大黄中经过提取、纯化、精制等工艺制备，采用棕
色玻璃安瓿瓶包装，规格为 50mg/支。该标准物质可用于药品、
食品等相关领域的大黄酸物质纯度与含量检测、分析仪器校准、

分析方法确认评价等。

共享方式：完全开放共享

b. 对应项目基本信息

项目编号：2007FY130100

项目名称：道地中药材及主要成分的标准物质研制与分析方法研究

主管部门：卫生部

承担单位：中国医学科学院药物研究所

负 责 人：吕扬

（17） 天麻素纯度标准物质

a. 资源基本信息

唯一标示：2007FY130100—17—2014072817

学科分类：标准科学技术 （41050）

数据格式：xls、doc、jpg 文件

数据时间：2007-12～2012-11

数据地点：中国医学科学院药物研究所

关 键 词：化学纯度，标准物质，天麻素

资源概要：该标准物质为国家一级计量标准物质，特性量参数为化学纯度。
该标准物质从天麻中经过提取、纯化、精制等工艺制备，采用棕
色玻璃安瓿瓶包装，规格为 50mg/支。该标准物质可用于药品、
食品等相关领域的天麻素物质纯度与含量检测、分析仪器校准、
分析方法确认评价等。

共享方式：完全开放共享

b. 对应项目基本信息

项目编号：2007FY130100

项目名称：道地中药材及主要成分的标准物质研制与分析方法研究

主管部门：卫生部

承担单位：中国医学科学院药物研究所

负 责 人：吕扬

（18） 山柰酚纯度标准物质

a. 资源基本信息

唯一标示：2007FY130100—18—2014072818

学科分类：标准科学技术 （41050）

数据格式：xls、doc、jpg 文件

数据时间：2007-12～2012-11

数据地点：中国医学科学院药物研究所

关 键 词：化学纯度，标准物质，山柰酚

资源概要：该标准物质为国家一级计量标准物质，特性量参数为化学纯度。该标准物质从山柰中经过提取、纯化、精制等工艺制备，采用棕色玻璃安瓿瓶包装，规格为 50mg/支。该标准物质可用于药品、食品等相关领域的山柰酚物质纯度与含量检测、分析仪器校准、分析方法确认评价等。

共享方式：完全开放共享

b. 对应项目基本信息

项目编号：2007FY130100

项目名称：道地中药材及主要成分的标准物质研制与分析方法研究

主管部门：卫生部

承担单位：中国医学科学院药物研究所

负 责 人：吕扬

(19) 槲皮素纯度标准物质

a. 资源基本信息

唯一标示：2007FY130100—19—2014072819

学科分类：标准科学技术（41050）

数据格式：xls、doc、jpg 文件

数据时间：2007-12～2012-11

数据地点：中国医学科学院药物研究所

关 键 词：化学纯度，标准物质，槲皮素

资源概要：该标准物质为国家一级计量标准物质，特性量参数为化学纯度。该标准物质从槐中经过提取、纯化、精制等工艺制备，采用棕色玻璃安瓿瓶包装，规格为 50mg/支。该标准物质可用于药品、食品等相关领域的槲皮素物质纯度与含量检测、分析仪器校准、分析方法确认评价等。

共享方式：完全开放共享

b. 对应项目基本信息

项目编号：2007FY130100

项目名称：道地中药材及主要成分的标准物质研制与分析方法研究

主管部门：卫生部

承担单位：中国医学科学院药物研究所

负 责 人：吕扬

（20） 木犀草素纯度标准物质

a. 资源基本信息

唯一标示：2007FY130100—20—2014072820

学科分类：标准科学技术（41050）

数据格式：xls、doc、jpg 文件

数据时间：2007-12 ~ 2012-11

数据地点：中国医学科学院药物研究所

关 键 词：化学纯度，标准物质，木犀草素

资源概要：该标准物质为国家一级计量标准物质，特性量参数为化学纯度。该标准物质从木犀草中经过提取、纯化、精制等工艺制备，采用棕色玻璃安瓿瓶包装，规格为 50mg/支。该标准物质可用于药品、食品等相关领域的木犀草素物质纯度与含量检测、分析仪器校准、分析方法确认评价等。

共享方式：完全开放共享

b. 对应项目基本信息

项目编号：2007FY130100

项目名称：道地中药材及主要成分的标准物质研制与分析方法研究

主管部门：卫生部

承担单位：中国医学科学院药物研究所

负 责 人：吕扬

（21） 绿原酸纯度标准物质

a. 资源基本信息

唯一标示：2007FY130100—21—2014072821

学科分类：标准科学技术（41050）

数据格式：xls、doc、jpg 文件

数据时间：2007-12 ~ 2012-11

数据地点：中国医学科学院药物研究所

关 键 词：化学纯度，标准物质，绿原酸

资源概要：该标准物质为国家一级计量标准物质，特性量参数为化学纯度。该标准物质从杜仲中经过提取、纯化、精制等工艺制备，采用棕色玻璃安瓿瓶包装，规格为 50mg/支。该标准物质可用于药品、食品等相关领域的绿原酸物质纯度与含量检测、分析仪器校准、分析方法确认评价等。

共享方式：完全开放共享

b. 对应项目基本信息

项目编号：2007FY130100

项目名称：道地中药材及主要成分的标准物质研制与分析方法研究

主管部门：卫生部

承担单位：中国医学科学院药物研究所

负 责 人：吕扬

（22）咖啡酸纯度标准物质

a. 资源基本信息

唯一标示：2007FY130100—22—2014072822

学科分类：标准科学技术（41050）

数据格式：xls、doc、jpg 文件

数据时间：2007-12～2012-11

数据地点：中国医学科学院药物研究所

关 键 词：化学纯度，标准物质，咖啡酸

资源概要：该标准物质为国家一级计量标准物质，特性量参数为化学纯度。
该标准物质从杜仲中经过提取、纯化、精制等工艺制备，采用棕
色玻璃安瓿瓶包装，规格为 50mg/支。该标准物质可用于药品、
食品等相关领域的咖啡酸物质纯度与含量检测、分析仪器校准、
分析方法确认评价等。

共享方式：完全开放共享

b. 对应项目基本信息

项目编号：2007FY130100

项目名称：道地中药材及主要成分的标准物质研制与分析方法研究

主管部门：卫生部

承担单位：中国医学科学院药物研究所

负 责 人：吕扬

（23）甘草次酸纯度标准物质

a. 资源基本信息

唯一标示：2007FY130100—23—2014072823

学科分类：标准科学技术（41050）

数据格式：xls、doc、jpg 文件

数据时间：2007-12～2012-11

数据地点：中国医学科学院药物研究所

关 键 词：化学纯度，标准物质，甘草次酸

资源概要：该标准物质为国家一级计量标准物质，特性量参数为化学纯度。该标准物质从甘草中经过提取、纯化、精制等工艺制备，采用棕色玻璃安瓿瓶包装，规格为 50mg/支。该标准物质可用于药品、食品等相关领域的甘草次酸物质纯度与含量检测、分析仪器校准、分析方法确认评价等。

共享方式：完全开放共享

b. 对应项目基本信息

项目编号：2007FY130100

项目名称：道地中药材及主要成分的标准物质研制与分析方法研究

主管部门：卫生部

承担单位：中国医学科学院药物研究所

负 责 人：吕扬

(24) 辛弗林纯度标准物质

a. 资源基本信息

唯一标示：2007FY130100—24—2014072824

学科分类：标准科学技术（41050）

数据格式：xls、doc、jpg 文件

数据时间：2007–12 ~ 2012–11

数据地点：中国医学科学院药物研究所

关 键 词：化学纯度，标准物质，辛弗林

资源概要：该标准物质为国家一级计量标准物质，特性量参数为化学纯度。该标准物质从酸橙中经过提取、纯化、精制等工艺制备，采用棕色玻璃安瓿瓶包装，规格为 50mg/支。该标准物质可用于药品、食品等相关领域的辛弗林物质纯度与含量检测、分析仪器校准、分析方法确认评价等。

共享方式：完全开放共享

b. 对应项目基本信息

项目编号：2007FY130100

项目名称：道地中药材及主要成分的标准物质研制与分析方法研究

主管部门：卫生部

承担单位：中国医学科学院药物研究所

负 责 人：吕扬

(25) 盐酸青藤碱纯度标准物质

a. 资源基本信息

唯一标示：2007FY130100—25—2014072825

学科分类：标准科学技术（41050）

数据格式：xls、doc、jpg 文件

数据时间：2007-12～2012-11

数据地点：中国医学科学院药物研究所

关 键 词：化学纯度，标准物质，盐酸青藤碱

资源概要：该标准物质为国家一级计量标准物质，特性量参数为化学纯度。
　　　　　该标准物质从青藤中经过提取、纯化、精制等工艺制备，采用棕
　　　　　色玻璃安瓿瓶包装，规格为 50mg/支。该标准物质可用于药品、
　　　　　食品等相关领域的盐酸青藤碱物质纯度与含量检测、分析仪器校
　　　　　准、分析方法确认评价等。

共享方式：完全开放共享

b. 对应项目基本信息

项目编号：2007FY130100

项目名称：道地中药材及主要成分的标准物质研制与分析方法研究

主管部门：卫生部

承担单位：中国医学科学院药物研究所

负 责 人：吕扬

（26） 盐酸小檗碱纯度标准物质

a. 资源基本信息

唯一标示：2007FY130100—26—2014072826

学科分类：标准科学技术（41050）

数据格式：xls、doc、jpg 文件

数据时间：2007-12～2012-11

数据地点：中国医学科学院药物研究所

关 键 词：化学纯度，标准物质，盐酸小檗碱

资源概要：该标准物质为国家一级计量标准物质，特性量参数为化学纯度。
　　　　　该标准物质从黄连中经过提取、纯化、精制等工艺制备，采用棕
　　　　　色玻璃安瓿瓶包装，规格为 50mg/支。该标准物质可用于药品、
　　　　　食品等相关领域的盐酸小檗碱物质纯度与含量检测、分析仪器校
　　　　　准、分析方法确认评价等。

共享方式：完全开放共享

b. 对应项目基本信息

项目编号：2007FY130100

项目名称：道地中药材及主要成分的标准物质研制与分析方法研究

主管部门：卫生部

承担单位：中国医学科学院药物研究所

负　责　人：吕扬

（27）　齐墩果酸纯度标准物质

a. 资源基本信息

唯一标示：2007FY130100—27—2014072827

学科分类：标准科学技术（41050）

数据格式：xls、doc、jpg 文件

数据时间：2007−12 ~ 2012−11

数据地点：中国医学科学院药物研究所

关　键　词：化学纯度，标准物质，齐墩果酸

资源概要：该标准物质为国家一级计量标准物质，特性量参数为化学纯度。
该标准物质从女贞中经过提取、纯化、精制等工艺制备，采用棕
色玻璃安瓿瓶包装，规格为 50mg/支。该标准物质可用于药品、
食品等相关领域的齐墩果酸物质纯度与含量检测、分析仪器校
准、分析方法确认评价等。

共享方式：完全开放共享

b. 对应项目基本信息

项目编号：2007FY130100

项目名称：道地中药材及主要成分的标准物质研制与分析方法研究

主管部门：卫生部

承担单位：中国医学科学院药物研究所

负　责　人：吕扬

（28）　蛇床子素纯度标准物质

a. 资源基本信息

唯一标示：2007FY130100—28—2014072828

学科分类：标准科学技术（41050）

数据格式：xls、doc、jpg 文件

数据时间：2007−12 ~ 2012−11

数据地点：中国医学科学院药物研究所

关　键　词：化学纯度，标准物质，蛇床子素

资源概要：该标准物质为国家一级计量标准物质，特性量参数为化学纯度。
该标准物质从蛇床中经过提取、纯化、精制等工艺制备，采用棕

色玻璃安瓿瓶包装，规格为 50mg/支。该标准物质可用于药品、食品等相关领域的蛇床子素物质纯度与含量检测、分析仪器校准、分析方法确认评价等。

共享方式：完全开放共享

b. 对应项目基本信息

项目编号：2007FY130100

项目名称：道地中药材及主要成分的标准物质研制与分析方法研究

主管部门：卫生部

承担单位：中国医学科学院药物研究所

负 责 人：吕扬

（29）白藜芦醇纯度标准物质

a. 资源基本信息

唯一标示：2007FY130100—29—2014072829

学科分类：标准科学技术（41050）

数据格式：xls、doc、jpg 文件

数据时间：2007-12～2012-11

数据地点：中国医学科学院药物研究所

关 键 词：化学纯度，标准物质，白藜芦醇

资源概要：该标准物质为国家一级计量标准物质，特性量参数为化学纯度。该标准物质从虎杖中经过提取、纯化、精制等工艺制备，采用棕色玻璃安瓿瓶包装，规格为 50mg/支。该标准物质可用于药品、食品等相关领域的白藜芦醇物质纯度与含量检测、分析仪器校准、分析方法确认评价等。

共享方式：完全开放共享

b. 对应项目基本信息

项目编号：2007FY130100

项目名称：道地中药材及主要成分的标准物质研制与分析方法研究

主管部门：卫生部

承担单位：中国医学科学院药物研究所

负 责 人：吕扬

（30）芒柄花素纯度标准物质

a. 资源基本信息

唯一标示：2007FY130100—30—2014072830

学科分类：标准科学技术（41050）

数据格式：xls、doc、jpg 文件

数据时间：2007-12～2012-11

数据地点：中国医学科学院药物研究所

关 键 词：化学纯度，标准物质，芒柄花素

资源概要：该标准物质为国家一级计量标准物质，特性量参数为化学纯度。该标准物质从黄芩中经过提取、纯化、精制等工艺制备，采用棕色玻璃安瓿瓶包装，规格为 50mg/支。该标准物质可用于药品、食品等相关领域的芒柄花素物质纯度与含量检测、分析仪器校准、分析方法确认评价等。

共享方式：完全开放共享

b. 对应项目基本信息

项目编号：2007FY130100

项目名称：道地中药材及主要成分的标准物质研制与分析方法研究

主管部门：卫生部

承担单位：中国医学科学院药物研究所

负 责 人：吕扬

(31) 芝麻酚纯度标准物质

a. 资源基本信息

唯一标示：2007FY130100—31—2014072831

学科分类：标准科学技术（41050）

数据格式：xls、doc、jpg 文件

数据时间：2007-12～2012-11

数据地点：中国医学科学院药物研究所

关 键 词：化学纯度，标准物质，芝麻酚

资源概要：该标准物质为国家一级计量标准物质，特性量参数为化学纯度。该标准物质从芝麻中经过提取、纯化、精制等工艺制备，采用棕色玻璃安瓿瓶包装，规格为 50mg/支。该标准物质可用于药品、食品等相关领域的芝麻酚物质纯度与含量检测、分析仪器校准、分析方法确认评价等。

共享方式：完全开放共享

b. 对应项目基本信息

项目编号：2007FY130100

项目名称：道地中药材及主要成分的标准物质研制与分析方法研究

主管部门：卫生部

承担单位：中国医学科学院药物研究所

负 责 人：吕扬

（32）柚皮素纯度标准物质

a. 资源基本信息

唯一标示：2007FY130100—32—2014072832

学科分类：标准科学技术（41050）

数据格式：xls、doc、jpg 文件

数据时间：2007-12 ~ 2012-11

数据地点：中国医学科学院药物研究所

关 键 词：化学纯度，标准物质，柚皮素

资源概要：该标准物质为国家一级计量标准物质，特性量参数为化学纯度。
该标准物质从梗树中经过提取、纯化、精制等工艺制备，采用棕
色玻璃安瓿瓶包装，规格为 50mg/支。该标准物质可用于药品、
食品等相关领域的柚皮素物质纯度与含量检测、分析仪器校准、
分析方法确认评价等。

共享方式：完全开放共享

b. 对应项目基本信息

项目编号：2007FY130100

项目名称：道地中药材及主要成分的标准物质研制与分析方法研究

主管部门：卫生部

承担单位：中国医学科学院药物研究所

负 责 人：吕扬

（33）甜菜碱纯度标准物质

a. 资源基本信息

唯一标示：2007FY130100—33—2014072833

学科分类：标准科学技术（41050）

数据格式：xls、doc、jpg 文件

数据时间：2007-12 ~ 2012-11

数据地点：中国医学科学院药物研究所

关 键 词：化学纯度，标准物质，甜菜碱

资源概要：该标准物质为国家一级计量标准物质，特性量参数为化学纯度。
该标准物质从甜菜中经过提取、纯化、精制等工艺制备，采用棕
色玻璃安瓿瓶包装，规格为 50mg/支。该标准物质可用于药品、
食品等相关领域的甜菜碱物质纯度与含量检测、分析仪器校准、

分析方法确认评价等。

共享方式：完全开放共享

b. 对应项目基本信息

项目编号：2007FY130100

项目名称：道地中药材及主要成分的标准物质研制与分析方法研究

主管部门：卫生部

承担单位：中国医学科学院药物研究所

负 责 人：吕扬

（34）淫羊藿苷纯度标准物质

a. 资源基本信息

唯一标示：2007FY130100—34—2014072834

学科分类：标准科学技术（41050）

数据格式：xls、doc、jpg 文件

数据时间：2007-12 ~ 2012-11

数据地点：中国医学科学院药物研究所

关 键 词：化学纯度，标准物质，淫羊藿苷

资源概要：该标准物质为国家一级计量标准物质，特性量参数为化学纯度。
该标准物质从淫羊藿中经过提取、纯化、精制等工艺制备，采用
棕色玻璃安瓿瓶包装，规格为 50mg/支。该标准物质可用于药
品、食品等相关领域的淫羊藿苷物质纯度与含量检测、分析仪器
校准、分析方法确认评价等。

共享方式：完全开放共享

b. 对应项目基本信息

项目编号：2007FY130100

项目名称：道地中药材及主要成分的标准物质研制与分析方法研究

主管部门：卫生部

承担单位：中国医学科学院药物研究所

负 责 人：吕扬

（35）岩白菜素纯度标准物质

a. 资源基本信息

唯一标示：2007FY130100—35—2014072835

学科分类：标准科学技术（41050）

数据格式：xls、doc、jpg 文件

数据时间：2007-12 ~ 2012-11

数据地点：中国医学科学院药物研究所

关 键 词：化学纯度，标准物质，岩白菜素

资源概要：该标准物质为国家一级计量标准物质，特性量参数为化学纯度。该标准物质从岩白菜中经过提取、纯化、精制等工艺制备，采用棕色玻璃安瓿瓶包装，规格为 50mg/支。该标准物质可用于药品、食品等相关领域的岩白菜素物质纯度与含量检测、分析仪器校准、分析方法确认评价等。

共享方式：完全开放共享

b. 对应项目基本信息

项目编号：2007FY130100

项目名称：道地中药材及主要成分的标准物质研制与分析方法研究

主管部门：卫生部

承担单位：中国医学科学院药物研究所

负 责 人：吕扬

（36）厚朴酚纯度标准物质

a. 资源基本信息

唯一标示：2007FY130100—36—2014072836

学科分类：标准科学技术（41050）

数据格式：xls、doc、jpg 文件

数据时间：2007-12～2012-11

数据地点：中国医学科学院药物研究所

关 键 词：化学纯度，标准物质，厚朴酚

资源概要：该标准物质为国家一级计量标准物质，特性量参数为化学纯度。该标准物质从厚朴中经过提取、纯化、精制等工艺制备，采用棕色玻璃安瓿瓶包装，规格为 50mg/支。该标准物质可用于药品、食品等相关领域的厚朴酚物质纯度与含量检测、分析仪器校准、分析方法确认评价等。

共享方式：完全开放共享

b. 对应项目基本信息

项目编号：2007FY130100

项目名称：道地中药材及主要成分的标准物质研制与分析方法研究

主管部门：卫生部

承担单位：中国医学科学院药物研究所

负 责 人：吕扬

(37) 汉防己甲素纯度标准物质

a. 资源基本信息

唯一标示：2007FY130100—37—2014072837

学科分类：标准科学技术（41050）

数据格式：xls、doc、jpg 文件

数据时间：2007-12 ~ 2012-11

数据地点：中国医学科学院药物研究所

关 键 词：化学纯度，标准物质，汉防己甲素

资源概要：该标准物质为国家一级计量标准物质，特性量参数为化学纯度。该标准物质从粉防己中经过提取、纯化、精制等工艺制备，采用棕色玻璃安瓿瓶包装，规格为 50mg/支。该标准物质可用于药品、食品等相关领域的汉防己甲素物质纯度与含量检测、分析仪器校准、分析方法确认评价等。

共享方式：完全开放共享

b. 对应项目基本信息

项目编号：2007FY130100

项目名称：道地中药材及主要成分的标准物质研制与分析方法研究

主管部门：卫生部

承担单位：中国医学科学院药物研究所

负 责 人：吕扬

(38) 莽草酸纯度标准物质

a. 资源基本信息

唯一标示：2007FY130100—38—2014072838

学科分类：标准科学技术（41050）

数据格式：xls、doc、jpg 文件

数据时间：2007-12 ~ 2012-11

数据地点：中国医学科学院药物研究所

关 键 词：化学纯度，标准物质，莽草酸

资源概要：该标准物质为国家一级计量标准物质，特性量参数为化学纯度。该标准物质从八角茴香中经过提取、纯化、精制等工艺制备，采用棕色玻璃安瓿瓶包装，规格为 50mg/支。该标准物质可用于药品、食品等相关领域的莽草酸物质纯度与含量检测、分析仪器校准、分析方法确认评价等。

共享方式：完全开放共享

b. 对应项目基本信息

项目编号：2007FY130100

项目名称：道地中药材及主要成分的标准物质研制与分析方法研究

主管部门：卫生部

承担单位：中国医学科学院药物研究所

负 责 人：吕扬

(39) 金雀花碱纯度标准物质

a. 资源基本信息

唯一标示：2007FY130100—39—2014072839

学科分类：标准科学技术（41050）

数据格式：xls、doc、jpg 文件

数据时间：2007-12 ~ 2012-11

数据地点：中国医学科学院药物研究所

关 键 词：化学纯度，标准物质，金雀花碱

资源概要：该标准物质为国家一级计量标准物质，特性量参数为化学纯度。该标准物质从山豆根中经过提取、纯化、精制等工艺制备，采用棕色玻璃安瓿瓶包装，规格为 50mg/支。该标准物质可用于药品、食品等相关领域的金雀花碱物质纯度与含量检测、分析仪器校准、分析方法确认评价等。

共享方式：完全开放共享

b. 对应项目基本信息

项目编号：2007FY130100

项目名称：道地中药材及主要成分的标准物质研制与分析方法研究

主管部门：卫生部

承担单位：中国医学科学院药物研究所

负 责 人：吕扬

(40) 没食子酸纯度标准物质

a. 资源基本信息

唯一标示：2007FY130100—40—2014072840

学科分类：标准科学技术（41050）

数据格式：xls、doc、jpg 文件

数据时间：2007-12 ~ 2012-11

数据地点：中国医学科学院药物研究所

关 键 词：化学纯度，标准物质，没食子酸

资源概要：该标准物质为国家一级计量标准物质，特性量参数为化学纯度。
　　　　　该标准物质采用棕色玻璃安瓿瓶包装，规格为50mg/支。该标准
　　　　　物质可用于药品、食品等相关领域的没食子酸物质纯度与含量检
　　　　　测、分析仪器校准、分析方法确认评价等。

共享方式：完全开放共享

b. 对应项目基本信息

项目编号：2007FY130100

项目名称：道地中药材及主要成分的标准物质研制与分析方法研究

主管部门：卫生部

承担单位：中国医学科学院药物研究所

负 责 人：吕扬

(41) 大豆素纯度标准物质

a. 资源基本信息

唯一标示：2007FY130100—41—2014072841

学科分类：标准科学技术（41050）

数据格式：xls、doc、jpg 文件

数据时间：2007-12 ~ 2012-11

数据地点：中国医学科学院药物研究所

关 键 词：化学纯度，标准物质，大豆素

资源概要：该标准物质为国家一级计量标准物质，特性量参数为化学纯度。
　　　　　该标准物质采用棕色玻璃安瓿瓶包装，规格为50mg/支。该标准
　　　　　物质可用于药品、食品等相关领域的大豆素物质纯度与含量检
　　　　　测、分析仪器校准、分析方法确认评价等。

共享方式：完全开放共享

b. 对应项目基本信息

项目编号：2007FY130100

项目名称：道地中药材及主要成分的标准物质研制与分析方法研究

主管部门：卫生部

承担单位：中国医学科学院药物研究所

负 责 人：吕扬

(42) 川芎嗪纯度标准物质

a. 资源基本信息

唯一标示：2007FY130100—42—2014072842

学科分类：标准科学技术（41050）

数据格式：xls、doc、jpg 文件

数据时间：2007–12～2012–11

数据地点：中国医学科学院药物研究所

关 键 词：化学纯度，标准物质，川芎嗪

资源概要：该标准物质为国家一级计量标准物质，特性量参数为化学纯度。
　　　　　该标准物质从川芎中经过提取、纯化、精制等工艺制备，采用棕
　　　　　色玻璃安瓿瓶包装，规格为 50mg/支。该标准物质可用于药品、
　　　　　食品等相关领域的川芎嗪物质纯度与含量检测、分析仪器校准、
　　　　　分析方法确认评价等。

共享方式：完全开放共享

b. 对应项目基本信息

项目编号：2007FY130100

项目名称：道地中药材及主要成分的标准物质研制与分析方法研究

主管部门：卫生部

承担单位：中国医学科学院药物研究所

负 责 人：吕扬

（43）7–羟基异黄酮纯度标准物质

a. 资源基本信息

唯一标示：2007FY130100—43—2014072843

学科分类：标准科学技术（41050）

数据格式：xls、doc、jpg 文件

数据时间：2007–12～2012–11

数据地点：中国医学科学院药物研究所

关 键 词：化学纯度，标准物质，7-羟基异黄酮

资源概要：该标准物质为国家一级计量标准物质，特性量参数为化学纯度。
　　　　　该标准物质采用棕色玻璃安瓿瓶包装，规格为 50mg/支。该标准
　　　　　物质可用于药品、食品等相关领域的 7-羟基异黄酮物质纯度与含
　　　　　量检测、分析仪器校准、分析方法确认评价等。

共享方式：完全开放共享

b. 对应项目基本信息

项目编号：2007FY130100

项目名称：道地中药材及主要成分的标准物质研制与分析方法研究

主管部门：卫生部

承担单位：中国医学科学院药物研究所

负 责 人：吕扬

（44）盐酸巴马汀纯度标准物质

a. 资源基本信息

唯一标示：2007FY130100—44—2014072844

学科分类：标准科学技术（41050）

数据格式：xls、doc、jpg 文件

数据时间：2007-12～2012-11

数据地点：中国医学科学院药物研究所

关 键 词：化学纯度，标准物质，盐酸巴马汀

资源概要：该标准物质为国家一级计量标准物质，特性量参数为化学纯度。
该标准物质从黄连中经过提取、纯化、精制等工艺制备，采用棕
色玻璃安瓿瓶包装，规格为 50mg/支。该标准物质可用于药品、
食品等相关领域的盐酸巴马汀物质纯度与含量检测、分析仪器校
准、分析方法确认评价等。

共享方式：完全开放共享

b. 对应项目基本信息

项目编号：2007FY130100

项目名称：道地中药材及主要成分的标准物质研制与分析方法研究

主管部门：卫生部

承担单位：中国医学科学院药物研究所

负 责 人：吕扬

（45）氧化苦参碱纯度标准物质

a. 资源基本信息

唯一标示：2007FY130100—45—2014072845

学科分类：标准科学技术（41050）

数据格式：xls、doc、jpg 文件

数据时间：2007-12～2012-11

数据地点：中国医学科学院药物研究所

关 键 词：化学纯度，标准物质，氧化苦参碱

资源概要：该标准物质为国家一级计量标准物质，特性量参数为化学纯度。
该标准物质从苦参中经过提取、纯化、精制等工艺制备，采用棕
色玻璃安瓿瓶包装，规格为 50mg/支。该标准物质可用于药品、
食品等相关领域的氧化苦参碱物质纯度与含量检测、分析仪器校
准、分析方法确认评价等。

共享方式：完全开放共享

b. 对应项目基本信息

项目编号：2007FY130100

项目名称：道地中药材及主要成分的标准物质研制与分析方法研究

主管部门：卫生部

承担单位：中国医学科学院药物研究所

负 责 人：吕扬

(46) 原儿茶醛纯度标准物质

a. 资源基本信息

唯一标示：2007FY130100—46—2014072846

学科分类：标准科学技术（41050）

数据格式：xls、doc、jpg 文件

数据时间：2007-12 ~ 2012-11

数据地点：中国医学科学院药物研究所

关 键 词：化学纯度，标准物质，原儿茶醛

资源概要：该标准物质为国家一级计量标准物质，特性量参数为化学纯度。
　　　　　该标准物质从丹参中经过提取、纯化、精制等工艺制备，采用棕
　　　　　色玻璃安瓿瓶包装，规格为 50mg/支。该标准物质可用于药品、
　　　　　食品等相关领域的原儿茶醛物质纯度与含量检测、分析仪器校
　　　　　准、分析方法确认评价等。

共享方式：完全开放共享

b. 对应项目基本信息

项目编号：2007FY130100

项目名称：道地中药材及主要成分的标准物质研制与分析方法研究

主管部门：卫生部

承担单位：中国医学科学院药物研究所

负 责 人：吕扬

(47) 生松素纯度标准物质

a. 资源基本信息

唯一标示：2007FY130100—47—2014072847

学科分类：标准科学技术（41050）

数据格式：xls、doc、jpg 文件

数据时间：2007-12 ~ 2012-11

数据地点：中国医学科学院药物研究所

关　键　词：化学纯度，标准物质，生松素

资源概要：该标准物质为国家一级计量标准物质，特性量参数为化学纯度。
　　　　　　该标准物质采用棕色玻璃安瓿瓶包装，规格为 50mg/支。该标准
　　　　　　物质可用于药品、食品等相关领域的生松素物质纯度与含量检
　　　　　　测、分析仪器校准、分析方法确认评价等。

共享方式：完全开放共享

b. 对应项目基本信息

项目编号：2007FY130100

项目名称：道地中药材及主要成分的标准物质研制与分析方法研究

主管部门：卫生部

承担单位：中国医学科学院药物研究所

负　责　人：吕扬

（48）和厚朴酚纯度标准物质

a. 资源基本信息

唯一标示：2007FY130100—48—2014072848

学科分类：标准科学技术（41050）

数据格式：xls、doc、jpg 文件

数据时间：2007-12 ~ 2012-11

数据地点：中国医学科学院药物研究所

关　键　词：化学纯度，标准物质，和厚朴酚

资源概要：该标准物质为国家一级计量标准物质，特性量参数为化学纯度。
　　　　　　该标准物质从厚朴中经过提取、纯化、精制等工艺制备，采用棕
　　　　　　色玻璃安瓿瓶包装，规格为 50mg/支。该标准物质可用于药品、
　　　　　　食品等相关领域和厚朴酚物质纯度与含量检测、分析仪器校准、
　　　　　　分析方法确认评价等。

共享方式：完全开放共享

b. 对应项目基本信息

项目编号：2007FY130100

项目名称：道地中药材及主要成分的标准物质研制与分析方法研究

主管部门：卫生部

承担单位：中国医学科学院药物研究所

负　责　人：吕扬

（49）吴茱萸碱纯度标准物质

a. 资源基本信息

唯一标示：2007FY130100—49—2014072849

学科分类：标准科学技术（41050）

数据格式：xls、doc、jpg 文件

数据时间：2007-12 ~ 2012-11

数据地点：中国医学科学院药物研究所

关 键 词：化学纯度，标准物质，吴茱萸碱

资源概要：该标准物质为国家一级计量标准物质，特性量参数为化学纯度。该标准物质从吴茱萸中经过提取、纯化、精制等工艺制备，采用棕色玻璃安瓿瓶包装，规格为 50mg/支。该标准物质可用于药品、食品等相关领域的吴茱萸碱物质纯度与含量检测、分析仪器校准、分析方法确认评价等。

共享方式：完全开放共享

b. 对应项目基本信息

项目编号：2007FY130100

项目名称：道地中药材及主要成分的标准物质研制与分析方法研究

主管部门：卫生部

承担单位：中国医学科学院药物研究所

负 责 人：吕扬

（50） 吴茱萸次碱纯度标准物质

a. 资源基本信息

唯一标示：2007FY130100—50—2014072850

学科分类：标准科学技术（41050）

数据格式：xls、doc、jpg 文件

数据时间：2007-12 ~ 2012-11

数据地点：中国医学科学院药物研究所

关 键 词：化学纯度，标准物质，吴茱萸次碱

资源概要：该标准物质为国家一级计量标准物质，特性量参数为化学纯度。该标准物质从吴茱萸中经过提取、纯化、精制等工艺制备，采用棕色玻璃安瓿瓶包装，规格为 50mg/支。该标准物质可用于药品、食品等相关领域的吴茱萸次碱物质纯度与含量检测、分析仪器校准、分析方法确认评价等。

共享方式：完全开放共享

b. 对应项目基本信息

项目编号：2007FY130100

项目名称：道地中药材及主要成分的标准物质研制与分析方法研究

主管部门：卫生部

承担单位：中国医学科学院药物研究所

负 责 人：吕扬

(51) 染料木苷纯度标准物质

a. 资源基本信息

唯一标示：2007FY130100—51—2014072851

学科分类：标准科学技术（41050）

数据格式：xls、doc、jpg 文件

数据时间：2007-12 ~ 2012-11

数据地点：中国医学科学院药物研究所

关 键 词：化学纯度，标准物质，染料木苷

资源概要：该标准物质为国家一级计量标准物质，特性量参数为化学纯度。
该标准物质从大豆种子中经过提取、纯化、精制等工艺制备，采
用棕色玻璃安瓿瓶包装，规格为 50mg/支。该标准物质可用于药
品、食品等相关领域的染料木苷物质纯度与含量检测、分析仪器
校准、分析方法确认评价等。

共享方式：完全开放共享

b. 对应项目基本信息

项目编号：2007FY130100

项目名称：道地中药材及主要成分的标准物质研制与分析方法研究

主管部门：卫生部

承担单位：中国医学科学院药物研究所

负 责 人：吕扬

(52) 染料木素纯度标准物质

a. 资源基本信息

唯一标示：2007FY130100—52—2014072852

学科分类：标准科学技术（41050）

数据格式：xls、doc、jpg 文件

数据时间：2007-12 ~ 2012-11

数据地点：中国医学科学院药物研究所

关 键 词：化学纯度，标准物质，染料木素

资源概要：该标准物质为国家一级计量标准物质，特性量参数为化学纯度。
该标准物质采用棕色玻璃安瓿瓶包装，规格为 50mg/支。该标准

物质可用于药品、食品等相关领域的染料木素物质纯度与含量检测、分析仪器校准、分析方法确认评价等。

共享方式：完全开放共享

b. 对应项目基本信息

项目编号：2007FY130100

项目名称：道地中药材及主要成分的标准物质研制与分析方法研究

主管部门：卫生部

承担单位：中国医学科学院药物研究所

负 责 人：吕扬

(53) 白杨素纯度标准物质

a. 资源基本信息

唯一标示：2007FY130100—53—2014072853

学科分类：标准科学技术（41050）

数据格式：xls、doc、jpg 文件

数据时间：2007-12 ~ 2012-11

数据地点：中国医学科学院药物研究所

关 键 词：化学纯度，标准物质，白杨素

资源概要：该标准物质为国家一级计量标准物质，特性量参数为化学纯度。该标准物质采用棕色玻璃安瓿瓶包装，规格为 50mg/支。该标准物质可用于药品、食品等相关领域的白杨素物质纯度与含量检测、分析仪器校准、分析方法确认评价等。

共享方式：完全开放共享

b. 对应项目基本信息

项目编号：2007FY130100

项目名称：道地中药材及主要成分的标准物质研制与分析方法研究

主管部门：卫生部

承担单位：中国医学科学院药物研究所

负 责 人：吕扬

(54) 二氢杨梅素纯度标准物质

a. 资源基本信息

唯一标示：2007FY130100—54—2014072854

学科分类：标准科学技术（41050）

数据格式：xls、doc、jpg 文件

数据时间：2007-12 ~ 2012-11

数据地点：中国医学科学院药物研究所

关 键 词：化学纯度，标准物质，二氢杨梅素

资源概要：该标准物质为国家一级计量标准物质，特性量参数为化学纯度。该标准物质从显齿蛇葡萄中经过提取、纯化、精制等工艺制备，采用棕色玻璃安瓿瓶包装，规格为 50mg/支。该标准物质可用于药品、食品等相关领域的二氢杨梅素物质纯度与含量检测、分析仪器校准、分析方法确认评价等。

共享方式：完全开放共享

b. 对应项目基本信息

项目编号：2007FY130100

项目名称：道地中药材及主要成分的标准物质研制与分析方法研究

主管部门：卫生部

承担单位：中国医学科学院药物研究所

负 责 人：吕扬

(55) 苦杏仁苷纯度标准物质

a. 资源基本信息

唯一标示：2007FY130100—55—2014072855

学科分类：标准科学技术 （41050）

数据格式：xls、doc、jpg 文件

数据时间：2007-12 ~ 2012-11

数据地点：中国医学科学院药物研究所

关 键 词：化学纯度，标准物质，苦杏仁苷

资源概要：该标准物质为国家一级计量标准物质，特性量参数为化学纯度。该标准物质采用棕色玻璃安瓿瓶包装，规格为 50mg/支。该标准物质可用于药品、食品等相关领域的苦杏仁苷物质纯度与含量检测、分析仪器校准、分析方法确认评价等。

共享方式：完全开放共享

b. 对应项目基本信息

项目编号：2007FY130100

项目名称：道地中药材及主要成分的标准物质研制与分析方法研究

主管部门：卫生部

承担单位：中国医学科学院药物研究所

负 责 人：吕扬

(56) 环维黄杨星 D 纯度标准物质

a. 资源基本信息

唯一标示：2007FY130100—56—2014072856

学科分类：标准科学技术（41050）

数据格式：xls、doc、jpg 文件

数据时间：2007-12～2012-11

数据地点：中国医学科学院药物研究所

关 键 词：化学纯度，标准物质，环维黄杨星 D

资源概要：该标准物质为国家一级计量标准物质，特性量参数为化学纯度。该标准物质采用棕色玻璃安瓿瓶包装，规格为 50mg/支。该标准物质可用于药品、食品等相关领域的环维黄杨星 D 物质纯度与含量检测、分析仪器校准、分析方法确认评价等。

共享方式：完全开放共享

b. 对应项目基本信息

项目编号：2007FY130100

项目名称：道地中药材及主要成分的标准物质研制与分析方法研究

主管部门：卫生部

承担单位：中国医学科学院药物研究所

负 责 人：吕扬

(57) 丹参酮ⅡA 纯度标准物质

a. 资源基本信息

唯一标示：2007FY130100—57—2014072857

学科分类：标准科学技术（41050）

数据格式：xls、doc、jpg 文件

数据时间：2007-12～2012-11

数据地点：中国医学科学院药物研究所

关 键 词：化学纯度，标准物质，丹参酮ⅡA

资源概要：该标准物质为国家一级计量标准物质，特性量参数为化学纯度。该标准物质从丹参中经过提取、纯化、精制等工艺制备，采用棕色玻璃安瓿瓶包装，规格为 50mg/支。该标准物质可用于药品、食品等相关领域的丹参酮ⅡA 物质纯度与含量检测、分析仪器校准、分析方法确认评价等。

共享方式：完全开放共享

b. 对应项目基本信息

项目编号：2007FY130100

项目名称：道地中药材及主要成分的标准物质研制与分析方法研究

主管部门：卫生部

承担单位：中国医学科学院药物研究所

负 责 人：吕扬

(58) 芹菜素纯度标准物质

a. 资源基本信息

唯一标示：2007FY130100—58—2014072858

学科分类：标准科学技术（41050）

数据格式：xls、doc、jpg 文件

数据时间：2007-12 ~ 2012-11

数据地点：中国医学科学院药物研究所

关 键 词：化学纯度，标准物质，芹菜素

资源概要：该标准物质为国家一级计量标准物质，特性量参数为化学纯度。
该标准物质从旱芹中经过提取、纯化、精制等工艺制备，采用棕
色玻璃安瓿瓶包装，规格为 50mg/支。该标准物质可用于药品、
食品等相关领域的芹菜素物质纯度与含量检测、分析仪器校准、
分析方法确认评价等。

共享方式：完全开放共享

b. 对应项目基本信息

项目编号：2007FY130100

项目名称：道地中药材及主要成分的标准物质研制与分析方法研究

主管部门：卫生部

承担单位：中国医学科学院药物研究所

负 责 人：吕扬

(59) 虎杖苷纯度标准物质

a. 资源基本信息

唯一标示：2007FY130100—59—2014072859

学科分类：标准科学技术（41050）

数据格式：xls、doc、jpg 文件

数据时间：2007-12 ~ 2012-11

数据地点：中国医学科学院药物研究所

关 键 词：化学纯度，标准物质，虎杖苷

资源概要：该标准物质为国家一级计量标准物质，特性量参数为化学纯度。
该标准物质从虎杖中经过提取、纯化、精制等工艺制备，采用棕
色玻璃安瓿瓶包装，规格为 50mg/支。该标准物质可用于药品、

食品等相关领域的虎杖苷物质纯度与含量检测、分析仪器校准、分析方法确认评价等。

共享方式：完全开放共享

b. 对应项目基本信息

项目编号：2007FY130100

项目名称：道地中药材及主要成分的标准物质研制与分析方法研究

主管部门：卫生部

承担单位：中国医学科学院药物研究所

负 责 人：吕扬

（60） 补骨脂素纯度标准物质

a. 资源基本信息

唯一标示：2007FY130100—60—2014072860

学科分类：标准科学技术（41050）

数据格式：xls、doc、jpg 文件

数据时间：2007–12～2012–11

数据地点：中国医学科学院药物研究所

关 键 词：化学纯度，标准物质，补骨脂素

资源概要：该标准物质为国家一级计量标准物质，特性量参数为化学纯度。该标准物质采用棕色玻璃安瓿瓶包装，规格为 50mg/支。该标准物质可用于药品、食品等相关领域的补骨脂素物质纯度与含量检测、分析仪器校准、分析方法确认评价等。

共享方式：完全开放共享

b. 对应项目基本信息

项目编号：2007FY130100

项目名称：道地中药材及主要成分的标准物质研制与分析方法研究

主管部门：卫生部

承担单位：中国医学科学院药物研究所

负 责 人：吕扬

（61） 葫芦巴碱纯度标准物质

a. 资源基本信息

唯一标示：2007FY130100—61—2014072861

学科分类：标准科学技术（41050）

数据格式：xls、doc、jpg 文件

数据时间：2007–12～2012–11

数据地点：中国医学科学院药物研究所

关 键 词：化学纯度，标准物质，葫芦巴碱

资源概要：该标准物质为国家一级计量标准物质，特性量参数为化学纯度。该标准物质采用棕色玻璃安瓿瓶包装，规格为 50mg/支。该标准物质可用于药品、食品等相关领域的葫芦巴碱物质纯度与含量检测、分析仪器校准、分析方法确认评价等。

共享方式：完全开放共享

b. 对应项目基本信息

项目编号：2007FY130100

项目名称：道地中药材及主要成分的标准物质研制与分析方法研究

主管部门：卫生部

承担单位：中国医学科学院药物研究所

负 责 人：吕扬

（62） 槐定碱纯度标准物质

a. 资源基本信息

唯一标示：2007FY130100—62—2014072862

学科分类：标准科学技术（41050）

数据格式：xls、doc、jpg 文件

数据时间：2007-12 ~ 2012-11

数据地点：中国医学科学院药物研究所

关 键 词：化学纯度，标准物质，槐定碱

资源概要：该标准物质为国家一级计量标准物质，特性量参数为化学纯度。该标准物质采用棕色玻璃安瓿瓶包装，规格为 50mg/支。该标准物质可用于药品、食品等相关领域的槐定碱物质纯度与含量检测、分析仪器校准、分析方法确认评价等。

共享方式：完全开放共享

b. 对应项目基本信息

项目编号：2007FY130100

项目名称：道地中药材及主要成分的标准物质研制与分析方法研究

主管部门：卫生部

承担单位：中国医学科学院药物研究所

负 责 人：吕扬

（63） 槐果碱纯度标准物质

a. 资源基本信息

唯一标示：2007FY130100—63—2014072863

学科分类：标准科学技术（41050）

数据格式：xls、doc、jpg 文件

数据时间：2007-12～2012-11

数据地点：中国医学科学院药物研究所

关 键 词：化学纯度，标准物质，槐果碱

资源概要：该标准物质为国家一级计量标准物质，特性量参数为化学纯度。该标准物质采用棕色玻璃安瓿瓶包装，规格为 50mg/支。该标准物质可用于药品、食品等相关领域的槐果碱物质纯度与含量检测、分析仪器校准、分析方法确认评价等。

共享方式：完全开放共享

b. 对应项目基本信息

项目编号：2007FY130100

项目名称：道地中药材及主要成分的标准物质研制与分析方法研究

主管部门：卫生部

承担单位：中国医学科学院药物研究所

负 责 人：吕扬

（64）肉桂酸纯度标准物质

a. 资源基本信息

唯一标示：2007FY130100—64—2014072864

学科分类：标准科学技术（41050）

数据格式：xls、doc、jpg 文件

数据时间：2007-12～2012-11

数据地点：中国医学科学院药物研究所

关 键 词：化学纯度，标准物质，肉桂酸

资源概要：该标准物质为国家一级计量标准物质，特性量参数为化学纯度。该标准物质采用棕色玻璃安瓿瓶包装，规格为 50mg/支。该标准物质可用于药品、食品等相关领域的肉桂酸物质纯度与含量检测、分析仪器校准、分析方法确认评价等。

共享方式：完全开放共享

b. 对应项目基本信息

项目编号：2007FY130100

项目名称：道地中药材及主要成分的标准物质研制与分析方法研究

主管部门：卫生部

承担单位：中国医学科学院药物研究所

负 责 人：吕扬

（65）欧前胡素纯度标准物质

a. 资源基本信息

唯一标示：2007FY130100—65—2014072865

学科分类：标准科学技术（41050）

数据格式：xls、doc、jpg 文件

数据时间：2007-12~2012-11

数据地点：中国医学科学院药物研究所

关 键 词：化学纯度，标准物质，欧前胡素

资源概要：该标准物质为国家一级计量标准物质，特性量参数为化学纯度。
该标准物质采用棕色玻璃安瓿瓶包装，规格为 50mg/支。该标准
物质可用于药品、食品等相关领域的欧前胡素物质纯度与含量检
测、分析仪器校准、分析方法确认评价等。

共享方式：完全开放共享

b. 对应项目基本信息

项目编号：2007FY130100

项目名称：道地中药材及主要成分的标准物质研制与分析方法研究

主管部门：卫生部

承担单位：中国医学科学院药物研究所

负 责 人：吕扬

（66）水杨苷纯度标准物质

a. 资源基本信息

唯一标示：2007FY130100—66—2014072866

学科分类：标准科学技术（41050）

数据格式：xls、doc、jpg 文件

数据时间：2007-12~2012-11

数据地点：中国医学科学院药物研究所

关 键 词：化学纯度，标准物质，水杨苷

资源概要：该标准物质为国家一级计量标准物质，特性量参数为化学纯度。
该标准物质采用棕色玻璃安瓿瓶包装，规格为 50mg/支。该标准
物质可用于药品、食品等相关领域的水杨苷物质纯度与含量检
测、分析仪器校准、分析方法确认评价等。

共享方式：完全开放共享

b. 对应项目基本信息

项目编号：2007FY130100

项目名称：道地中药材及主要成分的标准物质研制与分析方法研究

主管部门：卫生部

承担单位：中国医学科学院药物研究所

负 责 人：吕扬

(67) 异阿魏酸纯度标准物质

a. 资源基本信息

唯一标示：2007FY130100—67—2014072867

学科分类：标准科学技术（41050）

数据格式：xls、doc、jpg 文件

数据时间：2007-12～2012-11

数据地点：中国医学科学院药物研究所

关 键 词：化学纯度，标准物质，异阿魏酸

资源概要：该标准物质为国家一级计量标准物质，特性量参数为化学纯度。该标准物质采用棕色玻璃安瓿瓶包装，规格为 50mg/支。该标准物质可用于药品、食品等相关领域的异阿魏酸物质纯度与含量检测、分析仪器校准、分析方法确认评价等。

共享方式：完全开放共享

b. 对应项目基本信息

项目编号：2007FY130100

项目名称：道地中药材及主要成分的标准物质研制与分析方法研究

主管部门：卫生部

承担单位：中国医学科学院药物研究所

负 责 人：吕扬

(68) 异补骨脂素纯度标准物质

a. 资源基本信息

唯一标示：2007FY130100—68—2014072868

学科分类：标准科学技术（41050）

数据格式：xls、doc、jpg 文件

数据时间：2007-12～2012-11

数据地点：中国医学科学院药物研究所

关 键 词：化学纯度，标准物质，异补骨脂素

资源概要：该标准物质为国家一级计量标准物质，特性量参数为化学纯度。

该标准物质采用棕色玻璃安瓿瓶包装，规格为 50mg/支。该标准物质可用于药品、食品等相关领域的异补骨脂素物质纯度与含量检测、分析仪器校准、分析方法确认评价等。

共享方式：完全开放共享

b. 对应项目基本信息

项目编号：2007FY130100

项目名称：道地中药材及主要成分的标准物质研制与分析方法研究

主管部门：卫生部

承担单位：中国医学科学院药物研究所

负 责 人：吕扬

（69）异欧前胡素纯度标准物质

a. 资源基本信息

唯一标示：2007FY130100—69—2014072869

学科分类：标准科学技术（41050）

数据格式：xls、doc、jpg 文件

数据时间：2007–12～2012–11

数据地点：中国医学科学院药物研究所

关 键 词：化学纯度，标准物质，异欧前胡素

资源概要：该标准物质为国家一级计量标准物质，特性量参数为化学纯度。该标准物质采用棕色玻璃安瓿瓶包装，规格为 50mg/支。该标准物质可用于药品、食品等相关领域的异欧前胡素物质纯度与含量检测、分析仪器校准、分析方法确认评价等。

共享方式：完全开放共享

b. 对应项目基本信息

项目编号：2007FY130100

项目名称：道地中药材及主要成分的标准物质研制与分析方法研究

主管部门：卫生部

承担单位：中国医学科学院药物研究所

负 责 人：吕扬

（70）异氧黄酮纯度标准物质

a. 资源基本信息

唯一标示：2007FY130100—70—2014072870

学科分类：标准科学技术（41050）

数据格式：xls、doc、jpg 文件

数据时间：2007-12 ~ 2012-11

数据地点：中国医学科学院药物研究所

关 键 词：化学纯度，标准物质，异氧黄酮

资源概要：该标准物质为国家一级计量标准物质，特性量参数为化学纯度。该标准物质采用棕色玻璃安瓿瓶包装，规格为 50mg/支。该标准物质可用于药品、食品等相关领域的异氧黄酮物质纯度与含量检测、分析仪器校准、分析方法确认评价等。

共享方式：完全开放共享

b. 对应项目基本信息

项目编号：2007FY130100

项目名称：道地中药材及主要成分的标准物质研制与分析方法研究

主管部门：卫生部

承担单位：中国医学科学院药物研究所

负 责 人：吕扬

(71) 盐酸千金藤素纯度标准物质

a. 资源基本信息

唯一标示：2007FY130100—71—2014072871

学科分类：标准科学技术（41050）

数据格式：xls、doc、jpg 文件

数据时间：2007-12 ~ 2012-11

数据地点：中国医学科学院药物研究所

关 键 词：化学纯度，标准物质，盐酸千金藤素

资源概要：该标准物质为国家一级计量标准物质，特性量参数为化学纯度。该标准物质采用棕色玻璃安瓿瓶包装，规格为 50mg/支。该标准物质可用于药品、食品等相关领域的盐酸千金藤素物质纯度与含量检测、分析仪器校准、分析方法确认评价等。

共享方式：完全开放共享

b. 对应项目基本信息

项目编号：2007FY130100

项目名称：道地中药材及主要成分的标准物质研制与分析方法研究

主管部门：卫生部

承担单位：中国医学科学院药物研究所

负 责 人：吕扬

(72) 白桦脂酸纯度标准物质

a. 资源基本信息

唯一标示：2007FY130100—72—2014072872

学科分类：标准科学技术（41050）

数据格式：xls、doc、jpg 文件

数据时间：2007-12 ~ 2012-11

数据地点：中国医学科学院药物研究所

关 键 词：化学纯度，标准物质，白桦脂酸

资源概要：该标准物质为国家一级计量标准物质，特性量参数为化学纯度。该标准物质采用棕色玻璃安瓿瓶包装，规格为 50mg/支。该标准物质可用于药品、食品等相关领域的白桦脂酸物质纯度与含量检测、分析仪器校准、分析方法确认评价等。

共享方式：完全开放共享

b. 对应项目基本信息

项目编号：2007FY130100

项目名称：道地中药材及主要成分的标准物质研制与分析方法研究

主管部门：卫生部

承担单位：中国医学科学院药物研究所

负 责 人：吕扬

（73）丁香酸纯度标准物质

a. 资源基本信息

唯一标示：2007FY130100—73—2014072873

学科分类：标准科学技术（41050）

数据格式：xls、doc、jpg 文件

数据时间：2007-12 ~ 2012-11

数据地点：中国医学科学院药物研究所

关 键 词：化学纯度，标准物质，丁香酸

资源概要：该标准物质为国家一级计量标准物质，特性量参数为化学纯度。该标准物质采用棕色玻璃安瓿瓶包装，规格为 50mg/支。该标准物质可用于药品、食品等相关领域的丁香酸物质纯度与含量检测、分析仪器校准、分析方法确认评价等。

共享方式：完全开放共享

b. 对应项目基本信息

项目编号：2007FY130100

项目名称：道地中药材及主要成分的标准物质研制与分析方法研究

主管部门：卫生部

承担单位：中国医学科学院药物研究所

负 责 人：吕扬

(74) 依普黄酮纯度标准物质

a. 资源基本信息

唯一标示：2007FY130100—74—2014072874

学科分类：标准科学技术（41050）

数据格式：xls、doc、jpg 文件

数据时间：2007-12 ~ 2012-11

数据地点：中国医学科学院药物研究所

关 键 词：化学纯度，标准物质，依普黄酮

资源概要：该标准物质为国家一级计量标准物质，特性量参数为化学纯度。该标准物质采用棕色玻璃安瓿瓶包装，规格为 50mg/支。该标准物质可用于药品、食品等相关领域的依普黄酮物质纯度与含量检测、分析仪器校准、分析方法确认评价等。

共享方式：完全开放共享

b. 对应项目基本信息

项目编号：2007FY130100

项目名称：道地中药材及主要成分的标准物质研制与分析方法研究

主管部门：卫生部

承担单位：中国医学科学院药物研究所

负 责 人：吕扬

(75) 氢溴酸加兰他敏纯度标准物质

a. 资源基本信息

唯一标示：2007FY130100—75—2014072875

学科分类：标准科学技术（41050）

数据格式：xls、doc、jpg 文件

数据时间：2007-12 ~ 2012-11

数据地点：中国医学科学院药物研究所

关 键 词：化学纯度，标准物质，氢溴酸加兰他敏

资源概要：该标准物质为国家一级计量标准物质，特性量参数为化学纯度。该标准物质采用棕色玻璃安瓿瓶包装，规格为 50mg/支。该标准物质可用于药品、食品等相关领域的氢溴酸加兰他敏物质纯度与含量检测、分析仪器校准、分析方法确认评价等。

共享方式：完全开放共享

b. 对应项目基本信息

项目编号：2007FY130100

项目名称：道地中药材及主要成分的标准物质研制与分析方法研究

主管部门：卫生部

承担单位：中国医学科学院药物研究所

负 责 人：吕扬

(76) 二羟丙茶碱纯度标准物质

a. 资源基本信息

唯一标示：2007FY130100—76—2014072876

学科分类：标准科学技术（41050）

数据格式：xls、doc、jpg 文件

数据时间：2007-12～2012-11

数据地点：中国医学科学院药物研究所

关 键 词：化学纯度，标准物质，二羟丙茶碱

资源概要：该标准物质为国家一级计量标准物质，特性量参数为化学纯度。
该标准物质采用棕色玻璃安瓿瓶包装，规格为 50mg/支。该标准
物质可用于药品、食品等相关领域的二羟丙茶碱物质纯度与含量
检测、分析仪器校准、分析方法确认评价等。

共享方式：完全开放共享

b. 对应项目基本信息

项目编号：2007FY130100

项目名称：道地中药材及主要成分的标准物质研制与分析方法研究

主管部门：卫生部

承担单位：中国医学科学院药物研究所

负 责 人：吕扬

(77) 苍术素纯度标准物质

a. 资源基本信息

唯一标示：2007FY130100—77—2014072877

学科分类：标准科学技术（41050）

数据格式：xls、doc、jpg 文件

数据时间：2007-12～2012-11

数据地点：中国医学科学院药物研究所

关 键 词：化学纯度，标准物质，苍术素

资源概要：该标准物质为国家一级计量标准物质，特性量参数为化学纯度。

该标准物质采用棕色玻璃安瓿瓶包装，规格为 50mg/支。该标准物质可用于药品、食品等相关领域的苍术素物质纯度与含量检测、分析仪器校准、分析方法确认评价等。

共享方式：完全开放共享

b. 对应项目基本信息

项目编号：2007FY130100

项目名称：道地中药材及主要成分的标准物质研制与分析方法研究

主管部门：卫生部

承担单位：中国医学科学院药物研究所

负 责 人：吕扬

(78) 青蒿素纯度标准物质

a. 资源基本信息

唯一标示：2007FY130100—78—2014072878

学科分类：标准科学技术（41050）

数据格式：xls、doc、jpg 文件

数据时间：2007-12 ~ 2012-11

数据地点：中国医学科学院药物研究所

关 键 词：化学纯度，标准物质，青蒿素

资源概要：该标准物质为国家一级计量标准物质，特性量参数为化学纯度。该标准物质采用棕色玻璃安瓿瓶包装，规格为 50mg/支。该标准物质可用于药品、食品等相关领域的青蒿素物质纯度与含量检测、分析仪器校准、分析方法确认评价等。

共享方式：完全开放共享

b. 对应项目基本信息

项目编号：2007FY130100

项目名称：道地中药材及主要成分的标准物质研制与分析方法研究

主管部门：卫生部

承担单位：中国医学科学院药物研究所

负 责 人：吕扬

(79) 秦皮甲素纯度标准物质

a. 资源基本信息

唯一标示：2007FY130100—79—2014072879

学科分类：标准科学技术（41050）

数据格式：xls、doc、jpg 文件

数据时间：2007-12~2012-11

数据地点：中国医学科学院药物研究所

关 键 词：化学纯度，标准物质，秦皮甲素

资源概要：该标准物质为国家一级计量标准物质，特性量参数为化学纯度。该标准物质采用棕色玻璃安瓿瓶包装，规格为50mg/支。该标准物质可用于药品、食品等相关领域的秦皮甲素物质纯度与含量检测、分析仪器校准、分析方法确认评价等。

共享方式：完全开放共享

b. 对应项目基本信息

项目编号：2007FY130100

项目名称：道地中药材及主要成分的标准物质研制与分析方法研究

主管部门：卫生部

承担单位：中国医学科学院药物研究所

负 责 人：吕扬

(80) 丹酚酸A纯度标准物质

a. 资源基本信息

唯一标示：2007FY130100—80—2014072880

学科分类：标准科学技术（41050）

数据格式：xls、doc、jpg文件

数据时间：2007-12~2012-11

数据地点：中国医学科学院药物研究所

关 键 词：化学纯度，标准物质，丹酚酸A

资源概要：该标准物质为国家二级计量标准物质，特性量参数为化学纯度。该标准物质从丹参中经过提取、纯化、精制等工艺制备，采用棕色玻璃安瓿瓶包装，规格为10mg/支。该标准物质可用于药品、食品等相关领域的丹酚酸A物质纯度与含量检测、分析仪器校准、分析方法确认评价等。

共享方式：完全开放共享

b. 对应项目基本信息

项目编号：2007FY130100

项目名称：道地中药材及主要成分的标准物质研制与分析方法研究

主管部门：卫生部

承担单位：中国医学科学院药物研究所

负 责 人：吕扬

(81) 人参皂苷 Rg1 纯度标准物质

a. 资源基本信息

唯一标示：2007FY130100—81—2014072881

学科分类：标准科学技术（41050）

数据格式：xls、doc、jpg 文件

数据时间：2007–12～2012–11

数据地点：中国医学科学院药物研究所

关 键 词：化学纯度，标准物质，人参皂苷 Rg1

资源概要：该标准物质为国家二级计量标准物质，特性量参数为化学纯度。
该标准物质采用棕色玻璃安瓿瓶包装，规格为 20mg/支。该标准
物质可用于药品、食品等相关领域的人参皂苷 Rg1 物质纯度与含
量检测、分析仪器校准、分析方法确认评价等。

共享方式：完全开放共享

b. 对应项目基本信息

项目编号：2007FY130100

项目名称：道地中药材及主要成分的标准物质研制与分析方法研究

主管部门：卫生部

承担单位：中国医学科学院药物研究所

负 责 人：吕扬

(82) 人参皂苷 Rb1 纯度标准物质

a. 资源基本信息

唯一标示：2007FY130100—82—2014072882

学科分类：标准科学技术（41050）

数据格式：xls、doc、jpg 文件

数据时间：2007–12～2012–11

数据地点：中国医学科学院药物研究所

关 键 词：化学纯度，标准物质，人参皂苷 Rb1

资源概要：该标准物质为国家二级计量标准物质，特性量参数为化学纯度。
该标准物质采用棕色玻璃安瓿瓶包装，规格为 20mg/支。该标准
物质可用于药品、食品等相关领域的人参皂苷 Rb1 物质纯度与含
量检测、分析仪器校准、分析方法确认评价等。

共享方式：完全开放共享

b. 对应项目基本信息

项目编号：2007FY130100

项目名称：道地中药材及主要成分的标准物质研制与分析方法研究

主管部门：卫生部

承担单位：中国医学科学院药物研究所

负 责 人：吕扬

（83） 芍药苷纯度标准物质

a. 资源基本信息

唯一标示：2007FY130100—83—2014072883

学科分类：标准科学技术（41050）

数据格式：xls、doc、jpg 文件

数据时间：2007-12 ~ 2012-11

数据地点：中国医学科学院药物研究所

关 键 词：化学纯度，标准物质，芍药苷

资源概要：该标准物质为国家二级计量标准物质，特性量参数为化学纯度。该标准物质采用棕色玻璃安瓿瓶包装，规格为 10mg/支。该标准物质可用于药品、食品等相关领域的芍药苷物质纯度与含量检测、分析仪器校准、分析方法确认评价等。

共享方式：完全开放共享

b. 对应项目基本信息

项目编号：2007FY130100

项目名称：道地中药材及主要成分的标准物质研制与分析方法研究

主管部门：卫生部

承担单位：中国医学科学院药物研究所

负 责 人：吕扬

（84） 延胡索中延胡索乙素成分分析标准物质

a. 资源基本信息

唯一标示：2007FY130100—84—2014072884

学科分类：标准科学技术（41050）

数据格式：xls、doc、jpg 文件

数据时间：2007-12 ~ 2012-11

数据地点：中国医学科学院药物研究所

关 键 词：成分分析，标准物质，延胡索，延胡索乙素

资源概要：该标准物质为国家一级计量标准物质，特性量参数为总灰分及有效成分含量。采用棕色玻璃安瓿瓶包装，规格为 1g/支。该标准物质可在药品、食品等相关领域中应用延胡索中药材作为物质组

成，并需要采用延胡索乙素成分分析的成分鉴别、含量检测、分析方法确认评价等。

共享方式：完全开放共享

b. 对应项目基本信息

项目编号：2007FY130100

项目名称：道地中药材及主要成分的标准物质研制与分析方法研究

主管部门：卫生部

承担单位：中国医学科学院药物研究所

负 责 人：吕扬

(85) 牡丹皮中丹皮酚成分分析标准物质

a. 资源基本信息

唯一标示：2007FY130100—85—2014072885

学科分类：标准科学技术（41050）

数据格式：xls、doc、jpg 文件

数据时间：2007-12～2012-11

数据地点：中国医学科学院药物研究所

关 键 词：成分分析，标准物质，牡丹皮，丹皮酚

资源概要：该标准物质为国家一级计量标准物质，特性量参数为总灰分及有效成分含量。采用棕色玻璃安瓿瓶包装，规格为 1g/支。该标准物质可在药品、食品等相关领域中应用牡丹皮中药材作为物质组成，并需要采用丹皮酚成分分析的成分鉴别、含量检测、分析方法确认评价等。

共享方式：完全开放共享

b. 对应项目基本信息

项目编号：2007FY130100

项目名称：道地中药材及主要成分的标准物质研制与分析方法研究

主管部门：卫生部

承担单位：中国医学科学院药物研究所

负 责 人：吕扬

(86) 穿心莲中穿心莲内酯成分分析标准物质

a. 资源基本信息

唯一标示：2007FY130100—86—2014072886

学科分类：标准科学技术（41050）

数据格式：xls、doc、jpg 文件

数据时间：2007-12~2012-11

数据地点：中国医学科学院药物研究所

关 键 词：成分分析，标准物质，穿心莲，穿心莲内酯

资源概要：该标准物质为国家一级计量标准物质，特性量参数为总灰分及有效成分含量。采用棕色玻璃安瓿瓶包装，规格为1g/支。该标准物质可在药品、食品等相关领域中应用穿心莲中药材作为物质组成，并需要采用穿心莲内酯成分分析的成分鉴别、含量检测、分析方法确认评价等。

共享方式：完全开放共享

b. 对应项目基本信息

项目编号：2007FY130100

项目名称：道地中药材及主要成分的标准物质研制与分析方法研究

主管部门：卫生部

承担单位：中国医学科学院药物研究所

负 责 人：吕扬

(87) 葛根中葛根素成分分析标准物质

a. 资源基本信息

唯一标示：2007FY130100—87—2014072887

学科分类：标准科学技术（41050）

数据格式：xls、doc、jpg文件

数据时间：2007-12~2012-11

数据地点：中国医学科学院药物研究所

关 键 词：成分分析，标准物质，葛根，葛根素

资源概要：该标准物质为国家一级计量标准物质，特性量参数为总灰分及有效成分含量。采用棕色玻璃安瓿瓶包装，规格为1g/支。该标准物质可在药品、食品等相关领域中应用葛根中药材作为物质组成，并需要采用葛根素成分分析的成分鉴别、含量检测、分析方法确认评价等。

共享方式：完全开放共享

b. 对应项目基本信息

项目编号：2007FY130100

项目名称：道地中药材及主要成分的标准物质研制与分析方法研究

主管部门：卫生部

承担单位：中国医学科学院药物研究所

负 责 人：吕扬

（88）苦参中苦参碱成分分析标准物质

a. 资源基本信息

唯一标示：2007FY130100—88—2014072888

学科分类：标准科学技术（41050）

数据格式：xls、doc、jpg 文件

数据时间：2007-12 ~ 2012-11

数据地点：中国医学科学院药物研究所

关 键 词：成分分析，标准物质，苦参，苦参碱

资源概要：该标准物质为国家一级计量标准物质，特性量参数为总灰分及有
　　　　　效成分含量。采用棕色玻璃安瓿瓶包装，规格为 1g/支。该标准
　　　　　物质可在药品、食品等相关领域中应用苦参中药材作为物质组
　　　　　成，并需要采用苦参碱成分分析的成分鉴别、含量检测、分析方
　　　　　法确认评价等。

共享方式：完全开放共享

b. 对应项目基本信息

项目编号：2007FY130100

项目名称：道地中药材及主要成分的标准物质研制与分析方法研究

主管部门：卫生部

承担单位：中国医学科学院药物研究所

负 责 人：吕扬

（89）大黄中大黄素成分分析标准物质

a. 资源基本信息

唯一标示：2007FY130100—89—2014072889

学科分类：标准科学技术（41050）

数据格式：xls、doc、jpg 文件

数据时间：2007-12 ~ 2012-11

数据地点：中国医学科学院药物研究所

关 键 词：成分分析，标准物质，大黄，大黄素

资源概要：该标准物质为国家二级计量标准物质，特性量参数为成分含量。
　　　　　采用棕色玻璃安瓿瓶包装，规格为 1g/支。该标准物质可在药品、
　　　　　食品等相关领域中应用大黄中药材作为物质组成，并需要采用大
　　　　　黄素成分分析的成分鉴别、含量检测、分析方法确认评价等。

共享方式：完全开放共享

b. 对应项目基本信息

项目编号：2007FY130100

项目名称：道地中药材及主要成分的标准物质研制与分析方法研究

主管部门：卫生部

承担单位：中国医学科学院药物研究所

负　责　人：吕扬

（90）枳实中辛弗林成分分析标准物质

a. 资源基本信息

唯一标示：2007FY130100—90—2014072890

学科分类：标准科学技术（41050）

数据格式：xls、doc、jpg 文件

数据时间：2007-12 ~ 2012-11

数据地点：中国医学科学院药物研究所

关　键　词：成分分析，标准物质，枳实，辛弗林

资源概要：该标准物质为国家二级计量标准物质，特性量参数为成分含量。
采用棕色玻璃安瓿瓶包装，规格为1g/支。该标准物质可在药品、
食品等相关领域中应用枳实中药材作为物质组成，并需要采用辛
弗林成分分析的成分鉴别、含量检测、分析方法确认评价等。

共享方式：完全开放共享

b. 对应项目基本信息

项目编号：2007FY130100

项目名称：道地中药材及主要成分的标准物质研制与分析方法研究

主管部门：卫生部

承担单位：中国医学科学院药物研究所

负　责　人：吕扬

（91）金银花中绿原酸成分分析标准物质

a. 资源基本信息

唯一标示：2007FY130100—91—2014072891

学科分类：标准科学技术（41050）

数据格式：xls、doc、jpg 文件

数据时间：2007-12 ~ 2012-11

数据地点：中国医学科学院药物研究所

关　键　词：成分分析，标准物质，金银花，绿原酸

资源概要：该标准物质为国家二级计量标准物质，特性量参数为成分含量。

采用棕色玻璃安瓿瓶包装，规格为 1g／支。该标准物质可在药品、食品等相关领域中应用金银花中药材作为物质组成，并需要采用绿原酸成分分析的成分鉴别、含量检测、分析方法确认评价等。

共享方式：完全开放共享

b. 对应项目基本信息

项目编号：2007FY130100

项目名称：道地中药材及主要成分的标准物质研制与分析方法研究

主管部门：卫生部

承担单位：中国医学科学院药物研究所

负 责 人：吕扬

(92)　矮地茶中岩白菜素成分分析标准物质

a. 资源基本信息

唯一标示：2007FY130100—92—2014072892

学科分类：标准科学技术（41050）

数据格式：xls、doc、jpg 文件

数据时间：2007-12～2012-11

数据地点：中国医学科学院药物研究所

关 键 词：成分分析，标准物质，矮地茶，岩白菜素

资源概要：该标准物质为国家二级计量标准物质，特性量参数为成分含量。采用棕色玻璃安瓿瓶包装，规格为 1g／支。该标准物质可在药品、食品等相关领域中应用矮地茶中药材作为物质组成，并需要采用岩白菜素成分分析的成分鉴别、含量检测、分析方法确认评价等。

共享方式：完全开放共享

b. 对应项目基本信息

项目编号：2007FY130100

项目名称：道地中药材及主要成分的标准物质研制与分析方法研究

主管部门：卫生部

承担单位：中国医学科学院药物研究所

负 责 人：吕扬

(93)　当归中阿魏酸成分分析标准物质

a. 资源基本信息

唯一标示：2007FY130100—93—2014072893

学科分类：标准科学技术（41050）

数据格式：xls、doc、jpg 文件

数据时间：2007-12～2012-11

数据地点：中国医学科学院药物研究所

关 键 词：成分分析，标准物质，当归，阿魏酸

资源概要：该标准物质为国家二级计量标准物质，特性量参数为成分含量。
采用棕色玻璃安瓿瓶包装，规格为1g/支。该标准物质可在药品、
食品等相关领域中应用当归中药材作为物质组成，并需要采用阿
魏酸成分分析的成分鉴别、含量检测、分析方法确认评价等。

共享方式：完全开放共享

b. 对应项目基本信息

项目编号：2007FY130100

项目名称：道地中药材及主要成分的标准物质研制与分析方法研究

主管部门：卫生部

承担单位：中国医学科学院药物研究所

负 责 人：吕扬

(94) 何首乌中大黄素成分分析标准物质

a. 资源基本信息

唯一标示：2007FY130100—94—2014072894

学科分类：标准科学技术（41050）

数据格式：xls、doc、jpg 文件

数据时间：2007-12～2012-11

数据地点：中国医学科学院药物研究所

关 键 词：成分分析，标准物质，何首乌，大黄素

资源概要：该标准物质为国家二级计量标准物质，特性量参数为成分含量。
采用棕色玻璃安瓿瓶包装，规格为1g/支。该标准物质可在药品、
食品等相关领域中应用何首乌中药材作为物质组成，并需要采用
大黄素成分分析的成分鉴别、含量检测、分析方法确认评价等。

共享方式：完全开放共享

b. 对应项目基本信息

项目编号：2007FY130100

项目名称：道地中药材及主要成分的标准物质研制与分析方法研究

主管部门：卫生部

承担单位：中国医学科学院药物研究所

负 责 人：吕扬

(95) 川芎中阿魏酸成分分析标准物质

a. 资源基本信息

唯一标示：2007FY130100—95—2014072895

学科分类：标准科学技术（41050）

数据格式：xls、doc、jpg 文件

数据时间：2007–12～2012–11

数据地点：中国医学科学院药物研究所

关 键 词：成分分析，标准物质，川芎，阿魏酸

资源概要：该标准物质为国家二级计量标准物质，特性量参数为成分含量。采用棕色玻璃安瓿瓶包装，规格为 1g/支。该标准物质可在药品、食品等相关领域中应用川芎中药材作为物质组成，并需要采用阿魏酸成分分析的成分鉴别、含量检测、分析方法确认评价等。

共享方式：完全开放共享

b. 对应项目基本信息

项目编号：2007FY130100

项目名称：道地中药材及主要成分的标准物质研制与分析方法研究

主管部门：卫生部

承担单位：中国医学科学院药物研究所

负 责 人：吕扬

(96) 黄柏中盐酸小檗碱成分分析标准物质

a. 资源基本信息

唯一标示：2007FY130100—96—2014072896

学科分类：标准科学技术（41050）

数据格式：xls、doc、jpg 文件

数据时间：2007–12～2012–11

数据地点：中国医学科学院药物研究所

关 键 词：成分分析，标准物质，黄柏，盐酸小檗碱

资源概要：该标准物质为国家二级计量标准物质，特性量参数为成分含量。采用棕色玻璃安瓿瓶包装，规格为 1g/支。该标准物质可在药品、食品等相关领域中应用黄柏中药材作为物质组成，并需要采用盐酸小檗碱成分分析的成分鉴别、含量检测、分析方法确认评价等。

共享方式：完全开放共享

b. 对应项目基本信息

项目编号：2007FY130100

项目名称：道地中药材及主要成分的标准物质研制与分析方法研究

主管部门：卫生部

承担单位：中国医学科学院药物研究所

负 责 人：吕扬

(97) 黄连中盐酸小檗碱成分分析标准物质

a. 资源基本信息

唯一标示：2007FY130100—97—2014072897

学科分类：标准科学技术（41050）

数据格式：xls、doc、jpg 文件

数据时间：2007–12～2012–11

数据地点：中国医学科学院药物研究所

关 键 词：成分分析，标准物质，黄连，盐酸小檗碱

资源概要：该标准物质为国家二级计量标准物质，特性量参数为成分含量。
采用棕色玻璃安瓿瓶包装，规格为1g/支。该标准物质可在药品、
食品等相关领域中应用黄连中药材作为物质组成，并需要采用盐
酸小檗碱成分分析的成分鉴别、含量检测、分析方法确认评
价等。

共享方式：完全开放共享

b. 对应项目基本信息

项目编号：2007FY130100

项目名称：道地中药材及主要成分的标准物质研制与分析方法研究

主管部门：卫生部

承担单位：中国医学科学院药物研究所

负 责 人：吕扬

(98) 蛇床子中蛇床子素成分分析标准物质

a. 资源基本信息

唯一标示：2007FY130100—98—2014072898

学科分类：标准科学技术（41050）

数据格式：xls、doc、jpg 文件

数据时间：2007–12～2012–11

数据地点：中国医学科学院药物研究所

关 键 词：成分分析，标准物质，蛇床子，蛇床子素

资源概要：该标准物质为国家二级计量标准物质，特性量参数为成分含量。采用棕色玻璃安瓿瓶包装，规格为 1g/支。该标准物质可在药品、食品等相关领域中应用蛇床子中药材作为物质组成，并需要采用蛇床子素成分分析的成分鉴别、含量检测、分析方法确认评价等。

共享方式：完全开放共享

b. 对应项目基本信息

项目编号：2007FY130100

项目名称：道地中药材及主要成分的标准物质研制与分析方法研究

主管部门：卫生部

承担单位：中国医学科学院药物研究所

负 责 人：吕扬

（99）天麻中天麻素成分分析标准物质

a. 资源基本信息

唯一标示：2007FY130100—99—2014072899

学科分类：标准科学技术（41050）

数据格式：xls、doc、jpg 文件

数据时间：2007-12～2012-11

数据地点：中国医学科学院药物研究所

关 键 词：成分分析，标准物质，天麻，天麻素

资源概要：该标准物质为国家二级计量标准物质，特性量参数为成分含量。采用棕色玻璃安瓿瓶包装，规格为 1g/支。该标准物质可在药品、食品等相关领域中应用天麻中药材作为物质组成，并需要采用天麻素成分分析的成分鉴别、含量检测、分析方法确认评价等。

共享方式：完全开放共享

b. 对应项目基本信息

项目编号：2007FY130100

项目名称：道地中药材及主要成分的标准物质研制与分析方法研究

主管部门：卫生部

承担单位：中国医学科学院药物研究所

负 责 人：吕扬

（100）徐长卿中丹皮酚成分分析标准物质

a. 资源基本信息

唯一标示：2007FY130100—100—20140728100

学科分类：标准科学技术（41050）

数据格式：xls、doc、jpg 文件

数据时间：2007-12 ~ 2012-11

数据地点：中国医学科学院药物研究所

关 键 词：成分分析，标准物质，徐长卿，丹皮酚

资源概要：该标准物质为国家二级计量标准物质，特性量参数为成分含量。采用棕色玻璃安瓿瓶包装，规格为1g/支。该标准物质可在药品、食品等相关领域中应用徐长卿中药材作为物质组成，并需要采用丹皮酚成分分析的成分鉴别、含量检测、分析方法确认评价等。

共享方式：完全开放共享

b. 对应项目基本信息

项目编号：2007FY130100

项目名称：道地中药材及主要成分的标准物质研制与分析方法研究

主管部门：卫生部

承担单位：中国医学科学院药物研究所

负 责 人：吕扬

（101） 杜仲叶中绿原酸成分分析标准物质

a. 资源基本信息

唯一标示：2007FY130100—101—20140728101

学科分类：标准科学技术（41050）

数据格式：xls、doc、jpg 文件

数据时间：2007-12 ~ 2012-11

数据地点：中国医学科学院药物研究所

关 键 词：成分分析，标准物质，杜仲叶，绿原酸

资源概要：该标准物质为国家二级计量标准物质，特性量参数为成分含量。采用棕色玻璃安瓿瓶包装，规格为1g/支。该标准物质可在药品、食品等相关领域中应用杜仲叶中药材作为物质组成，并需要采用绿原酸成分分析的成分鉴别、含量检测、分析方法确认评价等。

共享方式：完全开放共享

b. 对应项目基本信息

项目编号：2007FY130100

项目名称：道地中药材及主要成分的标准物质研制与分析方法研究

主管部门：卫生部

承担单位：中国医学科学院药物研究所

负　责　人：吕扬

（102）穿山龙中薯蓣皂苷元成分分析标准物质

a. 资源基本信息

唯一标示：2007FY130100—105—20140728105

学科分类：标准科学技术（41050）

数据格式：xls、doc、jpg 文件

数据时间：2007-12 ~ 2012-11

数据地点：中国医学科学院药物研究所

关 键 词：成分分析，标准物质，穿山龙，薯蓣皂苷元

资源概要：该标准物质为国家二级计量标准物质，特性量参数为成分含量。
采用棕色玻璃安瓿瓶包装，规格为1g/支。该标准物质可在药品、
食品等相关领域中应用穿山龙中药材作为物质组成，并需要采用
薯蓣皂苷元成分分析的成分鉴别、含量检测、分析方法确认评
价等。

共享方式：完全开放共享

b. 对应项目基本信息

项目编号：2007FY130100

项目名称：道地中药材及主要成分的标准物质研制与分析方法研究

主管部门：卫生部

承担单位：中国医学科学院药物研究所

负　责　人：吕扬

（103）桑叶中槲皮素成分分析标准物质

a. 资源基本信息

唯一标示：2007FY130100—106—20140728106

学科分类：标准科学技术（41050）

数据格式：xls、doc、jpg 文件

数据时间：2007-12 ~ 2012-11

数据地点：中国医学科学院药物研究所

关 键 词：成分分析，标准物质，桑叶，槲皮素

资源概要：该标准物质为国家二级计量标准物质，特性量参数为成分含量。
采用棕色玻璃安瓿瓶包装，规格为1g/支。该标准物质可在药品、
食品等相关领域中应用桑叶中药材作为物质组成，并需要采用槲
皮素成分分析的成分鉴别、含量检测、分析方法确认评价等。

共享方式：完全开放共享

b. 对应项目基本信息

项目编号：2007FY130100

项目名称：道地中药材及主要成分的标准物质研制与分析方法研究

主管部门：卫生部

承担单位：中国医学科学院药物研究所

负 责 人：吕扬

（104）山豆根中苦参碱成分分析标准物质

a. 资源基本信息

唯一标示：2007FY130100—108—20140728108

学科分类：标准科学技术（41050）

数据格式：xls、doc、jpg 文件

数据时间：2007-12 ~ 2012-11

数据地点：中国医学科学院药物研究所

关 键 词：成分分析，标准物质，山豆根，苦参碱

资源概要：该标准物质为国家二级计量标准物质，特性量参数为成分含
　　　　　量。采用棕色玻璃安瓿瓶包装，规格为 1g/支。该标准物质可
　　　　　在药品、食品等相关领域中应用山豆根中药材作为物质组成，
　　　　　并需要采用苦参碱成分分析的成分鉴别、含量检测、分析方法
　　　　　确认评价等。

共享方式：完全开放共享

b. 对应项目基本信息

项目编号：2007FY130100

项目名称：道地中药材及主要成分的标准物质研制与分析方法研究

主管部门：卫生部

承担单位：中国医学科学院药物研究所

负 责 人：吕扬

（105）菊花中绿原酸成分分析标准物质

a. 资源基本信息

唯一标示：2007FY130100—109—20140728109

学科分类：标准科学技术（41050）

数据格式：xls、doc、jpg 文件

数据时间：2007-12 ~ 2012-11

数据地点：中国医学科学院药物研究所

关 键 词：成分分析，标准物质，菊花，绿原酸

资源概要：该标准物质为国家二级计量标准物质，特性量参数为成分含量。采用棕色玻璃安瓿瓶包装，规格为1g/支。该标准物质可在药品、食品等相关领域中应用菊花中药材作为物质组成，并需要采用绿原酸成分分析的成分鉴别、含量检测、分析方法确认评价等。

共享方式：完全开放共享

b. 对应项目基本信息

项目编号：2007FY130100

项目名称：道地中药材及主要成分的标准物质研制与分析方法研究

主管部门：卫生部

承担单位：中国医学科学院药物研究所

负责人：吕扬

(106) 菟丝子中山柰酚成分分析标准物质

a. 资源基本信息

唯一标示：2007FY130100—110—20140728110

学科分类：标准科学技术（41050）

数据格式：xls、doc、jpg 文件

数据时间：2007–12 ～ 2012–11

数据地点：中国医学科学院药物研究所

关键词：成分分析，标准物质，菟丝子，山柰酚

资源概要：该标准物质为国家二级计量标准物质，特性量参数为成分含量。采用棕色玻璃安瓿瓶包装，规格为1g/支。该标准物质可在药品、食品等相关领域中应用菟丝子中药材作为物质组成，并需要采用山柰酚成分分析的成分鉴别、含量检测、分析方法确认评价等。

共享方式：完全开放共享

b. 对应项目基本信息

项目编号：2007FY130100

项目名称：道地中药材及主要成分的标准物质研制与分析方法研究

主管部门：卫生部

承担单位：中国医学科学院药物研究所

负责人：吕扬

(107) 瓦松中山柰酚成分分析标准物质

a. 资源基本信息

唯一标示：2007FY130100—111—20140728111

学科分类：标准科学技术（41050）

数据格式：xls、doc、jpg 文件

数据时间：2007-12～2012-11

数据地点：中国医学科学院药物研究所

关 键 词：成分分析，标准物质，瓦松，山柰酚

资源概要：该标准物质为国家二级计量标准物质，特性量参数为成分含量。采用棕色玻璃安瓿瓶包装，规格为1g/支。该标准物质可在药品、食品等相关领域中应用瓦松中药材作为物质组成，并需要采用山柰酚成分分析的成分鉴别、含量检测、分析方法确认评价等。

共享方式：完全开放共享

b. 对应项目基本信息

项目编号：2007FY130100

项目名称：道地中药材及主要成分的标准物质研制与分析方法研究

主管部门：卫生部

承担单位：中国医学科学院药物研究所

负 责 人：吕扬

（108） 罗布麻叶中槲皮素成分分析标准物质

a. 资源基本信息

唯一标示：2007FY130100—112—20140728112

学科分类：标准科学技术（41050）

数据格式：xls、doc、jpg 文件

数据时间：2007-12～2012-11

数据地点：中国医学科学院药物研究所

关 键 词：成分分析，标准物质，罗布麻叶，槲皮素

资源概要：该标准物质为国家二级计量标准物质，特性量参数为成分含量。采用棕色玻璃安瓿瓶包装，规格为1g/支。该标准物质可在药品、食品等相关领域中应用罗布麻叶中药材作为物质组成，并需要采用槲皮素成分分析的成分鉴别、含量检测、分析方法确认评价等。

共享方式：完全开放共享

b. 对应项目基本信息

项目编号：2007FY130100

项目名称：道地中药材及主要成分的标准物质研制与分析方法研究

主管部门：卫生部

承担单位：中国医学科学院药物研究所

负 责 人：吕扬

(109) 红花中山柰酚成分分析标准物质

a. 资源基本信息

唯一标示：2007FY130100—113—20140728113

学科分类：标准科学技术（41050）

数据格式：xls、doc、jpg 文件

数据时间：2007–12 ~ 2012–11

数据地点：中国医学科学院药物研究所

关 键 词：成分分析，标准物质，红花，山柰酚

资源概要：该标准物质为国家二级计量标准物质，特性量参数为成分含
　　　　　量。采用棕色玻璃安瓿瓶包装，规格为 1g/支。该标准物质可
　　　　　在药品、食品等相关领域中应用红花中药材作为物质组成，并
　　　　　需要采用山柰酚成分分析的成分鉴别、含量检测、分析方法确
　　　　　认评价等。

共享方式：完全开放共享

b. 对应项目基本信息

项目编号：2007FY130100

项目名称：道地中药材及主要成分的标准物质研制与分析方法研究

主管部门：卫生部

承担单位：中国医学科学院药物研究所

负 责 人：吕扬

(110) 忍冬藤中绿原酸成分分析标准物质

a. 资源基本信息

唯一标示：2007FY130100—114—20140728114

学科分类：标准科学技术（41050）

数据格式：xls、doc、jpg 文件

数据时间：2007–12 ~ 2012–11

数据地点：中国医学科学院药物研究所

关 键 词：成分分析，标准物质，忍冬藤，绿原酸

资源概要：该标准物质为国家二级计量标准物质，特性量参数为成分含量。
　　　　　采用棕色玻璃安瓿瓶包装，规格为 1g/支。该标准物质可在药品、
　　　　　食品等相关领域中应用忍冬藤中药材作为物质组成，并需要采用
　　　　　绿原酸成分分析的成分鉴别、含量检测、分析方法确认评价等。

共享方式：完全开放共享

b. 对应项目基本信息

项目编号：2007FY130100

项目名称：道地中药材及主要成分的标准物质研制与分析方法研究

主管部门：卫生部

承担单位：中国医学科学院药物研究所

负 责 人：吕扬

（111） 独活中蛇床子素成分分析标准物质

a. 资源基本信息

唯一标示：2007FY130100—115—20140728115

学科分类：标准科学技术（41050）

数据格式：xls、doc、jpg 文件

数据时间：2007-12 ~ 2012-11

数据地点：中国医学科学院药物研究所

关 键 词：成分分析，标准物质，独活，蛇床子素

资源概要：该标准物质为国家二级计量标准物质，特性量参数为成分含量。采用棕色玻璃安瓿瓶包装，规格为 1g/支。该标准物质可在药品、食品等相关领域中应用独活中药材作为物质组成，并需要采用蛇床子素成分分析的成分鉴别、含量检测、分析方法确认评价等。

共享方式：完全开放共享

b. 对应项目基本信息

项目编号：2007FY130100

项目名称：道地中药材及主要成分的标准物质研制与分析方法研究

主管部门：卫生部

承担单位：中国医学科学院药物研究所

负 责 人：吕扬

（112） 栀子中栀子苷成分分析标准物质

a. 资源基本信息

唯一标示：2007FY130100—116—20140728116

学科分类：标准科学技术（41050）

数据格式：xls、doc、jpg 文件

数据时间：2007-12 ~ 2012-11

数据地点：中国医学科学院药物研究所

关 键 词：成分分析，标准物质，栀子，栀子苷

资源概要：该标准物质为国家二级计量标准物质，特性量参数为成分含量。采用棕色玻璃安瓿瓶包装，规格为 1g/支。该标准物质可在药品、食品等相关领域中应用栀子中药材作为物质组成，并需要采用栀子苷成分分析的成分鉴别、含量检测、分析方法确认评价等。

共享方式：完全开放共享

b. 对应项目基本信息

项目编号：2007FY130100

项目名称：道地中药材及主要成分的标准物质研制与分析方法研究

主管部门：卫生部

承担单位：中国医学科学院药物研究所

负 责 人：吕扬

(113) 虎杖中大黄素成分分析标准物质

a. 资源基本信息

唯一标示：2007FY130100—117—20140728117

学科分类：标准科学技术（41050）

数据格式：xls、doc、jpg 文件

数据时间：2007-12 ~ 2012-11

数据地点：中国医学科学院药物研究所

关 键 词：成分分析，标准物质，虎杖，大黄素

资源概要：该标准物质为国家二级计量标准物质，特性量参数为成分含量。采用棕色玻璃安瓿瓶包装，规格为 1g/支。该标准物质可在药品、食品等相关领域中应用虎杖中药材作为物质组成，并需要采用大黄素成分分析的成分鉴别、含量检测、分析方法确认评价等。

共享方式：完全开放共享

b. 对应项目基本信息

项目编号：2007FY130100

项目名称：道地中药材及主要成分的标准物质研制与分析方法研究

主管部门：卫生部

承担单位：中国医学科学院药物研究所

负 责 人：吕扬

(114) 三棵针中盐酸小檗碱成分分析标准物质

a. 资源基本信息

唯一标示：2007FY130100—118—20140728118

学科分类：标准科学技术（41050）

数据格式：xls、doc、jpg 文件

数据时间：2007-12 ~ 2012-11

数据地点：中国医学科学院药物研究所

关 键 词：成分分析，标准物质，三棵针，盐酸小檗碱

资源概要：该标准物质为国家二级计量标准物质，特性量参数为成分含量。
采用棕色玻璃安瓿瓶包装，规格为1g/支。该标准物质可在药品、
食品等相关领域中应用三棵针中药材作为物质组成，并需要采用
盐酸小檗碱成分分析的成分鉴别、含量检测、分析方法确认评
价等。

共享方式：完全开放共享

b. 对应项目基本信息

项目编号：2007FY130100

项目名称：道地中药材及主要成分的标准物质研制与分析方法研究

主管部门：卫生部

承担单位：中国医学科学院药物研究所

负 责 人：吕扬

（115） 地榆中没食子酸成分分析标准物质

a. 资源基本信息

唯一标示：2007FY130100—119—20140728119

学科分类：标准科学技术（41050）

数据格式：xls、doc、jpg 文件

数据时间：2007-12 ~ 2012-11

数据地点：中国医学科学院药物研究所

关 键 词：成分分析，标准物质，地榆，没食子酸

资源概要：该标准物质为国家二级计量标准物质，特性量参数为成分含量。
采用棕色玻璃安瓿瓶包装，规格为1g/支。该标准物质可在药品、
食品等相关领域中应用地榆中药材作为物质组成，并需要采用没
食子酸成分分析的成分鉴别、含量检测、分析方法确认评价等。

共享方式：完全开放共享

b. 对应项目基本信息

项目编号：2007FY130100

项目名称：道地中药材及主要成分的标准物质研制与分析方法研究

主管部门：卫生部

承担单位：中国医学科学院药物研究所

负 责 人：吕扬

（116）黄藤中盐酸巴马汀成分分析标准物质

a. 资源基本信息

唯一标示：2007FY130100—120—20140728120

学科分类：标准科学技术（41050）

数据格式：xls、doc、jpg 文件

数据时间：2007-12 ~ 2012-11

数据地点：中国医学科学院药物研究所

关 键 词：成分分析，标准物质，黄藤，盐酸巴马汀

资源概要：该标准物质为国家二级计量标准物质，特性量参数为成分含量。
采用棕色玻璃安瓿瓶包装，规格为1g/支。该标准物质可在药品、
食品等相关领域中应用黄藤中药材作为物质组成，并需要采用盐
酸巴马汀成分分析的成分鉴别、含量检测、分析方法确认评
价等。

共享方式：完全开放共享

b. 对应项目基本信息

项目编号：2007FY130100

项目名称：道地中药材及主要成分的标准物质研制与分析方法研究

主管部门：卫生部

承担单位：中国医学科学院药物研究所

负 责 人：吕扬

（117）丹参中丹参酮ⅡA成分分析标准物质

a. 资源基本信息

唯一标示：2007FY130100—121—20140728121

学科分类：标准科学技术（41050）

数据格式：xls、doc、jpg 文件

数据时间：2007-12 ~ 2012-11

数据地点：中国医学科学院药物研究所

关 键 词：成分分析，标准物质，丹参，丹参酮ⅡA

资源概要：该标准物质为国家二级计量标准物质，特性量参数为成分含量。
采用棕色玻璃安瓿瓶包装，规格为1g/支。该标准物质可在药品、
食品等相关领域中应用丹参中药材作为物质组成，并需要采用丹
参酮ⅡA成分分析的成分鉴别、含量检测、分析方法确认评
价等。

共享方式：完全开放共享

b. 对应项目基本信息

项目编号：2007FY130100

项目名称：道地中药材及主要成分的标准物质研制与分析方法研究

主管部门：卫生部

承担单位：中国医学科学院药物研究所

负　责　人：吕扬

（118）虎杖中虎杖苷成分分析标准物质

a. 资源基本信息

唯一标示：2007FY130100—122—20140728122

学科分类：标准科学技术（41050）

数据格式：xls、doc、jpg 文件

数据时间：2007-12～2012-11

数据地点：中国医学科学院药物研究所

关　键　词：成分分析，标准物质，虎杖，虎杖苷

资源概要：该标准物质为国家二级计量标准物质，特性量参数为成分含量。
采用棕色玻璃安瓿瓶包装，规格为1g/支。该标准物质可在药品、
食品等相关领域中应用虎杖中药材作为物质组成，并需要采用虎
杖苷成分分析的成分鉴别、含量检测、分析方法确认评价等。

共享方式：完全开放共享

b. 对应项目基本信息

项目编号：2007FY130100

项目名称：道地中药材及主要成分的标准物质研制与分析方法研究

主管部门：卫生部

承担单位：中国医学科学院药物研究所

负　责　人：吕扬

（119）黄芩中黄芩素成分分析标准物质

a. 资源基本信息

唯一标示：2007FY130100—123—20140728123

学科分类：标准科学技术（41050）

数据格式：xls、doc、jpg 文件

数据时间：2007-12～2012-11

数据地点：中国医学科学院药物研究所

关　键　词：成分分析，标准物质，黄芩，黄芩素

资源概要：该标准物质为国家二级计量标准物质，特性量参数为成分含量。采用棕色玻璃安瓿瓶包装，规格为 1g/支。该标准物质可在药品、食品等相关领域中应用黄芩中药材作为物质组成，并需要采用黄芩素成分分析的成分鉴别、含量检测、分析方法确认评价等。

共享方式：完全开放共享

b. 对应项目基本信息

项目编号：2007FY130100

项目名称：道地中药材及主要成分的标准物质研制与分析方法研究

主管部门：卫生部

承担单位：中国医学科学院药物研究所

负 责 人：吕扬

（120） 金钱草中山柰酚成分分析标准物质

a. 资源基本信息

唯一标示：2007FY130100—124—20140728124

学科分类：标准科学技术（41050）

数据格式：xls、doc、jpg 文件

数据时间：2007–12 ~ 2012–11

数据地点：中国医学科学院药物研究所

关 键 词：成分分析，标准物质，金钱草，山柰酚

资源概要：该标准物质为国家二级计量标准物质，特性量参数为成分含量。采用棕色玻璃安瓿瓶包装，规格为 1g/支。该标准物质可在药品、食品等相关领域中应用金钱草中药材作为物质组成，并需要采用山柰酚成分分析的成分鉴别、含量检测、分析方法确认评价等。

共享方式：完全开放共享

b. 对应项目基本信息

项目编号：2007FY130100

项目名称：道地中药材及主要成分的标准物质研制与分析方法研究

主管部门：卫生部

承担单位：中国医学科学院药物研究所

负 责 人：吕扬

（121） 木贼中山柰酚成分分析标准物质

a. 资源基本信息

唯一标示：2007FY130100—125—20140728125

学科分类：标准科学技术（41050）

数据格式：xls、doc、jpg 文件

数据时间：2007-12~2012-11

数据地点：中国医学科学院药物研究所

关 键 词：成分分析，标准物质，木贼，山奈酚

资源概要：该标准物质为国家二级计量标准物质，特性量参数为成分含量。采用棕色玻璃安瓿瓶包装，规格为 1g/支。该标准物质可在药品、食品等相关领域中应用木贼中药材作为物质组成，并需要采用山奈酚成分分析的成分鉴别、含量检测、分析方法确认评价等。

共享方式：完全开放共享

b. 对应项目基本信息

项目编号：2007FY130100

项目名称：道地中药材及主要成分的标准物质研制与分析方法研究

主管部门：卫生部

承担单位：中国医学科学院药物研究所

负 责 人：吕扬

（122） 独一味中木犀草素成分分析标准物质

a. 资源基本信息

唯一标示：2007FY130100—126—20140728126

学科分类：标准科学技术（41050）

数据格式：xls、doc、jpg 文件

数据时间：2007-12~2012-11

数据地点：中国医学科学院药物研究所

关 键 词：成分分析，标准物质，独一味，木犀草素

资源概要：该标准物质为国家二级计量标准物质，特性量参数为成分含量。采用棕色玻璃安瓿瓶包装，规格为 1g/支。该标准物质可在药品、食品等相关领域中应用独一味中药材作为物质组成，并需要采用木犀草素成分分析的成分鉴别、含量检测、分析方法确认评价等。

共享方式：完全开放共享

b. 对应项目基本信息

项目编号：2007FY130100

项目名称：道地中药材及主要成分的标准物质研制与分析方法研究

主管部门：卫生部

承担单位：中国医学科学院药物研究所

负 责 人：吕扬

(123) 蒲公英中咖啡酸成分分析标准物质

a. 资源基本信息

唯一标示：2007FY130100—127—20140728127

学科分类：标准科学技术（41050）

数据格式：xls、doc、jpg 文件

数据时间：2007-12～2012-11

数据地点：中国医学科学院药物研究所

关 键 词：成分分析，标准物质，蒲公英，咖啡酸

资源概要：该标准物质为国家二级计量标准物质，特性量参数为成分含量。
采用棕色玻璃安瓿瓶包装，规格为1g/支。该标准物质可在药品、
食品等相关领域中应用蒲公英中药材作为物质组成，并需要采用
咖啡酸成分分析的成分鉴别、含量检测、分析方法确认评价等。

共享方式：完全开放共享

b. 对应项目基本信息

项目编号：2007FY130100

项目名称：道地中药材及主要成分的标准物质研制与分析方法研究

主管部门：卫生部

承担单位：中国医学科学院药物研究所

负 责 人：吕扬

(124) 石韦中绿原酸成分分析标准物质

a. 资源基本信息

唯一标示：2007FY130100—128—20140728128

学科分类：标准科学技术（41050）

数据格式：xls、doc、jpg 文件

数据时间：2007-12～2012-11

数据地点：中国医学科学院药物研究所

关 键 词：成分分析，标准物质，石韦，绿原酸

资源概要：该标准物质为国家二级计量标准物质，特性量参数为成分含量。
采用棕色玻璃安瓿瓶包装，规格为1g/支。该标准物质可在药品、
食品等相关领域中应用石韦中药材作为物质组成，并需要采用绿
原酸成分分析的成分鉴别、含量检测、分析方法确认评价等。

共享方式：完全开放共享

b. 对应项目基本信息

项目编号：2007FY130100

项目名称：道地中药材及主要成分的标准物质研制与分析方法研究

主管部门：卫生部

承担单位：中国医学科学院药物研究所

负 责 人：吕扬

（125）厚朴中厚朴酚成分分析标准物质

a. 资源基本信息

唯一标示：2007FY130100—129—20140728129

学科分类：标准科学技术（41050）

数据格式：xls、doc、jpg 文件

数据时间：2007–12～2012–11

数据地点：中国医学科学院药物研究所

关 键 词：成分分析，标准物质，厚朴，厚朴酚

资源概要：该标准物质为国家二级计量标准物质，特性量参数为成分含
量。采用棕色玻璃安瓿瓶包装，规格为 1g/支。该标准物质可
在药品、食品等相关领域中应用厚朴中药材作为物质组成，并
需要采用厚朴酚成分分析的成分鉴别、含量检测、分析方法确
认评价等。

共享方式：完全开放共享

b. 对应项目基本信息

项目编号：2007FY130100

项目名称：道地中药材及主要成分的标准物质研制与分析方法研究

主管部门：卫生部

承担单位：中国医学科学院药物研究所

负 责 人：吕扬

（126）厚朴中和厚朴酚成分分析标准物质

a. 资源基本信息

唯一标示：2007FY130100—130—20140728130

学科分类：标准科学技术（41050）

数据格式：xls、doc、jpg 文件

数据时间：2007–12～2012–11

数据地点：中国医学科学院药物研究所

关 键 词：成分分析，标准物质，厚朴，和厚朴酚

资源概要：该标准物质为国家二级计量标准物质，特性量参数为成分含量。采用棕色玻璃安瓿瓶包装，规格为 1g/支。该标准物质可在药品、食品等相关领域中应用厚朴中药材作为物质组成，并需要采用和厚朴酚成分分析的成分鉴别、含量检测、分析方法确认评价等。

共享方式：完全开放共享

b. 对应项目基本信息

项目编号：2007FY130100

项目名称：道地中药材及主要成分的标准物质研制与分析方法研究

主管部门：卫生部

承担单位：中国医学科学院药物研究所

负 责 人：吕扬

（127）虎杖中白藜芦醇成分分析标准物质

a. 资源基本信息

唯一标示：2007FY130100—131—20140728131

学科分类：标准科学技术（41050）

数据格式：xls、doc、jpg 文件

数据时间：2007-12～2012-11

数据地点：中国医学科学院药物研究所

关 键 词：成分分析，标准物质，虎杖，白藜芦醇

资源概要：该标准物质为国家二级计量标准物质，特性量参数为成分含量。采用棕色玻璃安瓿瓶包装，规格为 1g/支。该标准物质可在药品、食品等相关领域中应用虎杖中药材作为物质组成，并需要采用白藜芦醇成分分析的成分鉴别、含量检测、分析方法确认评价等。

共享方式：完全开放共享

b. 对应项目基本信息

项目编号：2007FY130100

项目名称：道地中药材及主要成分的标准物质研制与分析方法研究

主管部门：卫生部

承担单位：中国医学科学院药物研究所

负 责 人：吕扬

（128）大黄水提取物中大黄素成分分析标准物质

a. 资源基本信息

唯一标示：2007FY130100—132—20140728132

学科分类：标准科学技术（41050）

数据格式：xls、doc、jpg 文件

数据时间：2007-12 ～ 2012-11

数据地点：中国医学科学院药物研究所

关 键 词：成分分析，标准物质，大黄，水提取物，大黄素

资源概要：该标准物质为国家二级计量标准物质，特性量参数为成分含量。
采用棕色玻璃安瓿瓶包装，规格为 100mg/支。该标准物质可在
药品、食品等相关领域中应用大黄水提取物作为物质组成，并需
要采用大黄素成分分析的成分鉴别、含量检测、分析方法确认评
价等。

共享方式：完全开放共享

b. 对应项目基本信息

项目编号：2007FY130100

项目名称：道地中药材及主要成分的标准物质研制与分析方法研究

主管部门：卫生部

承担单位：中国医学科学院药物研究所

负 责 人：吕扬

（129） 牡丹皮水提取物中丹皮酚成分分析标准物质

a. 资源基本信息

唯一标示：2007FY130100—133—20140728133

学科分类：标准科学技术（41050）

数据格式：xls、doc、jpg 文件

数据时间：2007-12 ～ 2012-11

数据地点：中国医学科学院药物研究所

关 键 词：成分分析，标准物质，牡丹皮，水提取物，丹皮酚

资源概要：该标准物质为国家二级计量标准物质，特性量参数为成分含量。
采用棕色玻璃安瓿瓶包装，规格为 100mg/支。该标准物质可在
药品、食品等相关领域中应用牡丹皮水提取物作为物质组成，并
需要采用丹皮酚成分分析的成分鉴别、含量检测、分析方法确认
评价等。

共享方式：完全开放共享

b. 对应项目基本信息

项目编号：2007FY130100

项目名称：道地中药材及主要成分的标准物质研制与分析方法研究

主管部门：卫生部

承担单位：中国医学科学院药物研究所

负 责 人：吕扬

（130） 葛根水提取物中葛根素成分分析标准物质

a. 资源基本信息

唯一标示：2007FY130100—134—20140728134

学科分类：标准科学技术（41050）

数据格式：xls、doc、jpg 文件

数据时间：2007-12 ~ 2012-11

数据地点：中国医学科学院药物研究所

关 键 词：成分分析，标准物质，葛根，水提取物，葛根素

资源概要：该标准物质为国家二级计量标准物质，特性量参数为成分含量。
采用棕色玻璃安瓿瓶包装，规格为 100mg/支。该标准物质可在药
品、食品等相关领域中应用葛根水提取物作为物质组成，并需要采
用葛根素成分分析的成分鉴别、含量检测、分析方法确认评价等。

共享方式：完全开放共享

b. 对应项目基本信息

项目编号：2007FY130100

项目名称：道地中药材及主要成分的标准物质研制与分析方法研究

主管部门：卫生部

承担单位：中国医学科学院药物研究所

负 责 人：吕扬

（131） 何首乌水提取物中大黄素成分分析标准物质

a. 资源基本信息

唯一标示：2007FY130100—135—20140728135

学科分类：标准科学技术（41050）

数据格式：xls、doc、jpg 文件

数据时间：2007-12 ~ 2012-11

数据地点：中国医学科学院药物研究所

关 键 词：成分分析，标准物质，何首乌，水提取物，大黄素

资源概要：该标准物质为国家二级计量标准物质，特性量参数为成分含量。
采用棕色玻璃安瓿瓶包装，规格为 100mg/支。该标准物质可在药
品、食品等相关领域中应用何首乌水提取物作为物质组成，并需
要采用大黄素成分分析的成分鉴别、含量检测、分析方法确认评
价等。

共享方式：完全开放共享

b. 对应项目基本信息

项目编号：2007FY130100

项目名称：道地中药材及主要成分的标准物质研制与分析方法研究

主管部门：卫生部

承担单位：中国医学科学院药物研究所

负 责 人：吕扬

（132） 忍冬藤水提取物中绿原酸成分分析标准物质

a. 资源基本信息

唯一标示：2007FY130100—136—20140728136

学科分类：标准科学技术（41050）

数据格式：xls、doc、jpg 文件

数据时间：2007-12～2012-11

数据地点：中国医学科学院药物研究所

关 键 词：成分分析，标准物质，忍冬藤，水提取物，绿原酸

资源概要：该标准物质为国家二级计量标准物质，特性量参数为成分含量。采用棕色玻璃安瓿瓶包装，规格为 100mg/支。该标准物质可在药品、食品等相关领域中应用忍冬藤水提取物作为物质组成，并需要采用绿原酸成分分析的成分鉴别、含量检测、分析方法确认评价等。

共享方式：完全开放共享

b. 对应项目基本信息

项目编号：2007FY130100

项目名称：道地中药材及主要成分的标准物质研制与分析方法研究

主管部门：卫生部

承担单位：中国医学科学院药物研究所

负 责 人：吕扬

（133） 天麻水提取物中天麻素成分分析标准物质

a. 资源基本信息

唯一标示：2007FY130100—137—20140728137

学科分类：标准科学技术（41050）

数据格式：xls、doc、jpg 文件

数据时间：2007-12～2012-11

数据地点：中国医学科学院药物研究所

关　键　词：成分分析，标准物质，天麻，水提取物，天麻素

资源概要：该标准物质为国家二级计量标准物质，特性量参数为成分含量。采用棕色玻璃安瓿瓶包装，规格为100mg/支。该标准物质可在药品、食品等相关领域中应用天麻水提取物作为物质组成，并需要采用天麻素成分分析的成分鉴别、含量检测、分析方法确认评价等。

共享方式：完全开放共享

b. 对应项目基本信息

项目编号：2007FY130100

项目名称：道地中药材及主要成分的标准物质研制与分析方法研究

主管部门：卫生部

承担单位：中国医学科学院药物研究所

负　责　人：吕扬

（134）黄柏水提取物中盐酸小檗碱成分分析标准物质

a. 资源基本信息

唯一标示：2007FY130100—138—20140728138

学科分类：标准科学技术（41050）

数据格式：xls、doc、jpg文件

数据时间：2007-12~2012-11

数据地点：中国医学科学院药物研究所

关　键　词：成分分析，标准物质，黄柏，水提取物，盐酸小檗碱

资源概要：该标准物质为国家二级计量标准物质，特性量参数为成分含量。采用棕色玻璃安瓿瓶包装，规格为100mg/支。该标准物质可在药品、食品等相关领域中应用黄柏水提取物作为物质组成，并需要采用盐酸小檗碱成分分析的成分鉴别、含量检测、分析方法确认评价等。

共享方式：完全开放共享

b. 对应项目基本信息

项目编号：2007FY130100

项目名称：道地中药材及主要成分的标准物质研制与分析方法研究

主管部门：卫生部

承担单位：中国医学科学院药物研究所

负　责　人：吕扬

（135） 杜仲叶水提取物中绿原酸成分分析标准物质

a. 资源基本信息

唯一标示：2007FY130100—139—20140728139

学科分类：标准科学技术（41050）

数据格式：xls、doc、jpg 文件

数据时间：2007-12 ~ 2012-11

数据地点：中国医学科学院药物研究所

关 键 词：成分分析，标准物质，杜仲叶，水提取物，绿原酸

资源概要：该标准物质为国家二级计量标准物质，特性量参数为成分含量。
采用棕色玻璃安瓿瓶包装，规格为 100mg/支。该标准物质可在
药品、食品等相关领域中应用杜仲叶水提取物作为物质组成，并
需要采用绿原酸成分分析的成分鉴别、含量检测、分析方法确认
评价等。

共享方式：完全开放共享

b. 对应项目基本信息

项目编号：2007FY130100

项目名称：道地中药材及主要成分的标准物质研制与分析方法研究

主管部门：卫生部

承担单位：中国医学科学院药物研究所

负 责 人：吕扬

（136） 蛇床子水提取物中蛇床子素成分分析标准物质

a. 资源基本信息

唯一标示：2007FY130100—140—20140728140

学科分类：标准科学技术（41050）

数据格式：xls、doc、jpg 文件

数据时间：2007-12 ~ 2012-11

数据地点：中国医学科学院药物研究所

关 键 词：成分分析，标准物质，蛇床子，水提取物，蛇床子素

资源概要：该标准物质为国家二级计量标准物质，特性量参数为成分含量。
采用棕色玻璃安瓿瓶包装，规格为 100mg/支。该标准物质可在
药品、食品等相关领域中应用蛇床子水提取物作为物质组成，并
需要采用蛇床子素成分分析的成分鉴别、含量检测、分析方法确
认评价等。

共享方式：完全开放共享

b. 对应项目基本信息

项目编号：2007FY130100

项目名称：道地中药材及主要成分的标准物质研制与分析方法研究

主管部门：卫生部

承担单位：中国医学科学院药物研究所

负　责　人：吕扬

（137）枳实水提取物中辛弗林成分分析标准物质

a. 资源基本信息

唯一标示：2007FY130100—141—20140728141

学科分类：标准科学技术（41050）

数据格式：xls、doc、jpg 文件

数据时间：2007－12 ~ 2012－11

数据地点：中国医学科学院药物研究所

关　键　词：成分分析，标准物质，枳实，水提取物，辛弗林

资源概要：该标准物质为国家二级计量标准物质，特性量参数为成分含量。
采用棕色玻璃安瓿瓶包装，规格为 100mg/支。该标准物质可在
药品、食品等相关领域中应用枳实水提取物作为物质组成，并需
要采用辛弗林成分分析的成分鉴别、含量检测、分析方法确认评
价等。

共享方式：完全开放共享

b. 对应项目基本信息

项目编号：2007FY130100

项目名称：道地中药材及主要成分的标准物质研制与分析方法研究

主管部门：卫生部

承担单位：中国医学科学院药物研究所

负　责　人：吕扬

（138）川芎水提取物中阿魏酸成分分析标准物质

a. 资源基本信息

唯一标示：2007FY130100—142—20140728142

学科分类：标准科学技术（41050）

数据格式：xls、doc、jpg 文件

数据时间：2007－12 ~ 2012－11

数据地点：中国医学科学院药物研究所

关　键　词：成分分析，标准物质，川芎，水提取物，阿魏酸

资源概要：该标准物质为国家二级计量标准物质，特性量参数为成分含量。采用棕色玻璃安瓿瓶包装，规格为 100mg/支。该标准物质可在药品、食品等相关领域中应用川芎水提取物作为物质组成，并需要采用阿魏酸成分分析的成分鉴别、含量检测、分析方法确认评价等。

共享方式：完全开放共享

b. 对应项目基本信息

项目编号：2007FY130100

项目名称：道地中药材及主要成分的标准物质研制与分析方法研究

主管部门：卫生部

承担单位：中国医学科学院药物研究所

负 责 人：吕扬

（139） 黄连水提取物中盐酸小檗碱成分分析标准物质

a. 资源基本信息

唯一标示：2007FY130100—143—20140728143

学科分类：标准科学技术（41050）

数据格式：xls、doc、jpg 文件

数据时间：2007-12 ~ 2012-11

数据地点：中国医学科学院药物研究所

关 键 词：成分分析，标准物质，黄连，水提取物，盐酸小檗碱

资源概要：该标准物质为国家二级计量标准物质，特性量参数为成分含量。采用棕色玻璃安瓿瓶包装，规格为 100mg/支。该标准物质可在药品、食品等相关领域中应用黄连水提取物作为物质组成，并需要采用盐酸小檗碱成分分析的成分鉴别、含量检测、分析方法确认评价等。

共享方式：完全开放共享

b. 对应项目基本信息

项目编号：2007FY130100

项目名称：道地中药材及主要成分的标准物质研制与分析方法研究

主管部门：卫生部

承担单位：中国医学科学院药物研究所

负 责 人：吕扬

（140） 山豆根水提取物中苦参碱成分分析标准物质

a. 资源基本信息

唯一标示：2007FY130100—144—20140728144

学科分类：标准科学技术（41050）

数据格式：xls、doc、jpg 文件

数据时间：2007-12 ~ 2012-11

数据地点：中国医学科学院药物研究所

关 键 词：成分分析，标准物质，山豆根，水提取物，苦参碱

资源概要：该标准物质为国家二级计量标准物质，特性量参数为成分含量。采用棕色玻璃安瓿瓶包装，规格为 100mg/支。该标准物质可在药品、食品等相关领域中应用山豆根水提取物作为物质组成，并需要采用苦参碱成分分析的成分鉴别、含量检测、分析方法确认评价等。

共享方式：完全开放共享

b. 对应项目基本信息

项目编号：2007FY130100

项目名称：道地中药材及主要成分的标准物质研制与分析方法研究

主管部门：卫生部

承担单位：中国医学科学院药物研究所

负 责 人：吕扬

（141）大黄 95% 乙醇提取物中大黄素成分分析标准物质

a. 资源基本信息

唯一标示：2007FY130100—145—20140728145

学科分类：标准科学技术（41050）

数据格式：xls、doc、jpg 文件

数据时间：2007-12 ~ 2012-11

数据地点：中国医学科学院药物研究所

关 键 词：成分分析，标准物质，大黄，乙醇提取物，大黄素

资源概要：该标准物质为国家二级计量标准物质，特性量参数为成分含量。采用棕色玻璃安瓿瓶包装，规格为 100mg/支。该标准物质可在药品、食品等相关领域中应用大黄 95% 乙醇提取物作为物质组成，并需要采用大黄素成分分析的成分鉴别、含量检测、分析方法确认评价等。

共享方式：完全开放共享

b. 对应项目基本信息

项目编号：2007FY130100

项目名称：道地中药材及主要成分的标准物质研制与分析方法研究

主管部门：卫生部

承担单位：中国医学科学院药物研究所

负 责 人：吕扬

（142） 何首乌95％乙醇提取物中大黄素成分分析标准物质

a. 资源基本信息

唯一标示：2007FY130100—146—20140728146

学科分类：标准科学技术（41050）

数据格式：xls、doc、jpg 文件

数据时间：2007-12 ~ 2012-11

数据地点：中国医学科学院药物研究所

关 键 词：成分分析，标准物质，何首乌，乙醇提取物，大黄素

资源概要：该标准物质为国家二级计量标准物质，特性量参数为成分含量。
采用棕色玻璃安瓿瓶包装，规格为 100mg/支。该标准物质可在
药品、食品等相关领域中应用何首乌95％乙醇提取物作为物质
组成，并需要采用大黄素成分分析的成分鉴别、含量检测、分析
方法确认评价等。

共享方式：完全开放共享

b. 对应项目基本信息

项目编号：2007FY130100

项目名称：道地中药材及主要成分的标准物质研制与分析方法研究

主管部门：卫生部

承担单位：中国医学科学院药物研究所

负 责 人：吕扬

（143） 葛根95％乙醇提取物中葛根素成分分析标准物质

a. 资源基本信息

唯一标示：2007FY130100—147—20140728147

学科分类：标准科学技术（41050）

数据格式：xls、doc、jpg 文件

数据时间：2007-12 ~ 2012-11

数据地点：中国医学科学院药物研究所

关 键 词：成分分析，标准物质，葛根，乙醇提取物，葛根素

资源概要：该标准物质为国家二级计量标准物质，特性量参数为成分含量。
采用棕色玻璃安瓿瓶包装，规格为 100mg/支。该标准物质可在
药品、食品等相关领域中应用葛根95％乙醇提取物作为物质组

成，并需要采用葛根素成分分析的成分鉴别、含量检测、分析方法确认评价等。

共享方式：完全开放共享

b. 对应项目基本信息

项目编号：2007FY130100

项目名称：道地中药材及主要成分的标准物质研制与分析方法研究

主管部门：卫生部

承担单位：中国医学科学院药物研究所

负 责 人：吕扬

(144) 穿心莲95％乙醇提取物中穿心莲内酯成分分析标准物质

a. 资源基本信息

唯一标示：2007FY130100—148—20140728148

学科分类：标准科学技术（41050）

数据格式：xls、doc、jpg 文件

数据时间：2007-12～2012-11

数据地点：中国医学科学院药物研究所

关 键 词：成分分析，标准物质，穿心莲，乙醇提取物，穿心莲内酯

资源概要：该标准物质为国家二级计量标准物质，特性量参数为成分含量。采用棕色玻璃安瓿瓶包装，规格为100mg/支。该标准物质可在药品、食品等相关领域中应用穿心莲95％乙醇提取物作为物质组成，并需要采用穿心莲内酯成分分析的成分鉴别、含量检测、分析方法确认评价等。

共享方式：完全开放共享

b. 对应项目基本信息

项目编号：2007FY130100

项目名称：道地中药材及主要成分的标准物质研制与分析方法研究

主管部门：卫生部

承担单位：中国医学科学院药物研究所

负 责 人：吕扬

(145) 穿山龙95％乙醇提取物中薯蓣皂苷元成分分析标准物质

a. 资源基本信息

唯一标示：2007FY130100—149—20140728149

学科分类：标准科学技术（41050）

数据格式：xls、doc、jpg 文件

数据时间：2007-12 ~ 2012-11

数据地点：中国医学科学院药物研究所

关 键 词：成分分析，标准物质，穿山龙，乙醇提取物，薯蓣皂苷元

资源概要：该标准物质为国家二级计量标准物质，特性量参数为成分含量。采用棕色玻璃安瓿瓶包装，规格为100mg/支。该标准物质可在药品、食品等相关领域中应用穿山龙95%乙醇提取物作为物质组成，并需要采用薯蓣皂苷元成分分析的成分鉴别、含量检测、分析方法确认评价等。

共享方式：完全开放共享

b. 对应项目基本信息

项目编号：2007FY130100

项目名称：道地中药材及主要成分的标准物质研制与分析方法研究

主管部门：卫生部

承担单位：中国医学科学院药物研究所

负 责 人：吕扬

(146) 延胡索50%乙醇提取物中延胡索乙素成分分析标准物质

a. 资源基本信息

唯一标示：2007FY130100—150—20140728150

学科分类：标准科学技术（41050）

数据格式：xls、doc、jpg 文件

数据时间：2007-12 ~ 2012-11

数据地点：中国医学科学院药物研究所

关 键 词：成分分析，标准物质，延胡索，乙醇提取物，延胡索乙素

资源概要：该标准物质为国家二级计量标准物质，特性量参数为成分含量。采用棕色玻璃安瓿瓶包装，规格为100mg/支。该标准物质可在药品、食品等相关领域中应用延胡索50%乙醇提取物作为物质组成，并需要采用延胡索乙素成分分析的成分鉴别、含量检测、分析方法确认评价等。

共享方式：完全开放共享

b. 对应项目基本信息

项目编号：2007FY130100

项目名称：道地中药材及主要成分的标准物质研制与分析方法研究

主管部门：卫生部

承担单位：中国医学科学院药物研究所

负 责 人：吕扬

（147）淫羊藿 50% 乙醇提取物中淫羊藿苷成分分析标准物质

a. 资源基本信息

唯一标示：2007FY130100—151—20140728151

学科分类：标准科学技术（41050）

数据格式：xls、doc、jpg 文件

数据时间：2007-12 ~ 2012-11

数据地点：中国医学科学院药物研究所

关 键 词：成分分析，标准物质，淫羊藿，乙醇提取物，淫羊藿苷

资源概要：该标准物质为国家二级计量标准物质，特性量参数为成分含量。
采用棕色玻璃安瓿瓶包装，规格为 100mg/支。该标准物质可在
药品、食品等相关领域中应用淫羊藿 50% 乙醇提取物作为物质
组成，并需要采用淫羊藿苷成分分析的成分鉴别、含量检测、分
析方法确认评价等。

共享方式：完全开放共享

b. 对应项目基本信息

项目编号：2007FY130100

项目名称：道地中药材及主要成分的标准物质研制与分析方法研究

主管部门：卫生部

承担单位：中国医学科学院药物研究所

负 责 人：吕扬

（148）黄连 95% 乙醇提取物中盐酸小檗碱成分分析标准物质

a. 资源基本信息

唯一标示：2007FY130100—152—20140728152

学科分类：标准科学技术（41050）

数据格式：xls、doc、jpg 文件

数据时间：2007-12 ~ 2012-11

数据地点：中国医学科学院药物研究所

关 键 词：成分分析，标准物质，黄连，乙醇提取物，盐酸小檗碱

资源概要：该标准物质为国家二级计量标准物质，特性量参数为成分含量。
采用棕色玻璃安瓿瓶包装，规格为 100mg/支。该标准物质可在
药品、食品等相关领域中应用黄连 95% 乙醇提取物作为物质组
成，并需要采用盐酸小檗碱成分分析的成分鉴别、含量检测、分
析方法确认评价等。

共享方式：完全开放共享

b. 对应项目基本信息

项目编号：2007FY130100

项目名称：道地中药材及主要成分的标准物质研制与分析方法研究

主管部门：卫生部

承担单位：中国医学科学院药物研究所

负 责 人：吕扬

（149） 山豆根 95％乙醇提取物中苦参碱成分分析标准物质

a. 资源基本信息

唯一标示：2007FY130100—153—20140728153

学科分类：标准科学技术（41050）

数据格式：xls、doc、jpg 文件

数据时间：2007–12 ~ 2012–11

数据地点：中国医学科学院药物研究所

关 键 词：成分分析，标准物质，山豆根，乙醇提取物，苦参碱

资源概要：该标准物质为国家二级计量标准物质，特性量参数为成分含量。
采用棕色玻璃安瓿瓶包装，规格为 100mg/支。该标准物质可在
药品、食品等相关领域中应用山豆根 95％乙醇提取物作为物质
组成，并需要采用苦参碱成分分析的成分鉴别、含量检测、分析
方法确认评价等。

共享方式：完全开放共享

b. 对应项目基本信息

项目编号：2007FY130100

项目名称：道地中药材及主要成分的标准物质研制与分析方法研究

主管部门：卫生部

承担单位：中国医学科学院药物研究所

负 责 人：吕扬

（150） 菟丝子 95％乙醇提取物中山柰酚成分分析标准物质

a. 资源基本信息

唯一标示：2007FY130100—154—20140728154

学科分类：标准科学技术（41050）

数据格式：xls、doc、jpg 文件

数据时间：2007–12 ~ 2012–11

数据地点：中国医学科学院药物研究所

关 键 词：成分分析，标准物质，菟丝子，乙醇提取物，山柰酚

资源概要：该标准物质为国家二级计量标准物质，特性量参数为成分含量。采用棕色玻璃安瓿瓶包装，规格为 100mg/支。该标准物质可在药品、食品等相关领域中应用菟丝子 95% 乙醇提取物作为物质组成，并需要采用山柰酚成分分析的成分鉴别、含量检测、分析方法确认评价等。

共享方式：完全开放共享

b. 对应项目基本信息

项目编号：2007FY130100

项目名称：道地中药材及主要成分的标准物质研制与分析方法研究

主管部门：卫生部

承担单位：中国医学科学院药物研究所

负 责 人：吕扬

(151)　忍冬藤 50% 乙醇提取物中绿原酸成分分析标准物质

a. 资源基本信息

唯一标示：2007FY130100—155—20140728155

学科分类：标准科学技术（41050）

数据格式：xls、doc、jpg 文件

数据时间：2007-12 ~ 2012-11

数据地点：中国医学科学院药物研究所

关 键 词：成分分析，标准物质，忍冬藤，乙醇提取物，绿原酸

资源概要：该标准物质为国家二级计量标准物质，特性量参数为成分含量。采用棕色玻璃安瓿瓶包装，规格为 100mg/支。该标准物质可在药品、食品等相关领域中应用忍冬藤 50% 乙醇提取物作为物质组成，并需要采用绿原酸成分分析的成分鉴别、含量检测、分析方法确认评价等。

共享方式：完全开放共享

b. 对应项目基本信息

项目编号：2007FY130100

项目名称：道地中药材及主要成分的标准物质研制与分析方法研究

主管部门：卫生部

承担单位：中国医学科学院药物研究所

负 责 人：吕扬

（152） 瓦松95％乙醇提取物中山柰酚成分分析标准物质

a. 资源基本信息

唯一标示：2007FY130100—156—20140728156

学科分类：标准科学技术（41050）

数据格式：xls、doc、jpg 文件

数据时间：2007-12～2012-11

数据地点：中国医学科学院药物研究所

关 键 词：成分分析，标准物质，瓦松，乙醇提取物，山柰酚

资源概要：该标准物质为国家二级计量标准物质，特性量参数为成分含量。采用棕色玻璃安瓿瓶包装，规格为100mg/支。该标准物质可在药品、食品等相关领域中应用瓦松95％乙醇提取物作为物质组成，并需要采用山柰酚成分分析的成分鉴别、含量检测、分析方法确认评价等。

共享方式：完全开放共享

b. 对应项目基本信息

项目编号：2007FY130100

项目名称：道地中药材及主要成分的标准物质研制与分析方法研究

主管部门：卫生部

承担单位：中国医学科学院药物研究所

负 责 人：吕扬

（153） 罗布麻叶95％乙醇提取物中槲皮素成分分析标准物质

a. 资源基本信息

唯一标示：2007FY130100—157—20140728157

学科分类：标准科学技术（41050）

数据格式：xls、doc、jpg 文件

数据时间：2007-12～2012-11

数据地点：中国医学科学院药物研究所

关 键 词：成分分析，标准物质，罗布麻叶，乙醇提取物，槲皮素

资源概要：该标准物质为国家二级计量标准物质，特性量参数为成分含量。采用棕色玻璃安瓿瓶包装，规格为100mg/支。该标准物质可在药品、食品等相关领域中应用罗布麻叶95％乙醇提取物作为物质组成，并需要采用槲皮素成分分析的成分鉴别、含量检测、分析方法确认评价等。

共享方式：完全开放共享

b. 对应项目基本信息

项目编号：2007FY130100

项目名称：道地中药材及主要成分的标准物质研制与分析方法研究

主管部门：卫生部

承担单位：中国医学科学院药物研究所

负 责 人：吕扬

(154) 虎杖 95％乙醇提取物中大黄素成分分析标准物质

a. 资源基本信息

唯一标示：2007FY130100—158—20140728158

学科分类：标准科学技术（41050）

数据格式：xls、doc、jpg 文件

数据时间：2007－12～2012－11

数据地点：中国医学科学院药物研究所

关 键 词：成分分析，标准物质，虎杖，乙醇提取物，大黄素

资源概要：该标准物质为国家二级计量标准物质，特性量参数为成分含量。
采用棕色玻璃安瓿瓶包装，规格为 100mg/支。该标准物质可在
药品、食品等相关领域中应用虎杖 95％乙醇提取物作为物质组
成，并需要采用大黄素成分分析的成分鉴别、含量检测、分析方
法确认评价等。

共享方式：完全开放共享

b. 对应项目基本信息

项目编号：2007FY130100

项目名称：道地中药材及主要成分的标准物质研制与分析方法研究

主管部门：卫生部

承担单位：中国医学科学院药物研究所

负 责 人：吕扬

(155) 三棵针 95％乙醇提取物中盐酸小檗碱成分分析标准物质

a. 资源基本信息

唯一标示：2007FY130100—159—20140728159

学科分类：标准科学技术（41050）

数据格式：xls、doc、jpg 文件

数据时间：2007－12～2012－11

数据地点：中国医学科学院药物研究所

关 键 词：成分分析，标准物质，三棵针，乙醇提取物，盐酸小檗碱

资源概要：该标准物质为国家二级计量标准物质，特性量参数为成分含量。采用棕色玻璃安瓿瓶包装，规格为 100mg/支。该标准物质可在药品、食品等相关领域中应用三棵针 95% 乙醇提取物作为物质组成，并需要采用盐酸小檗碱成分分析的成分鉴别、含量检测、分析方法确认评价等。

共享方式：完全开放共享

b. 对应项目基本信息

项目编号：2007FY130100

项目名称：道地中药材及主要成分的标准物质研制与分析方法研究

主管部门：卫生部

承担单位：中国医学科学院药物研究所

负 责 人：吕扬

（156） 地榆 95% 乙醇提取物中没食子酸成分分析标准物质

a. 资源基本信息

唯一标示：2007FY130100—160—20140728160

学科分类：标准科学技术 （41050）

数据格式：xls、doc、jpg 文件

数据时间：2007–12 ～ 2012–11

数据地点：中国医学科学院药物研究所

关 键 词：成分分析，标准物质，地榆，乙醇提取物，没食子酸

资源概要：该标准物质为国家二级计量标准物质，特性量参数为成分含量。采用棕色玻璃安瓿瓶包装，规格为 100mg/支。该标准物质可在药品、食品等相关领域中应用地榆 95% 乙醇提取物作为物质组成，并需要采用没食子酸成分分析的成分鉴别、含量检测、分析方法确认评价等。

共享方式：完全开放共享

b. 对应项目基本信息

项目编号：2007FY130100

项目名称：道地中药材及主要成分的标准物质研制与分析方法研究

主管部门：卫生部

承担单位：中国医学科学院药物研究所

负 责 人：吕扬

（157）矮地茶 95％乙醇提取物中岩白菜素成分分析标准物质

a. 资源基本信息

唯一标示：2007FY130100—161—20140728161

学科分类：标准科学技术（41050）

数据格式：xls、doc、jpg 文件

数据时间：2007-12～2012-11

数据地点：中国医学科学院药物研究所

关 键 词：成分分析，标准物质，矮地茶，乙醇提取物，岩白菜素

资源概要：该标准物质为国家二级计量标准物质，特性量参数为成分含量。
采用棕色玻璃安瓿瓶包装，规格为 100mg/支。该标准物质可在
药品、食品等相关领域中应用矮地茶 95％乙醇提取物作为物质
组成，并需要采用岩白菜素成分分析的成分鉴别、含量检测、分
析方法确认评价等。

共享方式：完全开放共享

b. 对应项目基本信息

项目编号：2007FY130100

项目名称：道地中药材及主要成分的标准物质研制与分析方法研究

主管部门：卫生部

承担单位：中国医学科学院药物研究所

负 责 人：吕扬

（158）独活 95％乙醇提取物中蛇床子素成分分析标准物质

a. 资源基本信息

唯一标示：2007FY130100—162—20140728162

学科分类：标准科学技术（41050）

数据格式：xls、doc、jpg 文件

数据时间：2007-12～2012-11

数据地点：中国医学科学院药物研究所

关 键 词：成分分析，标准物质，独活，乙醇提取物，蛇床子素

资源概要：该标准物质为国家二级计量标准物质，特性量参数为成分含量。
采用棕色玻璃安瓿瓶包装，规格为 100mg/支。该标准物质可在
药品、食品等相关领域中应用独活 95％乙醇提取物作为物质组
成，并需要采用蛇床子素成分分析的成分鉴别、含量检测、分析
方法确认评价等。

共享方式：完全开放共享

b. 对应项目基本信息

项目编号：2007FY130100

项目名称：道地中药材及主要成分的标准物质研制与分析方法研究

主管部门：卫生部

承担单位：中国医学科学院药物研究所

负　责　人：吕扬

（159）枳实95％乙醇提取物中辛弗林成分分析标准物质

a. 资源基本信息

唯一标示：2007FY130100—163—20140728163

学科分类：标准科学技术（41050）

数据格式：xls、doc、jpg 文件

数据时间：2007-12～2012-11

数据地点：中国医学科学院药物研究所

关　键　词：成分分析，标准物质，枳实，乙醇提取物，辛弗林

资源概要：该标准物质为国家二级计量标准物质，特性量参数为成分含量。采用棕色玻璃安瓿瓶包装，规格为100mg/支。该标准物质可在药品、食品等相关领域中应用枳实95％乙醇提取物作为物质组成，并需要采用辛弗林成分分析的成分鉴别、含量检测、分析方法确认评价等。

共享方式：完全开放共享

b. 对应项目基本信息

项目编号：2007FY130100

项目名称：道地中药材及主要成分的标准物质研制与分析方法研究

主管部门：卫生部

承担单位：中国医学科学院药物研究所

负　责　人：吕扬

（160）杜仲叶95％乙醇提取物中绿原酸成分分析标准物质

a. 资源基本信息

唯一标示：2007FY130100—164—20140728164

学科分类：标准科学技术（41050）

数据格式：xls、doc、jpg 文件

数据时间：2007-12～2012-11

数据地点：中国医学科学院药物研究所

关　键　词：成分分析，标准物质，杜仲叶，乙醇提取物，绿原酸

资源概要：该标准物质为国家二级计量标准物质，特性量参数为成分含量。采用棕色玻璃安瓿瓶包装，规格为 100mg/支。该标准物质可在药品、食品等相关领域中应用杜仲叶 95% 乙醇提取物作为物质组成，并需要采用绿原酸成分分析的成分鉴别、含量检测、分析方法确认评价等。

共享方式：完全开放共享

b. 对应项目基本信息

项目编号：2007FY130100

项目名称：道地中药材及主要成分的标准物质研制与分析方法研究

主管部门：卫生部

承担单位：中国医学科学院药物研究所

负 责 人：吕扬

（161） 虎杖 95% 乙醇提取物中虎杖苷成分分析标准物质

a. 资源基本信息

唯一标示：2007FY130100—165—20140728165

学科分类：标准科学技术（41050）

数据格式：xls、doc、jpg 文件

数据时间：2007-12 ~ 2012-11

数据地点：中国医学科学院药物研究所

关 键 词：成分分析，标准物质，虎杖，乙醇提取物，虎杖苷

资源概要：该标准物质为国家二级计量标准物质，特性量参数为成分含量。采用棕色玻璃安瓿瓶包装，规格为 100mg/支。该标准物质可在药品、食品等相关领域中应用虎杖 95% 乙醇提取物作为物质组成，并需要采用虎杖苷成分分析的成分鉴别、含量检测、分析方法确认评价等。

共享方式：完全开放共享

b. 对应项目基本信息

项目编号：2007FY130100

项目名称：道地中药材及主要成分的标准物质研制与分析方法研究

主管部门：卫生部

承担单位：中国医学科学院药物研究所

负 责 人：吕扬

（162）黄藤中 95% 乙醇提取物中盐酸巴马汀成分分析标准物质

a. 资源基本信息

唯一标示：2007FY130100—166—20140728166

学科分类：标准科学技术（41050）

数据格式：xls、doc、jpg 文件

数据时间：2007–12 ~ 2012–11

数据地点：中国医学科学院药物研究所

关 键 词：成分分析，标准物质，黄藤，乙醇提取物，盐酸巴马汀

资源概要：该标准物质为国家二级计量标准物质，特性量参数为成分含量。采用棕色玻璃安瓿瓶包装，规格为 100mg/支。该标准物质可在药品、食品等相关领域中应用黄藤中 95% 乙醇提取物作为物质组成，并需要采用盐酸巴马汀成分分析的成分鉴别、含量检测、分析方法确认评价等。

共享方式：完全开放共享

b. 对应项目基本信息

项目编号：2007FY130100

项目名称：道地中药材及主要成分的标准物质研制与分析方法研究

主管部门：卫生部

承担单位：中国医学科学院药物研究所

负 责 人：吕扬

（163）丹参 95% 乙醇提取物中丹参酮 II A 成分分析标准物质

a. 资源基本信息

唯一标示：2007FY130100—167—20140728167

学科分类：标准科学技术（41050）

数据格式：xls、doc、jpg 文件

数据时间：2007–12 ~ 2012–11

数据地点：中国医学科学院药物研究所

关 键 词：成分分析，标准物质，丹参，乙醇提取物，丹参酮 II A

资源概要：该标准物质为国家二级计量标准物质，特性量参数为成分含量。采用棕色玻璃安瓿瓶包装，规格为 100mg/支。该标准物质可在药品、食品等相关领域中应用丹参 95% 乙醇提取物作为物质组成，并需要采用丹参酮 II A 成分分析的成分鉴别、含量检测、分析方法确认评价等。

共享方式：完全开放共享

b. 对应项目基本信息

项目编号：2007FY130100

项目名称：道地中药材及主要成分的标准物质研制与分析方法研究

主管部门：卫生部

承担单位：中国医学科学院药物研究所

负 责 人：吕扬

（164）矮地茶水提取物中岩白菜素成分分析标准物质

a. 资源基本信息

唯一标示：2007FY130100—168—20140728168

学科分类：标准科学技术（41050）

数据格式：xls、doc、jpg 文件

数据时间：2007-12～2012-11

数据地点：中国医学科学院药物研究所

关 键 词：成分分析，标准物质，矮地茶，水提取物，岩白菜素

资源概要：该标准物质为国家二级计量标准物质，特性量参数为成分含量。采用棕色玻璃安瓿瓶包装，规格为 100mg/支。该标准物质可在药品、食品等相关领域中应用矮地茶水提取物作为物质组成，并需要采用岩白菜素成分分析的成分鉴别、含量检测、分析方法确认评价等。

共享方式：完全开放共享

b. 对应项目基本信息

项目编号：2007FY130100

项目名称：道地中药材及主要成分的标准物质研制与分析方法研究

主管部门：卫生部

承担单位：中国医学科学院药物研究所

负 责 人：吕扬

（165）罗布麻叶水提取物中槲皮素成分分析标准物质

a. 资源基本信息

唯一标示：2007FY130100—169—20140728169

学科分类：标准科学技术（41050）

数据格式：xls、doc、jpg 文件

数据时间：2007-12～2012-11

数据地点：中国医学科学院药物研究所

关 键 词：成分分析，标准物质，罗布麻叶，水提取物，槲皮素

资源概要：该标准物质为国家二级计量标准物质，特性量参数为成分含量。
采用棕色玻璃安瓿瓶包装，规格为 100mg/支。该标准物质可在
药品、食品等相关领域中应用罗布麻叶水提取物作为物质组成，
并需要采用槲皮素成分分析的成分鉴别、含量检测、分析方法确
认评价等。

共享方式：完全开放共享

b. 对应项目基本信息

项目编号：2007FY130100

项目名称：道地中药材及主要成分的标准物质研制与分析方法研究

主管部门：卫生部

承担单位：中国医学科学院药物研究所

负 责 人：吕扬

（166） 独活水提取物中蛇床子素成分分析标准物质

a. 资源基本信息

唯一标示：2007FY130100—170—20140728170

学科分类：标准科学技术（41050）

数据格式：xls、doc、jpg 文件

数据时间：2007-12 ～ 2012-11

数据地点：中国医学科学院药物研究所

关 键 词：成分分析，标准物质，独活，水提取物，蛇床子素

资源概要：该标准物质为国家二级计量标准物质，特性量参数为成分含量。
采用棕色玻璃安瓿瓶包装，规格为 100mg/支。该标准物质可在
药品、食品等相关领域中应用独活水提取物作为物质组成，并需
要采用蛇床子素成分分析的成分鉴别、含量检测、分析方法确认
评价等。

共享方式：完全开放共享

b. 对应项目基本信息

项目编号：2007FY130100

项目名称：道地中药材及主要成分的标准物质研制与分析方法研究

主管部门：卫生部

承担单位：中国医学科学院药物研究所

负 责 人：吕扬

（167） 栀子水提取物中栀子苷成分分析标准物质

a. 资源基本信息

唯一标示：2007FY130100—171—20140728171

学科分类：标准科学技术（41050）

数据格式：xls、doc、jpg 文件

数据时间：2007-12 ~ 2012-11

数据地点：中国医学科学院药物研究所

关 键 词：成分分析，标准物质，栀子，水提取物，栀子苷

资源概要：该标准物质为国家二级计量标准物质，特性量参数为成分含量。采用棕色玻璃安瓿瓶包装，规格为 100mg/支。该标准物质可在药品、食品等相关领域中应用栀子水提取物作为物质组成，并需要采用栀子苷成分分析的成分鉴别、含量检测、分析方法确认评价等。

共享方式：完全开放共享

b. 对应项目基本信息

项目编号：2007FY130100

项目名称：道地中药材及主要成分的标准物质研制与分析方法研究

主管部门：卫生部

承担单位：中国医学科学院药物研究所

负 责 人：吕扬

（168） 瓦松水提取物中山柰酚成分分析标准物质

a. 资源基本信息

唯一标示：2007FY130100—172—20140728172

学科分类：标准科学技术（41050）

数据格式：xls、doc、jpg 文件

数据时间：2007-12 ~ 2012-11

数据地点：中国医学科学院药物研究所

关 键 词：成分分析，标准物质，瓦松，水提取物，山柰酚

资源概要：该标准物质为国家二级计量标准物质，特性量参数为成分含量。采用棕色玻璃安瓿瓶包装，规格为 100mg/支。该标准物质可在药品、食品等相关领域中应用瓦松水提取物作为物质组成，并需要采用山柰酚成分分析的成分鉴别、含量检测、分析方法确认评价等。

共享方式：完全开放共享

b. 对应项目基本信息

项目编号：2007FY130100

项目名称：道地中药材及主要成分的标准物质研制与分析方法研究

主管部门：卫生部

承担单位：中国医学科学院药物研究所

负　责　人：吕扬

（169）　三棵针水提取物中盐酸小檗碱成分分析标准物质

a. 资源基本信息

唯一标示：2007FY130100—173—20140728173

学科分类：标准科学技术（41050）

数据格式：xls、doc、jpg 文件

数据时间：2007-12 ~ 2012-11

数据地点：中国医学科学院药物研究所

关　键　词：成分分析，标准物质，三棵针，水提取物，盐酸小檗碱

资源概要：该标准物质为国家二级计量标准物质，特性量参数为成分含量。
　　　　　采用棕色玻璃安瓿瓶包装，规格为100mg/支。该标准物质可在
　　　　　药品、食品等相关领域中应用三棵针水提取物作为物质组成，并
　　　　　需要采用盐酸小檗碱成分分析的成分鉴别、含量检测、分析方法
　　　　　确认评价等。

共享方式：完全开放共享

b. 对应项目基本信息

项目编号：2007FY130100

项目名称：道地中药材及主要成分的标准物质研制与分析方法研究

主管部门：卫生部

承担单位：中国医学科学院药物研究所

负　责　人：吕扬

（170）　虎杖水提取物中大黄素成分分析标准物质

a. 资源基本信息

唯一标示：2007FY130100—174—20140728174

学科分类：标准科学技术（41050）

数据格式：xls、doc、jpg 文件

数据时间：2007-12 ~ 2012-11

数据地点：中国医学科学院药物研究所

关　键　词：成分分析，标准物质，虎杖，水提取物，大黄素

资源概要：该标准物质为国家二级计量标准物质，特性量参数为成分含量。采用棕色玻璃安瓿瓶包装，规格为 100mg/支。该标准物质可在药品、食品等相关领域中应用虎杖水提取物作为物质组成，并需要采用大黄素成分分析的成分鉴别、含量检测、分析方法确认评价等。

共享方式：完全开放共享

b. 对应项目基本信息

项目编号：2007FY130100

项目名称：道地中药材及主要成分的标准物质研制与分析方法研究

主管部门：卫生部

承担单位：中国医学科学院药物研究所

负 责 人：吕扬

（171）虎杖水提取物中虎杖苷成分分析标准物质

a. 资源基本信息

唯一标示：2007FY130100—175—20140728175

学科分类：标准科学技术（41050）

数据格式：xls、doc、jpg 文件

数据时间：2007–12 ~ 2012–11

数据地点：中国医学科学院药物研究所

关 键 词：成分分析，标准物质，虎杖，水提取物，虎杖苷

资源概要：该标准物质为国家二级计量标准物质，特性量参数为成分含量。采用棕色玻璃安瓿瓶包装，规格为 100mg/支。该标准物质可在药品、食品等相关领域中应用虎杖水提取物作为物质组成，并需要采用虎杖苷成分分析的成分鉴别、含量检测、分析方法确认评价等。

共享方式：完全开放共享

b. 对应项目基本信息

项目编号：2007FY130100

项目名称：道地中药材及主要成分的标准物质研制与分析方法研究

主管部门：卫生部

承担单位：中国医学科学院药物研究所

负 责 人：吕扬

（172）石韦水提取物中绿原酸成分分析标准物质

a. 资源基本信息

唯一标示：2007FY130100—176—20140728176

学科分类：标准科学技术（41050）

数据格式：xls、doc、jpg 文件

数据时间：2007-12～2012-11

数据地点：中国医学科学院药物研究所

关 键 词：成分分析，标准物质，石韦，水提取物，绿原酸

资源概要：该标准物质为国家二级计量标准物质，特性量参数为成分含量。采用棕色玻璃安瓿瓶包装，规格为100mg/支。该标准物质可在药品、食品等相关领域中应用石韦水提取物作为物质组成，并需要采用绿原酸成分分析的成分鉴别、含量检测、分析方法确认评价等。

共享方式：完全开放共享

b. 对应项目基本信息

项目编号：2007FY130100

项目名称：道地中药材及主要成分的标准物质研制与分析方法研究

主管部门：卫生部

承担单位：中国医学科学院药物研究所

负 责 人：吕扬

（173）黄藤水提取物中盐酸巴马汀成分分析标准物质

a. 资源基本信息

唯一标示：2007FY130100—177—20140728177

学科分类：标准科学技术（41050）

数据格式：xls、doc、jpg 文件

数据时间：2007-12～2012-11

数据地点：中国医学科学院药物研究所

关 键 词：成分分析，标准物质，黄藤，水提取物，盐酸巴马汀

资源概要：该标准物质为国家二级计量标准物质，特性量参数为成分含量。采用棕色玻璃安瓿瓶包装，规格为100mg/支。该标准物质可在药品、食品等相关领域中应用黄藤水提取物作为物质组成，并需要采用盐酸巴马汀成分分析的成分鉴别、含量检测、分析方法确认评价等。

共享方式：完全开放共享

b. 对应项目基本信息

项目编号：2007FY130100

项目名称：道地中药材及主要成分的标准物质研制与分析方法研究

主管部门：卫生部

承担单位：中国医学科学院药物研究所

负 责 人：吕扬

（174） 黄芩 95％乙醇提取物中黄芩素成分分析标准物质

a. 资源基本信息

唯一标示：2007FY130100—178—20140728178

学科分类：标准科学技术（41050）

数据格式：xls、doc、jpg 文件

数据时间：2007-12～2012-11

数据地点：中国医学科学院药物研究所

关 键 词：成分分析，标准物质，黄芩，乙醇提取物，黄芩素

资源概要：该标准物质为国家二级计量标准物质，特性量参数为成分含量。
采用棕色玻璃安瓿瓶包装，规格为 100mg/支。该标准物质可在
药品、食品等相关领域中应用黄芩 95％乙醇提取物作为物质组
成，并需要采用黄芩素成分分析的成分鉴别、含量检测、分析方
法确认评价等。

共享方式：完全开放共享

b. 对应项目基本信息

项目编号：2007FY130100

项目名称：道地中药材及主要成分的标准物质研制与分析方法研究

主管部门：卫生部

承担单位：中国医学科学院药物研究所

负 责 人：吕扬

（175） 木贼 95％乙醇提取物中山柰酚成分分析标准物质

a. 资源基本信息

唯一标示：2007FY130100—179—20140728179

学科分类：标准科学技术（41050）

数据格式：xls、doc、jpg 文件

数据时间：2007-12～2012-11

数据地点：中国医学科学院药物研究所

关 键 词：成分分析，标准物质，木贼，乙醇提取物，山柰酚

资源概要：该标准物质为国家二级计量标准物质，特性量参数为成分含量。采用棕色玻璃安瓿瓶包装，规格为 100mg/支。该标准物质可在药品、食品等相关领域中应用木贼 95% 乙醇提取物作为物质组成，并需要采用山柰酚成分分析的成分鉴别、含量检测、分析方法确认评价等。

共享方式：完全开放共享

b. 对应项目基本信息

项目编号：2007FY130100

项目名称：道地中药材及主要成分的标准物质研制与分析方法研究

主管部门：卫生部

承担单位：中国医学科学院药物研究所

负 责 人：吕扬

（176） 菊花 95% 乙醇提取物中绿原酸成分分析标准物质

a. 资源基本信息

唯一标示：2007FY130100—180—20140728180

学科分类：标准科学技术 （41050）

数据格式：xls、doc、jpg 文件

数据时间：2007－12 ～2012－11

数据地点：中国医学科学院药物研究所

关 键 词：成分分析，标准物质，菊花，乙醇提取物，绿原酸

资源概要：该标准物质为国家二级计量标准物质，特性量参数为成分含量。采用棕色玻璃安瓿瓶包装，规格为 100mg/支。该标准物质可在药品、食品等相关领域中应用菊花 95% 乙醇提取物作为物质组成，并需要采用绿原酸成分分析的成分鉴别、含量检测、分析方法确认评价等。

共享方式：完全开放共享

b. 对应项目基本信息

项目编号：2007FY130100

项目名称：道地中药材及主要成分的标准物质研制与分析方法研究

主管部门：卫生部

承担单位：中国医学科学院药物研究所

负 责 人：吕扬

（177）　石韦 95％乙醇提取物中绿原酸成分分析标准物质

a. 资源基本信息

唯一标示：2007FY130100—181—20140728181

学科分类：标准科学技术（41050）

数据格式：xls、doc、jpg 文件

数据时间：2007-12～2012-11

数据地点：中国医学科学院药物研究所

关 键 词：成分分析，标准物质，石韦，乙醇提取物，绿原酸

资源概要：该标准物质为国家二级计量标准物质，特性量参数为成分含量。
采用棕色玻璃安瓿瓶包装，规格为 100mg/支。该标准物质可在
药品、食品等相关领域中应用石韦 95％乙醇提取物作为物质组
成，并需要采用绿原酸成分分析的成分鉴别、含量检测、分析方
法确认评价等。

共享方式：完全开放共享

b. 对应项目基本信息

项目编号：2007FY130100

项目名称：道地中药材及主要成分的标准物质研制与分析方法研究

主管部门：卫生部

承担单位：中国医学科学院药物研究所

负 责 人：吕扬

（178）　虎杖 95％乙醇提取物中白藜芦醇成分分析标准物质

a. 资源基本信息

唯一标示：2007FY130100—182—20140728182

学科分类：标准科学技术（41050）

数据格式：xls、doc、jpg 文件

数据时间：2007-12～2012-11

数据地点：中国医学科学院药物研究所

关 键 词：成分分析，标准物质，虎杖，乙醇提取物，白藜芦醇

资源概要：该标准物质为国家二级计量标准物质，特性量参数为成分含量。
采用棕色玻璃安瓿瓶包装，规格为 100mg/支。该标准物质可在
药品、食品等相关领域中应用虎杖 95％乙醇提取物作为物质组
成，并需要采用白藜芦醇成分分析的成分鉴别、含量检测、分析
方法确认评价等。

共享方式：完全开放共享

b. 对应项目基本信息

项目编号：2007FY130100

项目名称：道地中药材及主要成分的标准物质研制与分析方法研究

主管部门：卫生部

承担单位：中国医学科学院药物研究所

负 责 人：吕扬

（179）地榆水提取物中没食子酸成分分析标准物质

a. 资源基本信息

唯一标示：2007FY130100—183—20140728183

学科分类：标准科学技术（41050）

数据格式：xls、doc、jpg 文件

数据时间：2007-12～2012-11

数据地点：中国医学科学院药物研究所

关 键 词：成分分析，标准物质，地榆，水提取物，没食子酸

资源概要：该标准物质为国家二级计量标准物质，特性量参数为成分含量。采用棕色玻璃安瓿瓶包装，规格为 100mg/支。该标准物质可在药品、食品等相关领域中应用地榆水提取物作为物质组成，并需要采用没食子酸成分分析的成分鉴别、含量检测、分析方法确认评价等。

共享方式：完全开放共享

b. 对应项目基本信息

项目编号：2007FY130100

项目名称：道地中药材及主要成分的标准物质研制与分析方法研究

主管部门：卫生部

承担单位：中国医学科学院药物研究所

负 责 人：吕扬

（180）黄芩水提取物中黄芩素成分分析标准物质

a. 资源基本信息

唯一标示：2007FY130100—184—20140728184

学科分类：标准科学技术（41050）

数据格式：xls、doc、jpg 文件

数据时间：2007-12～2012-11

数据地点：中国医学科学院药物研究所

关 键 词：成分分析，标准物质，黄芩，水提取物，黄芩素

资源概要：该标准物质为国家二级计量标准物质，特性量参数为成分含量。
采用棕色玻璃安瓿瓶包装，规格为 100mg/支。该标准物质可在
药品、食品等相关领域中应用黄芩水提取物作为物质组成，并需
要采用黄芩素成分分析的成分鉴别、含量检测、分析方法确认评
价等。

共享方式：完全开放共享

b. 对应项目基本信息

项目编号：2007FY130100

项目名称：道地中药材及主要成分的标准物质研制与分析方法研究

主管部门：卫生部

承担单位：中国医学科学院药物研究所

负 责 人：吕扬

10.5 人口健康领域科技基础性工作 项目——志书典籍类资源编目

10.5.1 水产学领域资源

(1)《中华海洋本草》

a. 资源基本信息

唯一标示：2007FY210500—10—2015052010

学科分类：水产资源学（24050）

数据格式：doc 文件

数据时间：2007–12 ~ 2010–12

数据地点：中国渤海、黄海、东海和南海

关 键 词：中华海洋本草

资源概要：《中华海洋本草》是一部大型基础性海洋药物志书，全面系统地
阐述了我国海洋本草的发展现状，为深入开展现代海洋药物研
究、合理开发利用和保护海洋药用资源，提供了经典性文献和重
要翔实的科学资料。该部著作记载的各物种的化学成分和药理毒
理作用等研究资料，可以帮助读者了解海洋本草的来源、药性理
论、炮制等方面的研究与应用，也可对开展海洋药用物种的形态

与生态特征、分布、药材鉴别等现代海洋药用生物资源的相关研究起到积极的引导作用。

共享方式：协议共享

b. 对应项目基本信息

项目编号：2007FY210500

项目名称：中国近海重要药用生物和药用矿物资源调查

主管部门：教育部

承担单位：中国海洋大学

负　责　人：王长云

10.5.2　中医学与中药学领域资源

(1) 古代针灸理论文献汇辑

a. 资源基本信息

唯一标示：2006FY220100—01—2014090901

学科分类：中医学（36010）

数据格式：doc 文件

数据时间：2007～2014 年

数据地点：中国

关　键　词：文献资料，理论内涵，针灸理论

资源概要：以针灸理论中 589 个基本概念术语为中心，按照年代顺序，汇集整理古代（民国以前）中医医籍中有关针灸理论的文献资料。

共享方式：完全开放共享

b. 对应项目基本信息

项目编号：2006FY220100

项目名称：针灸理论文献通考——概念术语规范与理论的科学表达

主管部门：国家中医药管理局

承担单位：中国中医科学院针灸研究所

负　责　人：赵京生

(2) 先秦两汉非医文献针灸理论资料汇辑

a. 资源基本信息

唯一标示：2006FY220100—02—2015061102

学科分类：中医学（36010）

数据格式：doc 文件

数据时间：2007～2014 年

数据地点：中国

关 键 词：针灸理论，非医文献，古籍文献

资源概要：以针灸理论中 589 个基本概念术语为中心，按照年代顺序，汇集
整理先秦两汉时期非医文献中有关针灸理论的资料。

共享方式：完全开放共享

b. 对应项目基本信息

项目编号：2006FY220100

项目名称：针灸理论文献通考——概念术语规范与理论的科学表达

主管部门：国家中医药管理局

承担单位：中国中医科学院针灸研究所

负 责 人：赵京生

（3）《针灸学基本概念术语通典》

a. 资源基本信息

唯一标示：2006FY220100—03—2015061103

学科分类：中医学（36010）

数据格式：doc 文件

数据时间：2007～2014 年

数据地点：中国

关 键 词：针灸，概念术语，理论研究

资源概要：在认识古代针灸理论的形成发展、理论内涵解读、理论体系重构
中有重要意义的针灸学基本概念术语，计 589 个，涉及经络、腧
穴、刺灸、治疗、阴阳、气血、身形等方面，从概念术语的出
处、内涵、演变、运用、影响、与其他概念的关系、古代现代释
义等角度简要介绍。

共享方式：完全开放共享

b. 对应项目基本信息

项目编号：2006FY220100

项目名称：针灸理论文献通考——概念术语规范与理论的科学表达

主管部门：国家中医药管理局

承担单位：中国中医科学院针灸研究所

负 责 人：赵京生

（4）《针灸学基本概念术语文献通考》

a. 资源基本信息

唯一标示：2009FY120300—04—2015061104

学科分类：中医学（36010）

数据格式：doc 文件

数据时间：2007～2014 年

数据地点：中国

关 键 词：针灸理论，概念术语，文献研究

资源概要：对在针灸理论形成、构建、发展过程中有重要、关键作用的概念术语计 213 个，涉及经络、腧穴、刺灸、治疗等方面的内容，从渊源、涵义、外延、运用、影响因素、释义等角度进行深入分析与研究。

共享方式：完全开放共享

b. 对应项目基本信息

项目编号：2009FY120300

项目名称：中医药古籍与方志的文献整理

主管部门：国家中医药管理局

承担单位：中国中医科学院中医药信息研究所

负 责 人：曹洪欣

（5）《中医古籍孤本大全》

a. 资源基本信息

唯一标示：2009FY120300—02—2015101302

学科分类：中医学（36010）

数据格式：doc 文件

数据时间：2014-12

数据地点：中国

关 键 词：中医，古籍，影印，孤本

资源概要：该丛书对 57 种中医孤本古籍进行了原版影印出版。第一批 26 种，书目如下：①《本草图谱》，②《李氏医案》，③《脉症治三要》，④《徐氏四世医案合编》，⑤《古今录验养生必用方》，⑥《金匮要略阐义》，⑦《吴氏医方类编》，⑧《医学经略》，⑨《墨宝斋集验方》，⑩《辨证入药镜》，⑪《丹溪秘藏幼科捷径全书》，⑫《汇生集要》，⑬《支氏女科枢要》，⑭《敬修堂医源经旨》，⑮《女科切要》，⑯《寿世良方》，⑰《续貂集》，

⑱《外科备要》，⑲《雪蕉轩医案》，⑳《医林正印》，㉑《脉荟》，㉒《太素脉要》，㉓《养生君主论》，㉔《幼儿杂症说要》，㉕《胎产大法》，㉖《赤崖医案》。第二批 31 种，书目如下：①《玄机活法》，②《医林口谱六治秘书》，③《叶天士辨舌广验》，④《舌鉴十三方》，⑤《脉法的要·汤散征奇》，⑥《伤寒神秘精粹录》，⑦《伤寒述微》，⑧《徐氏活幼心法》，⑨《幼科杂病心得》，⑩《眼科启明》，⑪《祁氏家传外科大罗》，⑫《纪效新书》，⑬《性原广嗣》，⑭《存真环中图》，⑮《活命慈舟》，⑯《高注金匮要略》，⑰《太医院纂集医教立命元龟》，⑱《考证注解伤寒论》，⑲《三丰张真人神速万应方》，⑳《食物本草》，㉑《杏苑生春》，㉒《幼科秘书》，㉓《医学心传·历年医案》，㉔《伤寒类证解惑》，㉕《妇科宗主》，㉖《杂病治例》，㉗《辨证玉函》，㉘《武林陈氏家传仙方》，㉙《（新刊）京本活人心法》，㉚《太乙离火感应神针》，㉛《凌门传授铜人指穴》。

共享方式：完全开放共享

b. 对应项目基本信息

项目编号：2009FY120300

项目名称：中医药古籍与方志的文献整理

主管部门：国家中医药管理局

承担单位：中国中医科学院中医药信息研究所

负 责 人：曹洪欣

（6）《中医古籍孤本丛刊》

a. 资源基本信息

唯一标示：2009FY120300—03—2015101303

学科分类：中医学（36010）

数据格式：doc 文件

数据时间：2014–12

数据地点：中国

关 键 词：中医，古籍，点校，孤本

资源概要：本丛书对 37 种中医孤本古籍进行了点校出版，方便读者阅读。书目如下：①《黄帝内经始生考》，②《难经古注校补》，③《女科心法》，④《胎产大法》，⑤《新刻幼科百效全书》，⑥《幼科辑萃大成》，⑦《白驹谷罗贞喉科》，⑧《眼科六要》，

⑨《士林余业医学全书》,⑩《医学脉灯》，⑪《灵兰社稿》，
⑫《太素心法便览》,⑬《医家赤帜益辨全书》，⑭《医学原始》，
⑮《明医选要》，⑯《医林口谱六治秘书》，⑰《神效集》，
⑱《新刻经验积玉奇方》，⑲《脉症治方》，⑳《汇生集要》，
㉑《悬袖便方》，㉒《要药分剂补正》，㉓《鲁峰医案》，㉔《倚
云轩医案医话医论》，㉕《续名医类案》，㉖《敬修堂医源经
旨》，㉗《崇陵病案》，㉘《婺源余先生医案》，㉙《两都医案》，
㉚《冰壑老人医案》，㉛《东皋草堂医案》，㉜《太素脉要》，
㉝《伤寒选录》，㉞《金匮方论衍义》，㉟《高注金匮要略》，
㊱《罗遗编》，㊲《卫生要诀》。

共享方式：完全开放共享

b. 对应项目基本信息

项目编号：2009FY120300

项目名称：中医药古籍与方志的文献整理

主管部门：国家中医药管理局

承担单位：中国中医科学院中医药信息研究所

负 责 人：曹洪欣

(7)《欧美收藏稀见中医书丛刊》

a. 资源基本信息

唯一标示：2009FY120300—04—2015101304

学科分类：中医学（36010）

数据格式：doc 文件

数据时间：2014-12

数据地点：中国

关 键 词：中医，古籍，著作，欧美

资源概要：该丛书对流失欧美的 33 种中医古籍进行了影印出版，部分特色
书籍还进行了点校出版。书目如下：

第一册

1—1《医门摘要》（影印）8512，

1—2《脏腑生死顺逆脉证》（影印）8813.2，

1—3《热病家本验方》（影印）8213，

1—4《（新刊校正）》王叔和脉诀（影印）04—1437，

1—5《脉学心法》（影印）8730，

1—6《脉理正宗》（影印）8690，

1—7《精选脉诀》（影印）8104,

1—8《八阵方论》（影印）8782,

1—9《应验良方》（影印）8082,

1—10《陈氏家藏方》（影印）48957,

第二册

2—1《秘传推拿妙诀》（影印）8349,

2—2《徐谦光推拿全集》（影校结合）8131,

2—3《秘本推拿幼科》（影校结合）48958,

2—4《放痧真诀》（影校结合）8397,

2—5《太医院补遗本草歌诀雷公炮制》（影印）06—1583—1,

2—6《采药出产指南》（影印）8808,

2—7《本草经读》（影印）8813.1,

2—8《药物性格》（影印）8745,

第三册

3—1《医学摘要》（影印）8721,

3—2《求嗣养胎保产全书》（影印）8726,

3—3《痘疹治法》（影校结合）8740,

3—4《幼科引》（影印）8501,

3—5《痘疹书》（影印）8802,

3—6《幼科摘要》（影印）8422,

3—7《眼科秘方》（影印）8618,

3—8《秘传喉科》（影印）8101,

3—9《咽喉十八症全书》（影校结合）8362,

第四册

4—1《应氏外科》（影校结合）8381,

4—2《外科图形法治》（影印）8385,

4—3《秘传外科或问》（影印）8679,

4—4《医林精粹·外科》（影印）8384,

4—5《秘传跌打方钹方》（影印）8111,

4—6《秘授外科锦囊》（影印）8233。

共享方式：完全开放共享

b. 对应项目基本信息

项目编号：2009FY120300

项目名称：中医药古籍与方志的文献整理

主管部门：国家中医药管理局

承担单位：中国中医科学院中医药信息研究所

负 责 人：曹洪欣

(8)《中医孤本总目提要》

a. 资源基本信息

唯一标示：2009FY120300—05—2015101305

学科分类：中医学（36010）

数据格式：doc 文件

数据时间：2014–12

数据地点：中国

关 键 词：中医，古籍，提要，孤本

资源概要：该工具书收录中医孤本古籍包括提要在内的书目信息 1370 条。

共享方式：完全开放共享

b. 对应项目基本信息

项目编号：2009FY120300

项目名称：中医药古籍与方志的文献整理

主管部门：国家中医药管理局

承担单位：中国中医科学院中医药信息研究所

负 责 人：曹洪欣

(9)《欧美收藏中医古籍联合目录》

a. 资源基本信息

唯一标示：2009FY120300—06—2015101306

学科分类：中医学（36010）

数据格式：doc 文件

数据时间：2014–12

数据地点：中国

关 键 词：中医，古籍，目录，欧美

资源概要：该书收集欧美 30 余种书目所含中医古旧书籍。全书约 150 万字，
是继《中国中医古籍总目》等专业中医书目的又一新成果。

共享方式：完全开放共享

b. 对应项目基本信息

项目编号：2009FY120300

项目名称：中医药古籍与方志的文献整理

主管部门：国家中医药管理局

承担单位：中国中医科学院中医药信息研究所

负 责 人：曹洪欣

(10) 珍稀孤本中医古籍调查、选编、出版研究报告

a. 资源基本信息

唯一标示：2009FY120300—07—2015101407

学科分类：中医学（36010）

数据格式：doc 文件

数据时间：2014-12

数据地点：中国

关 键 词：中医，古籍，孤本，调研报告

资源概要：该研究报告收录 59 家藏书单位的 1370 种孤本书目信息，对收藏
单位、书目分类等进行统计分析。

共享方式：完全开放共享

b. 对应项目基本信息

项目编号：2009FY120300

项目名称：中医药古籍与方志的文献整理

主管部门：国家中医药管理局

承担单位：中国中医科学院中医药信息研究所

负 责 人：曹洪欣

(11)《仫佬、毛南、京三个少数民族医药文献及口述资料汇编与研究》
研究报告

a. 资源基本信息

唯一标示：2009FY120300—08—2015101408

学科分类：中医学（36010）

数据格式：doc 文件

数据时间：2014-12

数据地点：中国

关 键 词：仫佬，毛南，京族，调研报告

资源概要：该研究报告包括广西罗城仫佬医药的现状与发展、仫佬文化与仫
佬医药、九万大山里的毛南医药、京族医药的挖掘和整理、广西
特有的京族医药 5 部分内容，在对仫佬、毛南、京三个少数民族
医药文献及口述资料进行调研的基础上，对民族医药的疾病、诊
法、疗法、药物等进行了整理与挖掘。

共享方式：完全开放共享

b. 对应项目基本信息

项目编号：2009FY120300

项目名称：中医药古籍与方志的文献整理

主管部门：国家中医药管理局

承担单位：中国中医科学院中医药信息研究所

负 责 人：曹洪欣

(12)《江苏方志载中医药文献资料辑录与研究》研究报告

a. 资源基本信息

唯一标示：2009FY120300—09—2015101409

学科分类：中医学（36010）

数据格式：doc 文件

数据时间：2014-12

数据地点：中国

关 键 词：中医，方志，江苏，调研报告

资源概要：该研究报告收录 172 种地方志文献中医学人物、医学著作、医疗
机构、医事活动、中医教育、中外交流、药物、文物古迹、其他
等各类医学资料 9101 条。

共享方式：完全开放共享

b. 对应项目基本信息

项目编号：2009FY120300

项目名称：中医药古籍与方志的文献整理

主管部门：国家中医药管理局

承担单位：中国中医科学院中医药信息研究所

负 责 人：曹洪欣

(13)《河南方志载中医药文献资料辑录与研究》研究报告

a. 资源基本信息

唯一标示：2009FY120300—10—2015101410

学科分类：中医学（36010）

数据格式：doc 文件

数据时间：2014-12

数据地点：中国

关 键 词：中医，方志，河南，调研报告

资源概要：该研究报告收录 286 种地方志文献中医学人物、医学著作、医疗
机构、医事活动、中医教育、中外交流、药物、文物古迹、其他

等各类医学资料 8036 条。

共享方式：完全开放共享

b. 对应项目基本信息

项目编号：2009FY120300

项目名称：中医药古籍与方志的文献整理

主管部门：国家中医药管理局

承担单位：中国中医科学院中医药信息研究所

负 责 人：曹洪欣

(14)《上海方志载中医药文献资料辑录与研究》研究报告

a. 资源基本信息

唯一标示：2009FY120300—11—2015101411

学科分类：中医学（36010）

数据格式：doc 文件

数据时间：2014−12

数据地点：中国

关 键 词：中医，方志，上海，调研报告

资源概要：该研究报告收录 81 种地方志文献中医学人物、医学著作、医疗
机构、医事活动、中医教育、中外交流、药物、文物古迹、其他
等各类医学资料 3346 条。

共享方式：完全开放共享

b. 对应项目基本信息

项目编号：2009FY120300

项目名称：中医药古籍与方志的文献整理

主管部门：国家中医药管理局

承担单位：中国中医科学院中医药信息研究所

负 责 人：曹洪欣

(15)《福建方志载中医药文献资料辑录与研究》研究报告

a. 资源基本信息

唯一标示：2009FY120300—12—2015101412

学科分类：中医学（36010）

数据格式：doc 文件

数据时间：2014−12

数据地点：中国

关 键 词：中医，方志，福建，调研报告

资源概要：该研究报告收录 157 种地方志文献中医学人物、医学著作、医疗机构、医事活动、中医教育、中外交流、药物、文物古迹、其他等各类医学资料 13 499 条。

共享方式：完全开放共享

b. 对应项目基本信息

项目编号：2009FY120300

项目名称：中医药古籍与方志的文献整理

主管部门：国家中医药管理局

承担单位：中国中医科学院中医药信息研究所

负 责 人：曹洪欣

(16)《安徽方志载中医药文献资料辑录与研究》研究报告

a. 资源基本信息

唯一标示：2009FY120300—13—2015101413

学科分类：中医学（36010）

数据格式：doc 文件

数据时间：2014–12

数据地点：中国

关 键 词：中医，方志，安徽，调研报告

资源概要：该研究报告收录 96 种地方志文献中医学人物、医学著作、医疗机构、医事活动、中医教育、中外交流、药物、文物古迹、其他等各类医学资料 5907 条。

共享方式：完全开放共享

b. 对应项目基本信息

项目编号：2009FY120300

项目名称：中医药古籍与方志的文献整理

主管部门：国家中医药管理局

承担单位：中国中医科学院中医药信息研究所

负 责 人：曹洪欣

(17)《陕西方志载中医药文献资料辑录与研究》研究报告

a. 资源基本信息

唯一标示：2009FY120300—14—2015101414

学科分类：中医学（36010）

数据格式：doc 文件

数据时间：2014–12

数据地点：中国

关 键 词：中医，方志，陕西，调研报告

资源概要：该研究报告收录 60 种地方志文献中医学人物、医学著作、医疗
机构、医事活动、中医教育、中外交流、药物、文物古迹、其他
等各类医学资料 2084 条。

共享方式：完全开放共享

b. 对应项目基本信息

项目编号：2009FY120300

项目名称：中医药古籍与方志的文献整理

主管部门：国家中医药管理局

承担单位：中国中医科学院中医药信息研究所

负 责 人：曹洪欣

(18)《贵州方志载中医药文献资料辑录与研究》研究报告

a. 资源基本信息

唯一标示：2009FY120300—15—2015101415

学科分类：中医学（36010）

数据格式：doc 文件

数据时间：2014–12

数据地点：中国

关 键 词：中医，方志，贵州，调研报告

资源概要：该研究报告收录 293 种地方志文献中医学人物、医学著作、医疗
机构、医事活动、中医教育、中外交流、药物、文物古迹、其他
等各类医学资料 3743 条。

共享方式：完全开放共享

b. 对应项目基本信息

项目编号：2009FY120300

项目名称：中医药古籍与方志的文献整理

主管部门：国家中医药管理局

承担单位：中国中医科学院中医药信息研究所

负 责 人：曹洪欣

(19)《藏医药物别名考》

a. 资源基本信息

唯一标示：2008FY120200—06—2014090306

学科分类：民族学（36020）

数据格式：pdf 文件

数据时间：2008-12 ~ 2013-12

数据地点：中国

关 键 词：藏医，药物，别名

资源概要：从该项目收集的 20 种藏医药古籍文献中筛选出一些罕见的药用
　　　　　名词，如多义词、音变语、隐语及异名等藏医药物别名 7086 条，
　　　　　其中多义词、音变语、隐语等构成的名词有 6192 种，异名有 894
　　　　　种。通过考证研究形成《藏医药物别名考》。为提升藏医药物别
　　　　　名的全面性、准确性和实用性，计划进一步扩大藏医药名词搜集
　　　　　范围，从已搜集的 1500 余种藏医药古籍文献中筛选、考证和研
　　　　　究藏医药别名，补充完善《藏医药物别名考》。

共享方式：完全开放共享

b. 对应项目基本信息

项目编号：2008FY120200

项目名称：350 种传统医籍整理与深度加工

主管部门：国家中医药管理局

承担单位：中国中医科学院中国医史文献研究所

负 责 人：柳长华

(20)《全国藏医药古籍名录》专著

a. 资源基本信息

唯一标示：2009FY220100—01—2014102801

学科分类：民族学（36020）

数据格式：pdf 文件

数据时间：公元前至 1959 年

数据地点：西藏、云南、甘肃、四川、青海、辽宁、内蒙古、广东、贵州、
　　　　　海南、安徽、广西、新疆、山西、北京、中国香港、中国台湾等

关 键 词：藏医药，古籍，名录

资源概要：科学技术部首次开展"藏医古籍整理与信息化平台建设""藏药
　　　　　古籍文献的抢救性整理研究"基础专项，取得了对藏医药古籍的
　　　　　创新性整理研究成果，首次在全国范围内摸清了藏医药古籍存世
　　　　　与保存现状，采用藏文、汉文、英文、拉丁文字母转写四种文字
　　　　　记录，并以名录出版的形式进行藏医药知识产权保护。《全国藏
　　　　　医药古籍名录》收录了自古象雄时期至 1959 年的全国藏医古籍
　　　　　目录 1062 条，对每一本书的书名、作者、版本、时间、页数、

收藏地等都进行了记录，具有十分珍贵的学术价值和文化经济价值，将为临床、科研、教学和藏医药文化传播提供重要的参考依据，也将对藏医药文化的抢救与传承、保护与发展产生一定的积极影响。

共享方式：完全开放共享

b. 对应项目基本信息

项目编号：2009FY220100

项目名称：藏药古籍文献的抢救性整理研究

主管部门：中国藏学研究中心

承担单位：中国藏学研究中心北京藏医院

负　责　人：冯岭

(21)《藏医药古籍综合名录》专著

a. 资源基本信息

唯一标示：2009FY220100—02—2014122302

学科分类：民族学（36020）

数据格式：pdf 文件

数据时间：公元前至 1959 年

数据地点：西藏、云南、甘肃、四川、青海、辽宁、内蒙古、广东、贵州、海南、安徽、广西、新疆、山西、北京、中国香港、中国台湾以及美国、加拿大、德国、蒙古国、印度、不丹、日本、斯里兰卡、尼泊尔、菲律宾等海外部分地区

关　键　词：藏医药，古籍，综合，名录

资源概要：前期出版发行的《全国藏医药古籍名录》，得到了众多民族医药工作者的支持和鼓励，在此基础之上，根据读者反馈的信息，研究者重新进行了整理和加工，加入了后期收集、整理的部分名录信息，并按照藏医、藏药、历算、仪轨、苯教、兽医、国外等分别整理归类，再出版《藏医药古籍综合名录》。该成果依托科学技术部首次开展的"藏医古籍整理与信息化平台建设""藏药古籍文献的抢救性整理研究"基础专项，首次在全国范围内开展了藏医药古籍存世与保存现状的实地调研，同时开展了部分佛教国家的藏医药古籍存放情况调研，实现了对藏医药古籍文献的全面、系统的创新性整理研究。因前期专著出版曾采用藏文、汉文、英文、藏文拉丁文字母转写四种文字记录，得到一致好评，认为专著的翻译符合标准规范，完全

可以作为范本阅读、收藏，故本专著继续采用藏文、汉文、英文、藏文拉丁文字母转写四种文字记录。《藏医药古籍综合名录》的内容更为丰富，版面布局更为合理，惠及国内外民族医药工作者，将对临床、科研、教学和民族医药文化传播发挥重要作用。

共享方式：完全开放共享

b. 对应项目基本信息

项目编号：2009FY220100

项目名称：藏药古籍文献的抢救性整理研究

主管部门：中国藏学研究中心

承担单位：中国藏学研究中心北京藏医院

负 责 人：冯岭

（22）《北京地区藏医药古籍名录》专著

a. 资源基本信息

唯一标示：2009FY220100—01—2014102801

学科分类：民族学（36020）

数据格式：pdf 文件

数据时间：公元前至 1959 年

数据地点：北京地区

关 键 词：北京地区，藏医药，古籍，名录

资源概要：在科学技术部基础专项"藏医古籍整理与信息化平台建设""藏药古籍文献的抢救性整理研究"的支持下，首次对北京地区开展了藏医药古籍文献的调研工作，收集、整理到超过预期的藏医药古籍名录条目，故编撰本专著，方便从事民族医药各研究领域的专家学者，能够迅捷、便利地了解和掌握北京地区藏医药古籍文献的分布和收藏概况。该专著按照书名、作者、古籍出版或出书的时间、现存古籍的版本、现藏古籍的页数及收藏地等内容，以表格的形式编辑。同时，为了方便国内外各民族医药研究领域的专家、学者阅读，本专著以藏文、汉文、英文和藏文拉丁字母转写四种文字编辑，便于不同语种的专家、学者能够对北京地区的藏医药古籍文献有更深入的了解，从而便于其进行交流沟通，也便于各民族医药工作者快速查找专业古籍文献。

共享方式：完全开放共享

b. 对应项目基本信息

项目编号：2009FY220100

项目名称：藏药古籍文献的抢救性整理研究

主管部门：中国藏学研究中心

承担单位：中国藏学研究中心北京藏医院

负 责 人：冯岭

10.6 人口健康领域科技基础性工作项目——文献（专著、报告）类资源编目

10.6.1 生物学领域资源

（1）中国西南地区食用菌特异种质资源综合调查报告

a. 资源基本信息

唯一标示：2009FY210200—12—2014112412

学科分类：微生物学（18061）

数据格式：xls 文件

数据时间：2009-12～2014-6

数据地点：中国西南区域

关 键 词：西南地区，食用菌，种质资源，资源调查

资源概要：中国西南地区食用菌特异种质资源综合调查报告内容包括项目来源和项目背景；项目主要工作内容及目标和考核内容；项目实施完成情况，其包括西南地区 6 类食用菌种质资源的调查、收集，食用菌营养及活性成分等分析检测，食用菌特异种质资源保护利用评价，食用菌特异种质资源调查、收集技术规范制订，编制我国西南地区常见大型真菌图谱；获得的主要成果；人才培养；经费使用情况；项目实施的经济、社会与生态效益。

共享方式：完全开放共享

b. 对应项目基本信息

项目编号：2009FY210200

项目名称：西南地区食用菌特异种质资源调查

主管部门：中华全国供销合作总社

承担单位：中华全国供销合作总社昆明食用菌研究所

负责人：高观世

10.6.2 心理学领域资源

（1）"国民重要心理特征调查"总报告

a. 资源基本信息

唯一标示：2009FY110100—27—2015102627

学科分类：心理测量（19045）

数据格式：pdf 文件

数据时间：2011～2014 年

数据地点：安徽、北京、重庆、福建、广东、甘肃、广西、贵州、海南、湖北、河北、黑龙江、河南、湖南、吉林、江苏、江西、辽宁、内蒙古、宁夏、青海、四川、山东、上海、陕西、山西、天津、新疆、西藏、云南、浙江

关键词：心理，行为，总报告

资源概要：数据通过计算机和问卷采集，采集时间为 2011～2014 年。该报告主要阐述项目概况及中国人基本认知、高级认知、心理健康和社会心理特征的调查研究结果。数据量为 248 页。

共享方式：完全开放共享

b. 对应项目基本信息

项目编号：2009FY110100

项目名称：国民重要心理特征调查

主管部门：中国科学院

承担单位：中国科学院心理研究所

负责人：张侃

（2）"国民重要心理特征调查"指标与工具

a. 资源基本信息

唯一标示：2009FY110100—28—2015102628

学科分类：心理测量（19045）

数据格式：pdf 文件

数据时间：2011～2014 年

数据地点：安徽、北京、重庆、福建、广东、甘肃、广西、贵州、海南、湖北、河北、黑龙江、河南、湖南、吉林、江苏、江西、辽宁、内蒙古、宁夏、青海、四川、山东、上海、陕西、山西、天津、新

疆、西藏、云南、浙江

关 键 词：指标，工具，常模

资源概要：数据通过计算机和问卷采集，采集时间为 2011～2014 年。该指标与工具主要介绍国民重要心理特征的各级指标研发过程、测量工具及信效度、总体常模及不同人口学变量常模等指标。数据量为 286 页。

共享方式：完全开放共享

b. 对应项目基本信息

项目编号：2009FY110100

项目名称：国民重要心理特征调查

主管部门：中国科学院

承担单位：中国科学院心理研究所

负 责 人：张侃

（3）"国民重要心理特征调查" 技术报告

a. 资源基本信息

唯一标示：2009FY110100—29—2015102629

学科分类：心理测量（19045）

数据格式：pdf 文件

数据时间：2011～2014 年

数据地点：安徽、北京、重庆、福建、广东、甘肃、广西、贵州、海南、湖北、河北、黑龙江、河南、湖南、吉林、江苏、江西、辽宁、内蒙古、宁夏、青海、四川、山东、上海、陕西、山西、天津、新疆、西藏、云南、浙江

关 键 词：心理特征，心理测量，技术报告

资源概要：数据通过计算机和问卷采集，采集时间为 2011～2014 年。该报告主要介绍项目实施过程中的抽样设计、数据采集及质量控制、数据编码及录入和清理、测验质量分析和数据分析等内容。数据量为 134 页。

共享方式：完全开放共享

b. 对应项目基本信息

项目编号：2009FY110100

项目名称：国民重要心理特征调查

主管部门：中国科学院

承担单位：中国科学院心理研究所

负　责　人：张侃

(4) "国民重要心理特征调查" 数据库使用手册

a. 资源基本信息

唯一标示：2009FY110100—30—2015102630

学科分类：心理测量（19045）

数据格式：pdf 文件

数据时间：2011 ~ 2014 年

数据地点：安徽、北京、重庆、福建、广东、甘肃、广西、贵州、海南、湖北、河北、黑龙江、河南、湖南、吉林、江苏、江西、辽宁、内蒙古、宁夏、青海、四川、山东、上海、陕西、山西、天津、新疆、西藏、云南、浙江

关　键　词：心理特征，心理测量，技术报告

资源概要：数据通过计算机和问卷采集，采集时间为 2011 ~ 2014 年。该使用手册主要介绍项目实施过程中的抽样设计、数据采集及质量控制、数据编码及录入和清理、测验质量分析和数据分析等内容。数据量为 134 页。

共享方式：完全开放共享

b. 对应项目基本信息

项目编号：2009FY110100

项目名称：国民重要心理特征调查

主管部门：中国科学院

承担单位：中国科学院心理研究所

负　责　人：张侃

10.6.3　畜牧、兽医科学领域资源

(1) 禽白血病病毒的 ELISA 检测方法

a. 资源基本信息

唯一标示：2008FY130100—07—2014082507

学科分类：兽医学（23030）

数据格式：doc 文件

数据时间：2010–08

数据地点：中国兽医药品监察所

关　键　词：ELISA，病毒性活疫苗，种毒，检测

资源概要：将兔抗 P27 抗体包被酶标板，HRP 标记的兔抗 P27 抗体捕捉，建立了检测禽白血病抗原的夹心 ELISA 检测方法。用于禽类病毒性活疫苗或种毒中禽白血病病毒污染检测。

共享方式：完全开放共享

b. 对应项目基本信息

项目编号：2008FY130100

项目名称：重大动物疫病病原及相关制品标准物质研究

主管部门：农业部

承担单位：中国兽医药品监察所

负　责　人：于康震

（2）禽网状内皮组织增生症病毒（REV）检验法

a. 资源基本信息

唯一标示：2008FY130100—15—2014082515

学科分类：兽医学（23030）

数据格式：doc 文件

数据时间：2011—04

数据地点：中国

关　键　词：疫苗，禽网状内皮组织增生症病毒，检验法

资源概要：借鉴《欧洲药典》、《英国药典（兽药）》和《日本农林水产省兽医生物制品标准》对禽源活疫苗种毒和生产原材料（SPF 鸡胚）以及成品中污染 REV 的检测方法，建立了禽用病毒类活疫苗中污染 REV 的间接免疫荧光（IFA）检测法。

共享方式：完全开放共享

b. 对应项目基本信息

项目编号：2008FY130100

项目名称：重大动物疫病病原及相关制品标准物质研究

主管部门：农业部

承担单位：中国兽医药品监察所

负　责　人：于康震

（3）鸭瘟活疫苗外源病毒检验方法

a. 资源基本信息

唯一标示：2008FY130100—16—2014082516

学科分类：兽医学（23030）

数据格式：doc 文件

数据时间：2011-04

数据地点：中国

关 键 词：鸭瘟活疫苗，外源病毒，检验

资源概要：鸭瘟活疫苗系用鸡胚化的鸭瘟病毒接种 SPF 鸡胚或鸡胚成纤维细胞，收获感染的鸡胚液、胎儿及绒毛尿囊膜混合研磨或收获病毒培养液，加适宜稳定剂，经冷冻真空干燥制成。该疫苗外源病毒检验按原有通用方法无法操作，研究制订了适合该疫苗外源病毒检验的方法，为控制鸭瘟活疫苗的质量提供了技术支持。

共享方式：完全开放共享

b. 对应项目基本信息

项目编号：2008FY130100

项目名称：重大动物疫病病原及相关制品标准物质研究

主管部门：农业部

承担单位：中国兽医药品监察所

负 责 人：于康震

（4） 一种鸭瘟活疫苗及其制备方法

a. 资源基本信息

唯一标示：2008FY130100—25—2014082625

学科分类：兽医学 （23030）

数据格式：doc 文件

数据时间：2013-04

数据地点：中国兽医药品监察所

关 键 词：鸭瘟，活疫苗，基因缺失

资源概要：鸭瘟病毒强毒株经无特定病原体 （specific pathogen free，SPF）鸡胚成纤维细胞 （chick embryo fibroblast，CEF） 连续传代 80 代，克隆纯化得到的弱毒株，命名为鸭肠炎病毒 （duck enteritis virus） DEVC86 株，该毒株已于 2013 年 04 月送交中国科学院微生物研究所中国微生物菌种保藏管理委员会普通微生物中心保藏，保藏编号 CGMCC No. 7460。该发明涉及一种鸭瘟活疫苗及其制备方法。所提供的鸭肠炎病毒是人工致弱的鸭肠炎病毒 CGMCC No. 7460 （DEVC86） 株，能在 CEF 繁殖，病毒含量高，制造疫苗方便，雏鸭安全，对鸡不致死，具有良好的生物安全性，免疫原性好，能有效地保护各品种鸭抵抗鸭瘟感染，该鸭肠炎病毒 CGMCC No. 7460 株的基因组 145818～147618 位缺失区域按常规生物学技术插入不同的水禽病毒的保护性抗原基因片段构建成相应的重组病毒。

共享方式：完全开放共享

b. 对应项目基本信息

项目编号：2008FY130100

项目名称：重大动物疫病病原及相关制品标准物质研究

主管部门：农业部

承担单位：中国兽医药品监察所

负　责　人：于康震

（5）小反刍兽疫活疫苗病毒含量测定方法

a. 资源基本信息

唯一标示：2008FY130100—27—2014082627

学科分类：兽医学（23030）

数据格式：doc 文件

数据时间：2007–07

数据地点：中国兽医药品监察所

关　键　词：小反刍兽疫活疫苗，病毒含量，测定

资源概要：小反刍兽疫活疫苗中的病毒含量高低，与疫苗产品的质量密切相关。小反刍兽疫病毒接种 Vero 细胞以后，经过一定时间培养后可以产生明显的细胞病变（CPE）。将小反刍兽疫活疫苗经过一系列稀释后接种 Vero 细胞，连续培养后根据产生的细胞病变孔数可以计算出疫苗中病毒含量（TCID50）。

共享方式：完全开放共享

b. 对应项目基本信息

项目编号：2008FY130100

项目名称：重大动物疫病病原及相关制品标准物质研究

主管部门：农业部

承担单位：中国兽医药品监察所

负　责　人：于康震

（6）小反刍兽疫病毒抗体间接 ELISA 试剂盒

a. 资源基本信息

唯一标示：2008FY130100—28—2014082628

学科分类：兽医学（23030）

数据格式：doc 文件

数据时间：2008-07

数据地点：中国兽医药品监察所

关 键 词：小反刍兽疫病毒，间接 ELISA，试剂盒

资源概要：该试剂盒利用小反刍兽疫病毒弱毒株（Clone9 株）接种 Vero 细胞，收获病变的细胞培养物，经超滤、浓缩、灭活等步骤获得高纯度病毒蛋白作为包被抗原，并制备了羊抗小反刍兽疫病毒的阳性血清对照和阴性血清。本试剂盒由已包被抗原的聚苯乙烯板、阳性血清对照、阴性血清对照、浓缩洗涤液、样品稀释液、酶稀释液、HRP 标记的兔抗羊 IgG 结合物、底物溶液、邻苯二胺（OPD）片、过氧化脲片、终止液等组装而成。用于检测山羊和绵羊血清中的小反刍兽疫抗体，可以反映山羊和绵羊接种小反刍兽疫疫苗后的抗体水平，也可以用于山羊和绵羊群体的小反刍兽疫感染状况的血清学监测。

共享方式：完全开放共享

b. 对应项目基本信息

项目编号：2008FY130100

项目名称：重大动物疫病病原及相关制品标准物质研究

主管部门：农业部

承担单位：中国兽医药品监察所

负 责 人：于康震

（7）小反刍兽疫活疫苗鉴别检验方法

a. 资源基本信息

唯一标示：2008FY130100—29—2014082629

学科分类：兽医学（23030）

数据格式：doc 文件

数据时间：2007-07

数据地点：中国兽医药品监察所

关 键 词：小反刍兽疫活疫苗，鉴别检验，病毒

资源概要：正常情况下，小反刍兽疫活疫苗中的活病毒在接种 Vero 细胞并经过一定时间培养后即可引起细胞病变，但是在病毒被其特异性血清中和后，即失去对宿主细胞的感染性，不再产生致细胞病变效应。因此在小反刍兽疫活疫苗的鉴别检验中，若小反刍兽疫病毒被小反刍兽疫病毒标准阳性血清所中和，则用其中和物接种

Vero 细胞，应不产生细胞病变。

共享方式：完全开放共享

b. 对应项目基本信息

项目编号：2008FY130100

项目名称：重大动物疫病病原及相关制品标准物质研究

主管部门：农业部

承担单位：中国兽医药品监察所

负　责　人：于康震

（8）小反刍兽疫活疫苗（Clone9 株）效力检验

a. 资源基本信息

唯一标示：2008FY130100—30—2014082630

学科分类：兽医学（23030）

数据格式：doc 文件

数据时间：2007-07

数据地点：中国兽医药品监察所

关　键　词：小反刍兽疫活疫苗，中和抗体测定

资源概要：小反刍兽疫病毒抗原被其特异性血清中和后，可失去对宿主细胞的感染性。用一定含量的小反刍兽疫病毒与不同稀释度的效力检验用羊血清中和，分别接种细胞后，能使 100% 所接种的细胞不产生细胞病变（CPE）的血清最高稀释倍数，即为该血清的中和抗体效价。

共享方式：完全开放共享

b. 对应项目基本信息

项目编号：2008FY130100

项目名称：重大动物疫病病原及相关制品标准物质研究

主管部门：农业部

承担单位：中国兽医药品监察所

负　责　人：于康震

（9）羊种布鲁氏菌 PCR 鉴定方法

a. 资源基本信息

唯一标示：2008FY130100—43—2014082743

学科分类：兽医学（23030）

数据格式：doc 文件

数据时间：2014-05-22

数据地点：中国兽医药品监察所

关 键 词：羊种布鲁氏菌，M28，PCR 鉴定

资源概要：一种用于鉴定羊种布鲁氏菌的多重 PCR 方法，采用如下 4 条引
物，可成功扩增出大小分别为 178bp 和 733bp 的特异性条带。

Feri：5'—GCGCCGCGAAGAACTTATCAA—3'

Reri：5'—CGCCATGTTAGCGGCGGTGA—3'

Fmelitensis：5'—AAATCGCGTCCTTGCTGGTCTG—3'

RIS711：5'—TGCCGATCACTTAAGGGCCTTCAT—3'。

共享方式：完全开放共享

b. 对应项目基本信息

项目编号：2008FY130100

项目名称：重大动物疫病病原及相关制品标准物质研究

主管部门：农业部

承担单位：中国兽医药品监察所

负 责 人：于康震

(10) 猪种布鲁氏菌 PCR 鉴定方法

a. 资源基本信息

唯一标示：2008FY130100—44—2014082744

学科分类：兽医学（23030）

数据格式：doc 文件

数据时间：2014-05-22

数据地点：中国兽医药品监察所

关 键 词：猪种布鲁氏菌，S1330，PCR 鉴定

资源概要：一种用于鉴定猪种布鲁氏菌的多重 PCR 方法，采用如下 4 条
引物,可成功扩增出大小分别为 178bp 和 285bp 的特异性条带。

Feri：5'—GCGCCGCGAAGAACTTATCAA—3'

Reri：5'—CGCCATGTTAGCGGCGGTGA—3'

Fsuis：5'—GCGCGGTTTTCTGAAGGTTCAGG—3'

RIS711：5'—TGCCGATCACTTAAGGGCCTTCAT—3'。

共享方式：完全开放共享

b. 对应项目基本信息

项目编号：2008FY130100

项目名称：重大动物疫病病原及相关制品标准物质研究

主管部门：农业部

承担单位：中国兽医药品监察所

负 责 人：于康震

(11)　牛种布鲁氏菌 PCR 鉴定方法

a. 资源基本信息

唯一标示：2008FY130100—45—2014082745

学科分类：兽医学（23030）

数据格式：doc 文件

数据时间：2014-05-22

数据地点：中国兽医药品监察所

关 键 词：牛种布鲁氏菌，2308，PCR 鉴定

资源概要：一种用于鉴定猪种布鲁氏菌的多重 PCR 方法，采用如下 4 条引物，
　　　　　可成功扩增出大小分别为 178bp 和 494bp 的特异性 PCR 条带。

　　　　　Feri：5'—GCGCCGCGAAGAACTTATCAA—3'

　　　　　Reri：5'—CGCCATGTTAGCGGCGGTGA—3'

　　　　　Fabortus：5'—GACGAACGGAATTTTTCCAATCCC—3'

　　　　　RIS711：5'—TGCCGATCACTTAAGGGCCTTCAT—3'。

共享方式：完全开放共享

b. 对应项目基本信息

项目编号：2008FY130100

项目名称：重大动物疫病病原及相关制品标准物质研究

主管部门：农业部

承担单位：中国兽医药品监察所

负 责 人：于康震

(12)　一种利用基因重组技术获得的粗糙型布氏杆菌及其疫苗的生产方法

a. 资源基本信息

唯一标示：2008FY130100—46—2014082746

学科分类：兽医学（23030）

数据格式：doc 文件

数据时间：2006-10

数据地点：中国兽医药品监察所

关 键 词：布氏杆菌，S2 菌株，重组布氏杆菌 rS2

资源概要：一种布氏杆菌活疫苗的生产菌株，其特征在于采用构建含氯霉素
　　　　　抗性基因的穿梭质粒，破坏布氏杆菌 S2 菌株的 *wboA* 基因，构建
　　　　　了含有氯霉素抗性基因标记的重组布氏杆菌 rS2 株，该重组菌不

仅能够抵抗氯霉素，而且使原始菌株由光滑型转变为粗糙型，用该菌制备的疫苗免疫动物后，其血清可用常规的凝集试验与自然感染相区分。本菌株已于 2006 年 8 月送交中国微生物保藏委员会普通微生物保藏中心，保藏号为 CGMCC No. 1794。

　　一种布氏杆菌活疫苗的生产方法，其特征在于用马丁肉汤培养基作菌液培养，灭菌后按培养基量的按 1% ~ 2% 接入布氏杆菌 rS2 株种子菌液，温度为 37℃，培养 48 ~ 72h，加入兽用生物制品常用的蔗糖明胶稳定剂，充分混匀、分装疫苗瓶中后经冷冻真空干燥，即成为布氏杆菌 rS2 疫苗。

共享方式：完全开放共享

b. 对应项目基本信息

项目编号：2008FY130100

项目名称：重大动物疫病病原及相关制品标准物质研究

主管部门：农业部

承担单位：中国兽医药品监察所

负责人：于康震

(13) 表达 O 型口蹄疫病毒 *VP1* 基因的重组布鲁氏菌及其疫苗的生产方法

a. 资源基本信息

唯一标示：2008FY130100—47—2014082747

学科分类：兽医学（23030）

数据格式：doc 文件

数据时间：2006-10

数据地点：中国兽医药品监察所

关键词：粗糙型布鲁氏菌，rS2-Mya 株，重组疫苗

资源概要：一种表达 O 型口蹄疫 *VP1* 基因的粗糙型布鲁氏菌的生产菌株，其特征在于采用非抗性筛选技术，用密码子优化的 O 型缅甸株（*Mya*）*VP1* 基因替代布鲁氏菌 S2 菌株 *wboA* 基因 1-897bp 之间的序列，构建了能够表达 O 型 *VP1* 基因的重组布鲁氏菌 rS2-Mya 株，该重组菌不仅能够良好地表达 O 型 *VP1* 基因，而且使原始菌株由光滑型转变为粗糙型，用该菌制备的疫苗免疫动物后，其血清可用常规的凝集试验与自然感染相区分，本菌株已于 2010 年 9 月送交中国微生物保藏委员会普通微生物保藏中心，保藏号为 CGMCC No. 4191。

　　一种布鲁氏菌活疫苗的生产方法，其特征在于用胰大豆肉汤

作为重组菌的培养基，灭菌后按培养基量的按 1% ~ 2% 接入布鲁氏菌 rS2 - Mya 株种子菌液，温度为 37℃，按常规方法发酵培养 28 ~ 38h，加入兽用生物制品常用的蔗糖明胶稳定剂，充分混匀、分装疫苗瓶中后经冷冻真空干燥，即成为布鲁氏菌病—口蹄疫 O 型 rS2 - Mya 疫苗。

共享方式：完全开放共享

b. 对应项目基本信息

项目编号：2008FY130100

项目名称：重大动物疫病病原及相关制品标准物质研究

主管部门：农业部

承担单位：中国兽医药品监察所

负 责 人：于康震

(14) 表达 Asia I 型口蹄疫病毒 *VP1* 基因的重组布鲁氏菌及其疫苗的生产方法

a. 资源基本信息

唯一标示：2008FY130100—48—2014082748

学科分类：兽医学（23030）

数据格式：doc 文件

数据时间：2006 – 10

数据地点：中国兽医药品监察所

关 键 词：粗糙型布鲁氏菌，rS2 - JS 株，重组疫苗

资源概要：一种表达 Asia I 型口蹄疫 *VP1* 基因的粗糙型布鲁氏菌的生产菌株，其特征在于采用非抗性筛选技术，用密码子优化的 Asia I 型江苏株（JS）*VP1* 基因替代布鲁氏菌 S2 菌株 *wboA* 基因 1 ~ 897bp 的序列，构建了能够表达 Asia I 型 *VP1* 基因的重组布鲁氏菌 rS2 - JS 株，该重组菌不仅能够良好地表达 Asia I 型 *VP1* 基因，而且使原始菌株由光滑型转变为粗糙型，用该菌制备的疫苗免疫动物后，其血清可用常规的凝集试验与自然感染相区分，该菌株已于 2010 年 9 月送交中国微生物保藏委员会普通微生物保藏中心，保藏号为 CGMCC No. 4192。

　　一种布鲁氏菌活疫苗的生产方法，其特征在于用胰大豆肉汤作为重组菌的培养基，灭菌后按培养基量的按 1% ~ 2% 接入布鲁氏菌 rS2 - JS 株种子菌液，温度为 37℃，按常规方法发酵培养 28 ~ 38h，加入兽用生物制品常用的蔗糖明胶稳定剂，充分混匀、

分装疫苗瓶中后经冷冻真空干燥，即成为布鲁氏菌病—口蹄疫 Asia I 型 rS2 - JS 疫苗。

共享方式：完全开放共享

b. 对应项目基本信息

项目编号：2008FY130100

项目名称：重大动物疫病病原及相关制品标准物质研究

主管部门：农业部

承担单位：中国兽医药品监察所

负 责 人：于康震

（15） 一种布鲁氏菌活疫苗及其生产方法

a. 资源基本信息

唯一标示：2008FY130100—49—2014082749

学科分类：兽医学 （23030）

数据格式：doc 文件

数据时间：2011-09

数据地点：中国兽医药品监察所

关 键 词：粗糙型布鲁氏菌，rS2 - ΔWboA 株，重组疫苗

资源概要：一种表达 O 型口蹄疫 *VP1* 基因的粗糙型布鲁氏菌的生产菌株，其特征在于采用非抗性无痕缺失技术，缺失了布鲁氏菌 S2 菌株 *wboA* 基因 1 ~ 897bp 的序列，构建了能够不干扰布病临床诊断的粗糙型布鲁氏菌，用该菌制备的疫苗免疫动物后，其血清可用常规的凝集试验与自然感染相区分，本菌株已于 2011 年 9 月送交中国微生物保藏委员会普通微生物保藏中心，保藏号为 CGMCC No. 5212。

　　一种布鲁氏菌活疫苗的生产方法，其特征在于用胰大豆肉汤作为重组菌的培养基，灭菌后按培养基量的按 1% ~ 2% 接入布鲁氏菌 rS2 - ΔWboA 株种子菌液，温度为 37℃，按常规方法发酵培养 28 ~ 38h，加入兽用生物制品常用的蔗糖明胶稳定剂，充分混匀、分装疫苗瓶中后经冷冻真空干燥，即成为基因缺失粗糙型布鲁氏菌病疫苗 （rS2 - ΔWboA 株）。

共享方式：完全开放共享

b. 对应项目基本信息

项目编号：2008FY130100

项目名称：重大动物疫病病原及相关制品标准物质研究

主管部门：农业部

承担单位：中国兽医药品监察所

负 责 人：于康震

(16) 基于基因测序技术的口蹄疫毒株认定方法

a. 资源基本信息

唯一标示：2008FY130100—56—2014082856

学科分类：兽医学（23030）

数据格式：doc 文件

数据时间：2012-08

数据地点：国家口蹄疫参考实验室（兰州）

关 键 词：口蹄疫病毒，测序，毒株认定

资源概要：该方法利用口蹄疫病毒 *VP1* 基因测序技术，认定田间流行毒株，
划分不同的毒株进化群、进化分支，根据现有毒株的生物学特
性，推测田间流行毒株。同时，利用建立的毒株认定方法进行毒
株来源分析，可以作为溯源技术的实验室基础。

共享方式：完全开放共享

b. 对应项目基本信息

项目编号：2008FY130100

项目名称：重大动物疫病病原及相关制品标准物质研究

主管部门：农业部

承担单位：中国兽医药品监察所

负 责 人：于康震

(17) 用乳鼠组织毒代替牛舌皮毒，作为牛口蹄疫疫苗检验用毒

a. 资源基本信息

唯一标示：2008FY130100—57—2014082857

学科分类：兽医学（23030）

数据格式：doc 文件

数据时间：2010-01

数据地点：国家口蹄疫参考实验室（兰州）

关 键 词：口蹄疫病毒，测序，毒株认定

资源概要：我国牛口蹄疫灭活疫苗效力检验一般使用牛舌皮毒作为检验用
强毒，猪口蹄疫灭活疫苗效力检验一般使用乳鼠组织毒作为检
验用强毒。较之 2 种不同类型培养物的强毒，乳鼠组织毒更加
稳定，也更加容易获得。推荐使用乳鼠组织毒作为牛口蹄疫疫

苗检验用毒，以达到种子批更加稳定、易于制备、节约成本的目的。

共享方式：完全开放共享

b. 对应项目基本信息

项目编号：2008FY130100

项目名称：重大动物疫病病原及相关制品标准物质研究

主管部门：农业部

承担单位：中国兽医药品监察所

负 责 人：于康震

(18) 口蹄疫疫苗有效抗原含量 ELISA 测定方法

a. 资源基本信息

唯一标示：2008FY130100—58—2014082858

学科分类：兽医学（23030）

数据格式：doc 文件

数据时间：2012-09

数据地点：国家口蹄疫参考实验室（兰州）

关 键 词：口蹄疫疫苗，146S，有效抗原含量

资源概要：基于有效抗原与免疫抗体的关系，建立了口蹄疫疫苗有效抗原含量测定的 ELISA 方法。目前，该方法已经初步建立成功，可检测口蹄疫 O 型、A 型和 Asial 型抗原或疫苗有效抗原含量。

共享方式：完全开放共享

b. 对应项目基本信息

项目编号：2008FY130100

项目名称：重大动物疫病病原及相关制品标准物质研究

主管部门：农业部

承担单位：中国兽医药品监察所

负 责 人：于康震

(19) A 型流感病毒通用荧光 RT-PCR 检测方法

a. 资源基本信息

唯一标示：2008FY130100—60—2014082860

学科分类：兽医学（23030）

数据格式：doc 文件

数据时间：2013-12

数据地点：北京出入境检验检疫局

关 键 词：A 型流感病毒，荧光 RT-PCR，快速检测

资源概要：该方法为采用实时荧光 RT-PCR 检测动物 A 型流感病毒的方法，
适合于动物样本中 A 型流感病毒的快速检测和筛查。

共享方式：完全开放共享

b. 对应项目基本信息

项目编号：2008FY130100

项目名称：重大动物疫病病原及相关制品标准物质研究

主管部门：农业部

承担单位：中国兽医药品监察所

负 责 人：于康震

（20）新城疫中强毒株荧光 RT-PCR 检测方法

a. 资源基本信息

唯一标示：2008FY130100—61—2014082861

学科分类：兽医学（23030）

数据格式：doc 文件

数据时间：2013-12

数据地点：北京出入境检验检疫局

关 键 词：新城疫中强毒株，荧光 RT-PCR，快速检测

资源概要：该方法为采用实时荧光 RT-PCR 检测新城疫病毒中强毒株的方
法，适合于动物样本中新城疫病毒中强毒株的快速检测和筛查。

共享方式：完全开放共享

b. 对应项目基本信息

项目编号：2008FY130100

项目名称：重大动物疫病病原及相关制品标准物质研究

主管部门：农业部

承担单位：中国兽医药品监察所

负 责 人：于康震

（21）口蹄疫病毒亚洲 1 型荧光 RT-PCR 检测方法

a. 资源基本信息

唯一标示：2008FY130100—62—2014082862

学科分类：兽医学（23030）

数据格式：doc 文件

数据时间：2013-12

数据地点：北京出入境检验检疫局

关　键　词：新城疫中强毒株，荧光 RT‑PCR，快速检测

资源概要：该方法为采用实时荧光 RT‑PCR 检测新城疫病毒中强毒株的方法，适合于动物样本中新城疫病毒中强毒株的快速检测和筛查。

共享方式：完全开放共享

b. 对应项目基本信息

项目编号：2008FY130100

项目名称：重大动物疫病病原及相关制品标准物质研究

主管部门：农业部

承担单位：中国兽医药品监察所

负　责　人：于康震

（22）猪伪狂犬病病毒 gB 荧光 RT‑PCR 检测方法

a. 资源基本信息

唯一标示：2008FY130100—63—2014082863

学科分类：兽医学（23030）

数据格式：doc 文件

数据时间：2013–12

数据地点：北京出入境检验检疫局

关　键　词：伪狂犬病病毒，荧光 PCR，快速检测

资源概要：该方法为采用实时荧光 PCR 检测猪伪狂犬病病毒的方法，适合于动物样本中伪狂犬病病毒的快速检测和筛查。

共享方式：完全开放共享

b. 对应项目基本信息

项目编号：2008FY130100

项目名称：重大动物疫病病原及相关制品标准物质研究

主管部门：农业部

承担单位：中国兽医药品监察所

负　责　人：于康震

（23）猪源链球菌荧光 PCR 检测方法

a. 资源基本信息

唯一标示：2008FY130100—64—2014082864

学科分类：兽医学（23030）

数据格式：doc 文件

数据时间：2013–12

数据地点：北京出入境检验检疫局

关 键 词：猪源链球菌，荧光 PCR，快速检测

资源概要：该方法为采用实时荧光 PCR 检测猪源链球菌的方法，适合于动物样本中猪源链球菌的快速检测和筛查。

共享方式：完全开放共享

b. 对应项目基本信息

项目编号：2008FY130100

项目名称：重大动物疫病病原及相关制品标准物质研究

主管部门：农业部

承担单位：中国兽医药品监察所

负 责 人：于康震

(24) 猪繁殖与呼吸综合征病毒美洲型荧光 RT–PCR 检测方法

a. 资源基本信息

唯一标示：2008FY130100—65—2014082865

学科分类：兽医学（23030）

数据格式：doc 文件

数据时间：2013–12

数据地点：北京出入境检验检疫局

关 键 词：猪繁殖与呼吸综合征病毒，美洲型，荧光 RT–PCR

资源概要：该方法为采用实时荧光 RT–PCR 检测猪繁殖与呼吸综合征病毒美洲型的方法，适合于动物样本中猪繁殖与呼吸综合征病毒美洲型的快速检测和筛查。

共享方式：完全开放共享

b. 对应项目基本信息

项目编号：2008FY130100

项目名称：重大动物疫病病原及相关制品标准物质研究

主管部门：农业部

承担单位：中国兽医药品监察所

负 责 人：于康震

(25) 牛疱疹病毒 I 型荧光 PCR 检测方法

a. 资源基本信息

唯一标示：2008FY130100—66—2014082866

学科分类：兽医学（23030）

数据格式：doc 文件

数据时间：2013–12

数据地点：北京出入境检验检疫局

关 键 词：牛疱疹病毒Ⅰ型，荧光 PCR，快速检测

资源概要：该方法为采用实时荧光 PCR 检测牛疱疹病毒Ⅰ型的方法，适合于动物样本中牛疱疹病毒Ⅰ型的快速检测和筛查。

共享方式：完全开放共享

b. 对应项目基本信息

项目编号：2008FY130100

项目名称：重大动物疫病病原及相关制品标准物质研究

主管部门：农业部

承担单位：中国兽医药品监察所

负 责 人：于康震

（26） H1 亚型流感病毒荧光 RT-PCR 检测方法

a. 资源基本信息

唯一标示：2008FY130100—67—2014082867

学科分类：兽医学（23030）

数据格式：doc 文件

数据时间：2013-12

数据地点：北京出入境检验检疫局

关 键 词：H1 亚型，流感病毒，荧光 RT-PCR

资源概要：该方法为采用实时荧光 RT-PCR 检测 H1 亚型流感病毒的方法，适合于动物样本中 H1 亚型流感病毒的快速检测和筛查。

共享方式：完全开放共享

b. 对应项目基本信息

项目编号：2008FY130100

项目名称：重大动物疫病病原及相关制品标准物质研究

主管部门：农业部

承担单位：中国兽医药品监察所

负 责 人：于康震

（27） H3 亚型流感病毒荧光 RT-PCR 检测方法

a. 资源基本信息

唯一标示：2008FY130100—68—2014082868

学科分类：兽医学（23030）

数据格式：doc 文件

数据时间：2013-12

数据地点：北京出入境检验检疫局

关　键　词：H3 亚型，流感病毒，荧光 RT-PCR

资源概要：该方法为采用实时荧光 RT-PCR 检测 H3 亚型流感病毒的方法，
适合于动物样本中 H3 亚型流感病毒的快速检测和筛查。

共享方式：完全开放共享

b. 对应项目基本信息

项目编号：2008FY130100

项目名称：重大动物疫病病原及相关制品标准物质研究

主管部门：农业部

承担单位：中国兽医药品监察所

负　责　人：于康震

(28)　H1 亚型及 H3 亚型流感病毒双重荧光 RT–PCR 检测方法

a. 资源基本信息

唯一标示：2008FY130100—69—2014082869

学科分类：兽医学（23030）

数据格式：doc 文件

数据时间：2013–12

数据地点：北京出入境检验检疫局

关　键　词：H1 亚型，H3 亚型，流感病毒，荧光 RT-PCR

资源概要：该方法为采用实时荧光 RT-PCR 同时检测 H1 亚型及 H3 亚型流
感病毒的方法，适合于动物样本中 H1 亚型及 H3 亚型流感病毒
的快速检测和筛查。

共享方式：完全开放共享

b. 对应项目基本信息

项目编号：2008FY130100

项目名称：重大动物疫病病原及相关制品标准物质研究

主管部门：农业部

承担单位：中国兽医药品监察所

负　责　人：于康震

(29)　甲型 H1N1（2009）变异株荧光 RT–PCR 检测方法

a. 资源基本信息

唯一标示：2008FY130100—70—2014082870

学科分类：兽医学（23030）

数据格式：doc 文件

数据时间：2013-12

数据地点：北京出入境检验检疫局

关 键 词：甲型 H1N1 （2009），变异株，荧光 RT-PCR

资源概要：该方法为采用荧光 RT-PCR 检测甲型 H1N1 （2009） 流感病毒变异株的方法，适合于动物样本中甲型 H1N1 （2009） 流感病毒变异株的快速检测和筛查。

共享方式：完全开放共享

b. 对应项目基本信息

项目编号：2008FY130100

项目名称：重大动物疫病病原及相关制品标准物质研究

主管部门：农业部

承担单位：中国兽医药品监察所

负 责 人：于康震

（30）甲型 H1N1 （2009） 变异株以及猪流感病毒双重荧光 RT-PCR 检测方法

a. 资源基本信息

唯一标示：2008FY130100—71—2014082871

学科分类：兽医学 （23030）

数据格式：doc 文件

数据时间：2013-12

数据地点：北京出入境检验检疫局

关 键 词：甲型 H1N1 （2009） 流感病毒，猪流感病毒，双重荧光 RT-PCR

资源概要：该研究利用 2 对引物和 2 条不同荧光素双标记 LNA 短探针 （FAM，HEX） 分别建立了检测甲型 H1N1 （2009） 流感病毒变异株 （针对 M 基因） 和猪流感病毒 （根据 NP 基因） 的单重荧光 RT-PCR 快速检测方法。进一步经正交试验和方法优化，建立了检测甲型 H1N1 （2009） 流感病毒变异株和猪流感病毒的双重荧光 RT-PCR 检测方法。建立的双重检测方法可以一步确定病原是否为甲型 H1N1 （2009） 流感病毒变异株，以及从分子水平确定该病毒是否为经典的猪流感病毒。对各种亚型的流感病毒及其他动物病毒核酸进行的特异性试验结果显示，针对甲型 H1N1 （2009） 流感病毒变异株 M 基因检测通道 （FAM 通道） 的检测结果表明建立的方法只能检测出甲型 H1N1 （2009） 流感病毒变异株，不能检测出其他流感病毒和其他动物病毒，表明建立的方法特异性良好，针对 *NP* 基因检测通道（HEX 通道）的检测结果显示不仅甲型 H1N1 流感病毒 2009 变异株为阳性，而且对于 3 猪分离自猪的灭活流感病毒 ［A. Swine. 2003（H1N1），A. Swine. 2003. GD（H3）和 A. Swine. 2003. 2（H3）］，检测结果显示 A. Swine. 2003（H1N1）为阳性，A. Swine. 2003. GD（H3）和 A. Swine. 2003. 2（H3）为阴性。对这 3 株病毒的 *NP* 基因进行序列分析和进化分析，结果显示 A. Swine. 2003（H1N1）的 *NP* 基因具有明显猪源特征，与经典猪流感病毒属于同一分支，而 A. Swine. 2003. GD（H3）和 A. Swine. 2003. 2（H3）的 *NP* 基因与人源序列非常接近，属于同一分支，提示这 2 株病毒的 *NP* 基因可能是来自人的流感病毒。对于已知拷贝数的模拟 RNA 进行检测，结果表明应用建立的双重方法检测极限为 100 拷贝。采用优化的方法分别对 105 ～ 107 拷贝数 RNA 模板进行连续 3 次分别进行重复性试验，结果显示各组 Ct 变异系数均<5%，表明方法的可重复性和稳定性良好。通过采用建立的方法对 592 份已知样品进行验证检测，结果显示建立的方法可检出其中所有的甲型 H1N1 流感病毒（2009）核酸样品，此外还从非甲流变异株的 H1 和 H3 亚型流感病毒阳性样品中检出 2 株猪流感 *NP* 基因阳性样品。表明建立的方法可靠实用。

共享方式：完全开放共享

b. 对应项目基本信息

项目编号：2008FY130100

项目名称：重大动物疫病病原及相关制品标准物质研究

主管部门：农业部

承担单位：中国兽医药品监察所

负 责 人：于康震

（31）猪繁殖与呼吸综合征病毒 RT-PCR 检测方法和试剂盒

a. 资源基本信息

唯一标示：2008FY130100—113—20140901113

学科分类：兽医学（23030）

数据格式：doc 文件

数据时间：2010-12

数据地点：北京出入境检验检疫局

关 键 词：猪繁殖与呼吸综合征病毒，RT-PCR，监测资源概要：该发明的目的在于克服现有技术不足，提供一种猪繁殖与呼吸综合征病毒 RT-PCR 检测方法。此方法快速简便、特异性强、敏感性高、可靠性好，可以为猪繁殖与呼吸综合征病毒疫情的监测、防控提供强有力的技术支持。

共享方式：完全开放共享

b. 对应项目基本信息

项目编号：2008FY130100

项目名称：重大动物疫病病原及相关制品标准物质研究

主管部门：农业部

承担单位：中国兽医药品监察所

负 责 人：于康震

（32） 一种检测高致病性猪繁殖与呼吸综合征变异株的试剂盒

a. 资源基本信息

唯一标示：2008FY130100—115—20140901115

学科分类：兽医学（23030）

数据格式：doc 文件

数据时间：2012–12

数据地点：北京出入境检验检疫局

关 键 词：猪繁殖与呼吸综合征病毒，RT-PCR，高致病性

资源概要：该发明基于对 2006～2010 年分离的多个高致病性 PRRSV 变异株基因序列分析，针对分离毒株 Nsp2 基因序列的共同特征，设计了一系列 PCR 引物，并经过优化和试验筛选，获得了一对 PCR 引物。采用该引物组装的 RT-PCR 试剂盒，可以检测出当前发现的全部高致病性 PRRSV 变异株，并且不受经典 PRRSV （是指 Nsp2 基因未发生第 1594～1680 位核苷酸连续缺失的毒株） 和 CH1-R 疫苗毒株的干扰，从而能够特异、敏感地检测出高致病性 PRRSV 变异株。因此，该试剂盒能对高致病性 PRRSV 诊断和监测起到重要作用。

共享方式：完全开放共享

b. 对应项目基本信息

项目编号：2008FY130100

项目名称：重大动物疫病病原及相关制品标准物质研究

主管部门：农业部

承担单位：中国兽医药品监察所

负 责 人：于康震

10.6.4　水产学领域资源

（1）2007～2010 年中国近海药用资源调查研究报告

a. 资源基本信息

唯一标示：2007FY210500—01—2014090901

学科分类：水产资源学（24050）

数据格式：pdf 文件

数据时间：2007-12～2010-12

数据地点：渤海、黄海、东海和南海的海湾、河口区、海岛、浅滩和潮间带

关 键 词：中国近海，药用资源，调查研究

资源概要：对我国渤海、黄海、东海和南海的海湾、河口区、海岛、浅滩和潮间带药用生物与药用矿物资源进行系统调查，重点调查药用生物资源。

　　　　　对我国近海海域，特别是海湾、河口区、海岛、浅滩和潮间带等典型生境，以及珊瑚礁、红树林等特殊环境海域中的各种底栖生物、浮游生物、游泳动物，运用海洋生物、生态调查规范，按照海洋药用生物资源调查技术规程，分季度进行现场调查取样，在室内对野外调查获得的样品进行生物活性筛选、化学分析和药用价值评价，并对药用资源的药学、药理学等科学资料进行补充、完善与确证，结合野外调查获得的原始数据和室内分析数据，对药用生物种类组成、资源量及其分布特征进行系统分析与评价，特别是对具有重要药用价值的药用生物和濒危稀珍物种资源进行重点评价，从而全面、系统地了解和掌握我国近海药用生物资源量及其种群时空分布特征。调查研究期间，由本单位研究人员和聘请的中国科学院海洋研究所、中国科学院南海海洋研究所，海洋局第三海洋研究所的专家，对所采样品进行物种分类鉴定，共鉴定出 5594 个物种（包含少数鉴定到属的未定名种），其中，分析鉴定出 695 种有药用价值的物种。数据包括调查站位情况、采集到的样品信息。

共享方式：完全开放共享

b. 对应项目基本信息

项目编号：2007FY210500

项目名称：中国近海重要药用生物和药用矿物资源调查

主管部门：教育部

承担单位：中国海洋大学

负 责 人：王长云

（2）2007～2010年中国近海药用生物资源统计分析报告

a. 资源基本信息

唯一标示：2007FY210500—02—2014090902

学科分类：水产资源学（24050）

数据格式：pdf文件

数据时间：2007-12～2010-12

数据地点：渤海、黄海、东海和南海的海湾、河口区、海岛、浅滩和潮间带

关 键 词：中国近海，药用生物，统计分析

资源概要：对中国渤海、黄海、东海、南海药用生物资源进行了统计分析。渤海海域调查采集各类海洋药用生物39种，黄海海域调查采集各类海洋药用生物196种，东海海域调查采集各类海洋药用生物381种，南海海域调查采集各类海洋药用生物319种。中国近海优势药用生物包括自然资源储量较充足的物种（约60种）和已实现人工养殖的物种（约82种）。中国近海小种群物种有67种。中国海洋药用生物资源中，有些是中国海区特有物种。目前已知的分布区域只在中国海区，在国外尚未发现的物种有18种。自然海域资源无法直接利用的物种有19种。稀有濒危药用生物物种有207种。中国近海有毒药用生物有76种。数据包括统计生物的种属、中文名称、拉丁名称、习见海区等。

共享方式：完全开放共享

b. 对应项目基本信息

项目编号：2007FY210500

项目名称：中国近海重要药用生物和药用矿物资源调查

主管部门：教育部

承担单位：中国海洋大学

负 责 人：王长云

（3）2007～2010年中国海洋药用生物活性筛选评价报告

a. 资源基本信息

唯一标示：2007FY210500—03—2014090903

学科分类：水产资源学（24050）

数据格式：pdf 文件

数据时间：2007-12 ~ 2010-12

数据地点：渤海、黄海、东海和南海的海湾、河口区、海岛、浅滩和潮间带

关 键 词：海洋，药用生物，活性，筛选评价

资源概要：利用 5 种活性筛选评价模型，包括抗肿瘤活性模型、抗菌活性模型、卤虫致死活性模型、斑马鱼胚胎毒性模型、微藻克生活性模型，对从野外采集的样品提取物及有机相浸膏进行初筛，获得 4270 个样品的活性筛选评价结果，所得的活性数据为下一步更深入的研究提供了参考。采用抗肿瘤活性模型、酶抑制活性模型、抗菌活性模型、卤虫致死活性模型、斑马鱼胚胎毒性模型、微藻克生活性微量评价模型、抗氧化模型、抗污损防附着模型、抗炎活性模型、电压门控钾电流抑制活性模型、抗凝血活性模型、抗病毒活性模型、抗糖尿病与动脉粥样硬化活性模型和免疫抑制活性模型和神经系统模型，对活性初筛中获得的活性样品提取物、各有机相进行活性复筛，并选择活性样品进行活性化合物追踪分离，对化合物进行活性复筛和评价，获得 1681 个样品的生物活性数据，为海洋生物及化合物药用价值的评价提供了基础数据。数据包括初筛的 4270 个样品和复筛的 1681 个样品的活性评价模型，实验动物、植物、细胞、酶、分子及各种活性模型的方法。

共享方式：完全开放共享

b. 对应项目基本信息

项目编号：2007FY210500

项目名称：中国近海重要药用生物和药用矿物资源调查

主管部门：教育部

承担单位：中国海洋大学

负 责 人：王长云

(4) 2007 ~ 2010 年中国海洋生物化学成分及药用价值分析评价报告

a. 资源基本信息

唯一标示：2007FY210500—04—2014090904

学科分类：水产资源学（24050）

数据格式：pdf 文件

数据时间：2007-12 ~ 2010-12

数据地点：中国近海

关 键 词：海洋生物，化学成分，药用价值，分析评价

资源概要：对从野外采集的海洋生物样品经过初筛和复筛，选择了 83 个物种进行化学成分的分离、鉴定和生物活性研究以此寻找具有药用价值的海洋生物。数据包括 83 个物种的物种信息、化学分析的材料和处理方法、化学成分分析的结果和活性研究结果。

共享方式：完全开放共享

b. 对应项目基本信息

项目编号：2007FY210500

项目名称：中国近海重要药用生物和药用矿物资源调查

主管部门：教育部

承担单位：中国海洋大学

负 责 人：王长云

（5） 2007～2010 年中国海洋药用生物民间调访报告

a. 资源基本信息

唯一标示：2007FY210500—05—2014090905

学科分类：水产资源学（24050）

数据格式：pdf 文件

数据时间：2007-12～2010-12

数据地点：黄渤海沿岸、东海沿岸和南海沿岸

关 键 词：海洋，药用生物，民间调访

资源概要：以黄渤海沿岸、东海沿岸和南海沿岸三条调访路线为基础，沿辽宁、河北、山东、江苏、浙江、福建、广东、海南和广西沿海，途经 30 多个县、市和地区，访问了当地药店、乡镇卫生院、渔村、码头、医院、渔业局、水产研究单位、保护区及相关研究单位等 130 余处，与百位以上的医生、相关专业人员、渔民进行了座谈，收集到 143 种海洋药用生物和 580 条药物方剂等药用信息，并对沿海已有人工养殖的海洋药用生物的养殖规模和产量做了调研。民间调访对我国民间利用海洋生物为药物、民间海洋药物药方及其疗效等情况有了较全面的了解，可为药用生物及药物的研究开发提供参考，也为编撰《中华海洋本草》提供了信息。数据包含了 143 种海洋药用生物的物种信息、药用价值和注意事项等信息及 580 条药物方剂。

共享方式：完全开放共享

b. 对应项目基本信息

项目编号：2007FY210500

项目名称：中国近海重要药用生物和药用矿物资源调查

主管部门：教育部

承担单位：中国海洋大学

负 责 人：王长云

（6）2007～2010 年中国近海药用生物资源状况分析报告

a. 资源基本信息

唯一标示：2007FY210500—06—2014090906

学科分类：水产资源学（24050）

数据格式：pdf 文件

数据时间：2007-12～2010-12

数据地点：中国渤海、黄海、东海和南海海域

关 键 词：中国近海，药用生物，状况分析

资源概要：该课题对中国近海药用生物资源及其栖息环境进行了调研分析，
对中国近海药用生物资源物种多样性进行了分析评价，并对中国
独特海洋环境中的生物资源及其药用研究状况进行了评价，特别
对中国近海药用生物资源衰退与濒危珍稀物种保护状况进行了评
估，提出了近海药用生物资源合理开发利用和保护、管理的策略
与建议。数据包括中国近海药用生物资源及栖息环境、中国近海
药用生物资源状况、中国独特海洋环境中的生物资源及其药用研
究状况（珊瑚礁，红树林，药源微生物）、中国近海药用生物资
源衰退与濒危珍稀物种保护状况等。

共享方式：完全开放共享

b. 对应项目基本信息

项目编号：2007FY210500

项目名称：中国近海重要药用生物和药用矿物资源调查

主管部门：教育部

承担单位：中国海洋大学

负 责 人：王长云

（7）2007～2010 年中国海洋药用生物与药用矿物名录报告

a. 资源基本信息

唯一标示：2007FY210500—07—2014090907

学科分类：水产资源学（24050）

数据格式：pdf 文件

数据时间：2007-12~2010-12

数据地点：渤海、黄海、东海和南海的海湾、河口区、海岛、浅滩和潮间带

关 键 词：海洋，药用生物，药用矿物，名录

资源概要：该课题对野外调查获得的海洋生物样品进行生物活性筛选、评价和药用价值分析研究，结合历史文献资料，遴选、验证并确定药用物种，编制海洋药用生物名录，物种数达 1479 种，另有药用矿物 12 种，并成为《中华海洋本草》编写物种名录。数据包括海洋药用生物名录、海洋药用矿物名录。包含了物种中文名、拉丁名、主治功效或药理活性和分布海区等信息。

共享方式：完全开放共享

b. 对应项目基本信息

项目编号：2007FY210500

项目名称：中国近海重要药用生物和药用矿物资源调查

主管部门：教育部

承担单位：中国海洋大学

负 责 人：王长云

10.6.5　临床医学领域资源

(1) 运动与健康——中国优秀运动员生物化学及分子生物学基础参数体系

a. 资源基本信息

唯一标示：2006FY230300—09—2016112209

学科分类：临床诊断学（32011）

数据格式：doc 文件

数据时间：2007-01~2009-12

数据地点：数据来源于中国人民解放军总医院检测的 2007~2009 全国各地运动员血液指标

关 键 词：运动，健康，实验室指标，生物化学，分子生物学，基础参数

资源概要：该参数体系包含了 2007~2009 年中国 1046 名各类运动员生物化学和分子生物学基础参数，主要包括运动对机体健康的影响、健康相关的实验室检验指标意义、运动对人体实验室检验指标的影响及基因组学的影响。

共享方式：完全开放共享

b. 对应项目基本信息

项目编号：2006FY230300

项目名称：中国运动员生化代谢与分子生物学参数调查及参考范围的建立

主管部门：国家体育总局

承担单位：中国人民解放军总医院

负 责 人：田亚平

（2） 网织红细胞计数参考方法性能验证报告

a. 资源基本信息

唯一标示：2013FY113800—76—2017091176

学科分类：临床诊断学（32011）

数据格式：pdf 文件

数据时间：2015-12

数据地点：卫生部临床检验中心

关 键 词：网织红细胞计数，参考方法，性能验证

资源概要：该数据内容包括流式细胞分析仪和噻唑橙染色法检测。

共享方式：完全开放共享

b. 对应项目基本信息

项目编号：2013FY113800

项目名称：临床检验重要和常用项目标准物质研制

主管部门：国家卫生和计划生育委员会

承担单位：北京医院

负 责 人：彭明婷

（3） 中性粒细胞计数参考方法性能验证报告

a. 资源基本信息

唯一标示：2013FY113800—77—2017091177

学科分类：临床诊断学（32011）

数据格式：pdf 文件

数据时间：2016-03

数据地点：卫生部临床检验中心

关 键 词：中性粒细胞计数，参考方法，性能验证

资源概要：该数据内容包括流式细胞分析仪和荧光免疫标记法检测。

共享方式：完全开放共享

b. 对应项目基本信息

项目编号：2013FY113800

项目名称：临床检验重要和常用项目标准物质研制

主管部门：国家卫生和计划生育委员会

承担单位：北京医院

负 责 人：彭明婷

（4）淋巴细胞计数参考方法性能验证报告

a. 资源基本信息

唯一标示：2013FY113800—78—2017091178

学科分类：临床诊断学（32011）

数据格式：pdf 文件

数据时间：2016-03

数据地点：卫生部临床检验中心

关 键 词：淋巴细胞计数，参考方法，性能验证

资源概要：该数据内容包括流式细胞分析仪和荧光免疫标记法检测。

共享方式：完全开放共享

b. 对应项目基本信息

项目编号：2013FY113800

项目名称：临床检验重要和常用项目标准物质研制

主管部门：国家卫生和计划生育委员会

承担单位：北京医院

负 责 人：彭明婷

（5）单核细胞计数参考方法性能验证报告

a. 资源基本信息

唯一标示：2013FY113800—79—2017091179

学科分类：临床诊断学（32011）

数据格式：pdf 文件

数据时间：2016-03

数据地点：卫生部临床检验中心

关 键 词：单核细胞计数，参考方法，性能验证

资源概要：该数据内容包括流式细胞分析仪和荧光免疫标记法检测。

共享方式：完全开放共享

b. 对应项目基本信息

项目编号：2013FY113800

项目名称：临床检验重要和常用项目标准物质研制

主管部门：国家卫生和计划生育委员会

承担单位：北京医院

负 责 人：彭明婷

（6）嗜酸性粒细胞计数参考方法性能验证报告

a. 资源基本信息

唯一标示：2013FY113800—80—2017091180

学科分类：临床诊断学（32011）

数据格式：pdf 文件

数据时间：2016-03

数据地点：卫生部临床检验中心

关 键 词：嗜酸性粒细胞计数，参考方法，性能验证

资源概要：该数据内容包括流式细胞分析仪和荧光免疫标记法检测。

共享方式：完全开放共享

b. 对应项目基本信息

项目编号：2013FY113800

项目名称：临床检验重要和常用项目标准物质研制

主管部门：国家卫生和计划生育委员会

承担单位：北京医院

负 责 人：彭明婷

（7）嗜碱性粒细胞计数参考方法性能验证报告

a. 资源基本信息

唯一标示：2013FY113800—81—2017091181

学科分类：临床诊断学（32011）

数据格式：pdf 文件

数据时间：2016-03

数据地点：卫生部临床检验中心

关 键 词：嗜碱性粒细胞计数，参考方法，性能验证

资源概要：该数据内容包括流式细胞分析仪和荧光免疫标记法检测。

共享方式：完全开放共享

b. 对应项目基本信息

项目编号：2013FY113800

项目名称：临床检验重要和常用项目标准物质研制

主管部门：国家卫生和计划生育委员会

承担单位：北京医院

负 责 人：彭明婷

（8）碱性磷酸酶测定参考方法性能验证报告

a. 资源基本信息

唯一标示：2013FY113800—82—2017091182

学科分类：临床诊断学（32011）

数据格式：pdf 文件

数据时间：2013-12

数据地点：卫生部临床检验中心

关 键 词：参考方法，碱性磷酸酶，性能验证

资源概要：国际临床化学与检验医学联合会（IFCC）颁布的 37℃ 参考方法，
采用可见-紫外分光光度计进行测定。

共享方式：完全开放共享

b. 对应项目基本信息

项目编号：2013FY113800

项目名称：临床检验重要和常用项目标准物质研制

主管部门：国家卫生和计划生育委员会

承担单位：北京医院

负 责 人：彭明婷

（9）睾酮测定参考方法性能验证报告

a. 资源基本信息

唯一标示：2013FY113800—83—2017091183

学科分类：临床诊断学（32011）

数据格式：pdf 文件

数据时间：2016-12

数据地点：卫生部临床检验中心

关 键 词：甲状腺素 T3 测定，参考方法，性能验证

资源概要：该数据内容包括液相色谱串联质谱法和同位素稀释液相色谱串联
仪测定。

共享方式：完全开放共享

b. 对应项目基本信息

项目编号：2013FY113800

项目名称：临床检验重要和常用项目标准物质研制

主管部门：国家卫生和计划生育委员会

承担单位：北京医院

负 责 人：彭明婷

(10) 甲状腺素 T4 测定参考方法性能验证报告

a. 资源基本信息

唯一标示：2013FY113800—84—2017091184

学科分类：临床诊断学（32011）

数据格式：pdf 文件

数据时间：2016-06

数据地点：卫生部临床检验中心

关 键 词：参考方法，甲状腺素，性能验证

资源概要：该数据内容包括液相色谱串联质谱法和同位素稀释液相色谱串联仪测定。

共享方式：完全开放共享

b. 对应项目基本信息

项目编号：2013FY113800

项目名称：临床检验重要和常用项目标准物质研制

主管部门：国家卫生和计划生育委员会

承担单位：北京医院

负 责 人：彭明婷

(11) 钾离子测定参考方法性能验证报告

a. 资源基本信息

唯一标示：2013FY113800—85—2017091185

学科分类：临床诊断学（32011）

数据格式：pdf 文件

数据时间：2016-06

数据地点：卫生部临床检验中心

关 键 词：参考方法，血清钾，性能验证

资源概要：该数据内容包括 ICP-MS 法检测和虚拟同位素技术，采用电感耦合等离子体仪测定。

共享方式：完全开放共享

b. 对应项目基本信息

项目编号：2013FY113800

项目名称：临床检验重要和常用项目标准物质研制

主管部门：国家卫生和计划生育委员会

承担单位：北京医院

负 责 人：彭明婷

(12) 钙离子测定参考方法性能验证报告

a. 资源基本信息

唯一标示：2013FY113800—86—2017091186

学科分类：临床诊断学（32011）

数据格式：pdf 文件

数据时间：2016-06

数据地点：卫生部临床检验中心

关 键 词：参考方法，血清钙，性能验证

资源概要：该数据内容包括 ICP-MS 法检测和虚拟同位素技术，采用电感耦
合等离子体仪测定。

共享方式：完全开放共享

b. 对应项目基本信息

项目编号：2013FY113800

项目名称：临床检验重要和常用项目标准物质研制

主管部门：国家卫生和计划生育委员会

承担单位：北京医院

负 责 人：彭明婷

(13) 血红蛋白测定参考实验室间国际比对报告

a. 资源基本信息

唯一标示：2013FY113800—87—2017091187

学科分类：临床诊断学（32011）

数据格式：pdf 文件

数据时间：2015-07

数据地点：卫生部临床检验中心

关 键 词：血红蛋白，参考方法，结果比对

资源概要：分光光度计和氰化高铁血红蛋白测定法检测；与日本、美国、德
国的血细胞分析参考实验室进行结果比对。

共享方式：完全开放共享

b. 对应项目基本信息

项目编号：2013FY113800

项目名称：临床检验重要和常用项目标准物质研制

主管部门：国家卫生和计划生育委员会

承担单位：北京医院

负 责 人：彭明婷

(14) 红细胞比容测定参考实验室间国际比对报告

a. 资源基本信息

唯一标示：2013FY113800—88—2017091188

学科分类：临床诊断学（32011）

数据格式：pdf 文件

数据时间：2015-07

数据地点：卫生部临床检验中心

关 键 词：红细胞比容，参考方法，结果比对

资源概要：该数据内容包括微量水平离心机、微量毛细管离心法，以及与日本、美国、德国的血细胞分析参考实验室进行结果比对。

共享方式：完全开放共享

b. 对应项目基本信息

项目编号：2013FY113800

项目名称：临床检验重要和常用项目标准物质研制

主管部门：国家卫生和计划生育委员会

承担单位：北京医院

负 责 人：彭明婷

(15) 血清 25-OH 维生素 D3 参考测量国际比对报告

a. 资源基本信息

唯一标示：2013FY113800—89—2017091189

学科分类：临床诊断学（32011）

数据格式：pdf 文件

数据时间：2016-06

数据地点：卫生部临床检验中心

关 键 词：维生素 D3，参考方法，结果比对

资源概要：该数据内容包括同位素稀释液相色谱串联质谱法测定，以及参加国际临床化学与检验医学联合会（IFCC）组织的参考测量比对（RELA）。

共享方式：完全开放共享

b. 对应项目基本信息

项目编号：2013FY113800

项目名称：临床检验重要和常用项目标准物质研制

主管部门：国家卫生和计划生育委员会

承担单位：北京医院

负 责 人：彭明婷

（16） 血清碱性磷酸酶参考测量国际比对报告

a. 资源基本信息

唯一标示：2013FY113800—90—2017091190

学科分类：临床诊断学（32011）

数据格式：pdf 文件

数据时间：2015-06

数据地点：卫生部临床检验中心

关 键 词：碱性磷酸酶，参考方法，结果比对

资源概要：该数据内容包括分光光度法检测，以及参加国际临床化学与检验
医学联合会（IFCC）组织的参考测量比对（RELA）。

共享方式：完全开放共享

b. 对应项目基本信息

项目编号：2013FY113800

项目名称：临床检验重要和常用项目标准物质研制

主管部门：国家卫生和计划生育委员会

承担单位：北京医院

负 责 人：彭明婷

（17） 血清 AST 参考测量国际比对报告

a. 资源基本信息

唯一标示：2013FY113800—91—2017091191

学科分类：临床诊断学（32011）

数据格式：pdf 文件

数据时间：2015-06

数据地点：卫生部临床检验中心

关 键 词：天门冬氨酸氨基转移酶，参考方法，结果比对

资源概要：该数据内容包括分光光度法检测，以及参加国际临床化学与检验
医学联合会（IFCC）组织的参考测量比对（RELA）。

共享方式：完全开放共享

b. 对应项目基本信息

项目编号：2013FY113800

项目名称：临床检验重要和常用项目标准物质研制

主管部门：国家卫生和计划生育委员会

承担单位：北京医院

负 责 人：彭明婷

(18)　血清 CK 参考测量国际比对报告

a. 资源基本信息

唯一标示：2013FY113800—92—2017091192

学科分类：临床诊断学（32011）

数据格式：pdf 文件

数据时间：2015–06

数据地点：卫生部临床检验中心

关 键 词：肌酸肌酸，参考方法，结果比对

资源概要：该数据内容包括分光光度法检测，以及参加国际临床化学与检验
医学联合会（IFCC）组织的参考测量比对（RELA）。

共享方式：完全开放共享

b. 对应项目基本信息

项目编号：2013FY113800

项目名称：临床检验重要和常用项目标准物质研制

主管部门：国家卫生和计划生育委员会

承担单位：北京医院

负 责 人：彭明婷

(19)　血清肌酐参考测量国际比对报告

a. 资源基本信息

唯一标示：2013FY113800—93—2017091193

学科分类：临床诊断学（32011）

数据格式：pdf 文件

数据时间：2016–06

数据地点：卫生部临床检验中心

关 键 词：肌酐，参考方法，结果比对

资源概要：该数据内容包括液相色谱串联质谱法检测，以及参加国际临床化
学与检验医学联合会（IFCC）组织的参考测量比对（RELA）。

共享方式：完全开放共享

b. 对应项目基本信息

项目编号：2013FY113800

项目名称：临床检验重要和常用项目标准物质研制

主管部门：国家卫生和计划生育委员会

承担单位：北京医院

负 责 人：彭明婷

（20） 血清葡萄糖参考测量国际比对报告

a. 资源基本信息

唯一标示：2013FY113800—94—2017091194

学科分类：临床诊断学（32011）

数据格式：pdf 文件

数据时间：2015-06

数据地点：卫生部临床检验中心

关 键 词：葡萄糖，参考方法，结果比对

资源概要：该数据内容包括液相色谱串联质谱法检测，以及参加国际临床化
学与检验医学联合会（IFCC）组织的参考测量比对（RELA）。

共享方式：完全开放共享

b. 对应项目基本信息

项目编号：2013FY113800

项目名称：临床检验重要和常用项目标准物质研制

主管部门：国家卫生和计划生育委员会

承担单位：北京医院

负 责 人：彭明婷

（21） 血清钾离子参考测量国际比对报告

a. 资源基本信息

唯一标示：2013FY113800—95—2017091195

学科分类：临床诊断学（32011）

数据格式：pdf 文件

数据时间：2017-04

数据地点：卫生部临床检验中心

关 键 词：钾，参考方法，结果比对

资源概要：该数据内容包括电感耦合等离子体质谱法检测，以及参加国际
临床化学与检验医学联合会（IFCC）组织的参考测量比对
（RELA）。

共享方式：完全开放共享

b. 对应项目基本信息

项目编号：2013FY113800

项目名称：临床检验重要和常用项目标准物质研制

主管部门：国家卫生和计划生育委员会

承担单位：北京医院

负 责 人：彭明婷

（22） 血清孕酮参考测量国际比对报告

a. 资源基本信息

唯一标示：2013FY113800—96—2017091196

学科分类：临床诊断学（32011）

数据格式：pdf 文件

数据时间：2015-06

数据地点：卫生部临床检验中心

关 键 词：孕酮，参考方法，结果比对

资源概要：该数据内容包括气相色谱串联质谱法检测，以及参加国际临床化
学与检验医学联合会（IFCC）组织的参考测量比对（RELA）。

共享方式：完全开放共享

b. 对应项目基本信息

项目编号：2013FY113800

项目名称：临床检验重要和常用项目标准物质研制

主管部门：国家卫生和计划生育委员会

承担单位：北京医院

负 责 人：彭明婷

（23） 血清钠离子参考测量国际比对报告

a. 资源基本信息

唯一标示：2013FY113800—97—2017091197

学科分类：临床诊断学（32011）

数据格式：pdf 文件

数据时间：2015-04

数据地点：卫生部临床检验中心

关 键 词：钠，参考方法，结果比对

资源概要：该数据内容包括电感耦合等离子体质谱法检测，以及参加国际临床
化学与检验医学联合会（IFCC）组织的参考测量比对（RELA）。

共享方式：完全开放共享

b. 对应项目基本信息

项目编号：2013FY113800

项目名称：临床检验重要和常用项目标准物质研制

主管部门：国家卫生和计划生育委员会

承担单位：北京医院

负 责 人：彭明婷

(24) 血清睾酮参考测量国际比对报告

a. 资源基本信息

唯一标示：2013FY113800—98—2017091198

学科分类：临床诊断学（32011）

数据格式：pdf 文件

数据时间：2016-06

数据地点：卫生部临床检验中心

关 键 词：睾酮，参考方法，结果比对

资源概要：该数据内容包括气相色谱串联质谱法检测，以及参加国际临床化
学与检验医学联合会（IFCC）组织的参考测量比对（RELA）。

共享方式：完全开放共享

b. 对应项目基本信息

项目编号：2013FY113800

项目名称：临床检验重要和常用项目标准物质研制

主管部门：国家卫生和计划生育委员会

承担单位：北京医院

负 责 人：彭明婷

(25) 血清甲状腺素参考测量国际比对报告

a. 资源基本信息

唯一标示：2013FY113800—99—2017091199

学科分类：临床诊断学（32011）

数据格式：pdf 文件

数据时间：2015-06

数据地点：卫生部临床检验中心

关 键 词：甲状腺素，参考方法，结果比对

资源概要：该数据内容包括液相色谱串联质谱法检测，以及参加国际临床化
学与检验医学联合会（IFCC）组织的参考测量比对（RELA）。

共享方式：完全开放共享

b. 对应项目基本信息

项目编号：2013FY113800

项目名称：临床检验重要和常用项目标准物质研制

主管部门：国家卫生和计划生育委员会

承担单位：北京医院

负 责 人：彭明婷

（26） 血清总胆固醇参考测量国际比对报告

a. 资源基本信息

唯一标示：2013FY113800—100—20170911100

学科分类：临床诊断学（32011）

数据格式：pdf 文件

数据时间：2016-06

数据地点：卫生部临床检验中心

关 键 词：总胆固醇，参考方法，结果比对

资源概要：该数据内容包括液相色谱串联质谱法检测，以及参加国际临床化
学与检验医学联合会（IFCC）组织的参考测量比对（RELA）。

共享方式：完全开放共享

b. 对应项目基本信息

项目编号：2013FY113800

项目名称：临床检验重要和常用项目标准物质研制

主管部门：国家卫生和计划生育委员会

承担单位：北京医院

负 责 人：彭明婷

（27） 血清总蛋白参考测量国际比对报告

a. 资源基本信息

唯一标示：2013FY113800—101—20170911101

学科分类：临床诊断学（32011）

数据格式：pdf 文件

数据时间：2016-06

数据地点：卫生部临床检验中心

关 键 词：总蛋白，参考方法，结果比对

资源概要：该数据内容包括分光光度法检测，以及参加国际临床化学与检验
医学联合会（IFCC）组织的参考测量比对（RELA）。

共享方式：完全开放共享

b. 对应项目基本信息

项目编号：2013FY113800

项目名称：临床检验重要和常用项目标准物质研制

主管部门：国家卫生和计划生育委员会

承担单位：北京医院

负 责 人：彭明婷

（28） 血清尿酸参考测量国际比对报告

a. 资源基本信息

唯一标示：2013FY113800—102—20170911102

学科分类：临床诊断学（32011）

数据格式：pdf 文件

数据时间：2015-06

数据地点：卫生部临床检验中心

关 键 词：尿酸，参考方法，结果比对

资源概要：该数据内容包括气相色谱串联质谱法检测，以及参加国际临床化
     学与检验医学联合会（IFCC）组织的参考测量比对（RELA）。

共享方式：完全开放共享

b. 对应项目基本信息

项目编号：2013FY113800

项目名称：临床检验重要和常用项目标准物质研制

主管部门：国家卫生和计划生育委员会

承担单位：北京医院

负 责 人：彭明婷

（29） 2011～2014 年中国少数民族地区疾病谱调查报告

a. 资源基本信息

唯一标示：2012FY110900—05—2015102105

学科分类：全科医学（32065）

数据格式：doc 文件

数据时间：2011～2014 年

数据地点：全国少数民族区域

关 键 词：少数民族，疾病谱，医疗数据

资源概要：《中国少数民族地区疾病谱调查报告》是根据少数民族疾病谱调
     查基础数据加工而成的数据产品。报告包括门急诊病人疾病谱、
     住院病人疾病谱、死亡病人疾病谱和医保病人疾病谱四部分。

共享方式：完全开放共享

b. 对应项目基本信息

项目编号：2012FY110900

项目名称：中国少数民族地区人群疾病谱调查

主管部门：总后勤部①

承担单位：中国人民解放军总医院

负 责 人：尹岭

10.6.6　预防医学与公共卫生学领域资源

（1）2013～2017 年同济母婴健康队列孕妇孕期适宜体重增长值参考标准

a. 资源基本信息

唯一标示：2013FY114200—04—2017091904

学科分类：营养学（33011）

数据格式：pdf 文件

数据时间：2013-06～2017-05

数据地点：湖北省武汉市

关 键 词：孕期增重适宜值，大于胎龄儿，小于胎龄儿

资源概要：通过对 2013 年 6 月至 2017 年 5 月在湖北省妇幼保健院、武汉市
　　　　　中心医院和武汉市江岸区妇幼保健院收集的孕期体重数据进行整
　　　　　理分析，提出孕妇孕期体重增长适宜值。

共享方式：完全开放共享

b. 对应项目基本信息

项目编号：2013FY114200

项目名称：母婴健康与生理常数调查

主管部门：教育部

承担单位：华中科技大学

负 责 人：杨年红

（2）2013～2017 年同济母婴健康队列婴儿生长发育参照值及合理喂养方案

a. 资源基本信息

唯一标示：2013FY114200—06—2017091906

学科分类：营养学（33011）

数据格式：pdf 文件

数据时间：2013-06～2017-05

数据地点：湖北省武汉市

关 键 词：婴儿体重，身长，参照值，喂养方案

---

① 现为中央军事委员会后勤保障部。

资源概要：通过对 2013 年 6 月～2017 年 5 月收集的同济母婴健康队列婴儿生长发育及喂养方案数据进行整理和分析，提出婴儿生长发育参照值及合理喂养方案。

共享方式：完全开放共享

b. 对应项目基本信息

项目编号：2013FY114200

项目名称：母婴健康与生理常数调查

主管部门：教育部

承担单位：华中科技大学

负 责 人：杨年红

（3）中国城市地区母乳喂养婴儿生长发育状况研究结果

a. 资源基本信息

唯一标示：2006FY230200—05—2014091705

学科分类：妇幼卫生学（33054）

数据格式：pdf 文件

数据时间：2010-09

数据地点：玉溪、合肥、荆门、太原、广州、哈尔滨、北京、济南、成都、武汉、南京、南宁

关 键 词：母乳喂养，生长发育，婴儿，纵向随访，城市

资源概要：2007～2009 年我国 12 个城市地区 1840 名出生至 12 月龄母乳喂养婴儿生长发育状况纵向随访研究结果。根据研究设计结果分为两部分呈现，分别是省会城市地区母乳喂养婴儿体格发育状况纵向研究报告和比较研究组城市地区母乳喂养婴儿体格发育状况纵向研究报告。报告内容包括：研究人群基本情况（样本量、社会人口学特征）、母乳喂养婴儿体格发育现状［年龄别体重、身长、头围 3 项指标的自然增长规律、性别差异和地区差异，身体质量指数（BMI）的自然增长规律、性别差异和地区差异，年龄别体重、身长、头围及 BMI 百分位数、标准差单位数值］、与国内代表性儿童体格发育研究结果比较（年龄别体重、身长与国内代表性横断面调查结果比较，体格指标每周/月增长值与 1987 年首次纵向研究结果比较）、与世界卫生组织 2006 年新标准比较、讨论、参考文献、附表和附图。

共享方式：协议共享

b. 对应项目基本信息

项目编号：2006FY230200

项目名称：中国母乳喂养婴儿生长速率监测及标准值研究

主管部门：卫生部

承担单位：中国疾病预防控制中心妇幼保健中心

负 责 人：王惠珊

(4) 中国农村地区母乳喂养婴儿生长发育状况研究结果

a. 资源基本信息

唯一标示：2006FY230200—06—2014091706

学科分类：妇幼卫生学（33054）

数据格式：pdf 文件

数据时间：2010-09

数据地点：江川、肥东、安陆、太谷、从化、双城

关 键 词：母乳喂养，生长发育，婴儿，纵向随访，农村

资源概要：2007～2009 年我国 6 个农村地区 764 名出生至 12 月龄母乳喂养
婴儿生长发育状况纵向随访研究结果报告。报告内容包括：研究
人群基本情况（样本量、社会人口学特征）、母乳喂养婴儿体格
发育现状［年龄别体重、身长、头围 3 项指标的自然增长规律、
性别差异和地区差异，身体质量指数（BMI）的自然增长规律、
性别差异和地区差异，年龄别体重、身长、头围及 BMI 百分位
数、标准差单位数值］、与国内代表性儿童体格发育研究结果比
较（年龄别体重、身长与国内代表性横断面调查结果比较，体格
指标每周/月增长值与 1987 年首次纵向研究结果比较）、与世界
卫生组织 2006 年新标准比较、讨论、参考文献、附表和附图。

共享方式：协议共享

b. 对应项目基本信息

项目编号：2006FY230200

项目名称：中国母乳喂养婴儿生长速率监测及标准值研究

主管部门：卫生部

承担单位：中国疾病预防控制中心妇幼保健中心

负 责 人：王惠珊

(5) 中国母乳喂养婴儿生长速率监测及标准值研究

a. 资源基本信息

唯一标示：2006FY230200—08—2014121208

学科分类：妇幼卫生学（33054）

数据格式：pdf 文件

数据时间：2010-09 至今

数据地点：玉溪、合肥、荆门、太原、广州、哈尔滨、北京、济南、成都、
武汉、南京、南宁、江川、肥东、安陆、太谷、从化、双城

关 键 词：母乳喂养，生长速率，婴儿，纵向随访

资源概要：该数据为中国母乳喂养婴儿生长速率监测及标准值研究结果。主
要内容包括：中国母乳喂养婴儿生长速率标准值的研究方法、制
定过程及主要结果。

共享方式：协议共享

b. 对应项目基本信息

项目编号：2006FY230200

项目名称：中国母乳喂养婴儿生长速率监测及标准值研究

主管部门：卫生部

承担单位：中国疾病预防控制中心妇幼保健中心

负 责 人：王惠珊

10.6.7 中医学与中药学领域资源

（1）《针灸学基本理论》初稿

a. 资源基本信息

唯一标示：2006FY220100—05—2015061105

学科分类：中医学（36010）

数据格式：doc 文件

数据时间：2007～2014 年

数据地点：中国

关 键 词：针灸，概念术语，理论研究

资源概要：在发掘经典针灸理论内涵的基础上，对既有的针灸理论的内容和
结构及相互间关系进行适当调整，使之内涵明确，结构层次清
晰，表述规范合理，从而对临床发挥较好的指导作用。

共享方式：完全开放共享

b. 对应项目基本信息

项目编号：2006FY220100

项目名称：针灸理论文献通考——概念术语规范与理论的科学表达

主管部门：国家中医药管理局

承担单位：中国中医科学院针灸研究所

负 责 人：赵京生

（2）《藏医药古籍整理与信息化平台建设》专著

a. 资源基本信息

唯一标示：2009FY220100—03—2014122303

学科分类：民族医学（36020）

数据格式：pdf 文件

数据时间：2007～2011 年

数据地点：西藏、云南、甘肃、四川、青海、辽宁、内蒙古、广东、贵州、
海南、安徽、广西、新疆、山西、北京等

关 键 词：藏医药，古籍，整理研究，信息化平台

资源概要：科学技术部"藏医药古籍整理与信息化平台建设""藏药古籍文
献的抢救性整理研究"基础专项专著成果之一，《藏医药古籍整
理与信息化平台建设》主要从古籍保护现状与整理的角度，详细
论述藏医药古籍的保护现状、保护措施、古籍数字化建设流程、
信息化平台总体架构、信息化平台应用体系架构、网络体系设
计、项目实施与管理等，并设计出藏医药古籍数据库标引、藏医
药古籍文献数据库，将不可再生的藏医药古籍以数字化形式加以
科学保护与有效利用，让藏医药古籍焕发出新时期的生命活力，
从而产生极为重要的科学研究价值。

共享方式：完全开放共享

b. 对应项目基本信息

项目编号：2009FY220100

项目名称：藏药古籍文献的抢救性整理研究

主管部门：中国藏学研究中心

承担单位：中国藏学研究中心北京藏医院

负 责 人：冯岭

（3）民族医药科技发展现状与对策研究报告

a. 资源基本信息

唯一标示：2009FY220100—05—2014122305

学科分类：民族医学（36020）

数据格式：pdf 文件

数据时间：公元前～2014 年

数据地点：西藏、云南、甘肃、四川、青海、辽宁、内蒙古、广东、贵州、
海南、安徽、广西、新疆、山西、北京等

关 键 词：民族医药，发展现状，对策，研究

资源概要：本专题报告详细描述了各民族医药的独特性，并从人才培养、医疗设施建设、科研发展状况、产业基础、行业质量管理等方面，分别对各民族医药科技发展现状进行了详细介绍，最后从民族地区和少数民族现代医疗保障事业发展的困境、少数民族传统医药发展令人担忧的状况及发展少数民族传统医药科技发展的基本对策等方面进行了阐述。

共享方式：完全开放共享

b. 对应项目基本信息

项目编号：2009FY220100

项目名称：藏药古籍文献的抢救性整理研究

主管部门：中国藏学研究中心

承担单位：中国藏学研究中心北京藏医院

负　责　人：冯岭

(4) 2008～2012 年 73 种药用植物静态调查报告

a. 资源基本信息

唯一标示：2007FY110600—01—2014072501

学科分类：中药学（36040）

数据格式：doc 文件

数据时间：2008-01～2012-12

数据地点：云南、广西、江西、湖南、湖北、广东、吉林、辽宁、新疆、内蒙古、河北、安徽、四川等

关　键　词：药用植物，静态，调查报告

资源概要：数据来自本项目组第一手调查资料，其包含了甘草、粗毛淫羊藿、当归、平贝母、单叶蔓荆、赤芍、罗汉果、冬虫夏草、土沉香、凹叶厚朴、香附、伊贝母、人参、胡黄连、黄芩、南苍术、望春花、山茱萸、巴戟天、鸡血藤、管花肉苁蓉、桃儿七、北细辛、中麻黄、贴梗海棠、滇龙胆草、八角莲、鼓槌石斛、穿心莲、蒙古黄耆、膜荚黄芪、峨眉黄连、刺五加、白芨、条叶龙胆、蔓性千斤拔、猪苓、黄精、多序岩黄耆、马蓝（板蓝）、高良姜、粗茎秦艽、广藿香、白钩藤、越南槐（山豆根）、半夏、何首乌、黄褐毛忍冬、柴胡、竹节参、金毛狗脊、穿龙薯蓣、北五味子、独一味、川木香、白花前胡、新疆紫草、连翘、广金钱草、獐芽菜、槲蕨、黄檗、东北铁线莲、灯盏细辛、锁阳、决明、三叶木通、马蹄香、延胡索、浙贝母、北豆根、掌叶大黄、

　　唐古特大黄 73 种珍稀濒危和常用药用植物资源的调查报告，内容主要包括概述、调查方法、调查线路、开发利用历史、现状和前景、调查结果与分析、存在的问题等。

共享方式：完全开放共享

b. 对应项目基本信息

项目编号：2007FY110600

项目名称：珍稀濒危和大宗常用药用植物资源调查

主管部门：国家中医药管理局

承担单位：中国中医科学院中药研究所

负 责 人：邵爱娟

（5）2008～2012 年 12 种药用植物动态调查报告

a. 资源基本信息

唯一标示：2007FY110600—02—2014072502

学科分类：中药学（36040）

数据格式：doc 文件

数据时间：2008-01～2012-12

数据地点：贵州、广西、内蒙古、辽宁、甘肃、吉林省、广东、四川

关 键 词：药用植物，动态，调查报告

资源概要：数据来自本项目组的第一手调查资料，包含了当归、甘草、秦艽、赤芍、中麻黄、北细辛、滇重楼、粗毛淫羊藿、平贝母、千斤拔、桃儿七、高良姜资源动态调查报告。调查报告主要包括动态调查路线、调查方法、调查结果，其中调查结果包含有自然更新观测结果和人工更新观测结果，更新结果分析等。

共享方式：完全开放共享

b. 对应项目基本信息

项目编号：2007FY110600

项目名称：珍稀濒危和大宗常用药用植物资源调查

主管部门：国家中医药管理局

承担单位：中国中医科学院中药研究所

负 责 人：邵爱娟

（6）2008～2012 年 6 种药用植物基于 3S 技术资源调查报告

a. 资源基本信息

唯一标示：2007FY110600—03—2014072503

学科分类：中药学（36040）

数据格式：doc 文件

数据时间：2008-01-31 ~ 2012-12-30

数据地点：河南、广西、内蒙古

关 键 词：3S 技术、药用植物、调查报告

资源概要：根据不同种类的药用植物，在前期调查的基础上，运用 3S 技术对山药、地黄、牛膝、菊花、青蒿、赤芍药用植物资源进行调查。通过上述研究，应用"植被指数"提取野生芍药的空间分布面积，应用"分层抽样"方法获取野生广布种分布面积，应用"光谱特征值"获取栽培药材种植面积，结合地面调查，估算药材蕴藏量。同时基于药材分布、生长和质量等特征进行区划，获得了 6 种药用植物的蕴藏量和分布区信息。

共享方式：完全开放共享

b. 对应项目基本信息

项目编号：2007FY110600

项目名称：珍稀濒危和大宗常用药用植物资源调查

主管部门：国家中医药管理局

承担单位：中国中医科学院中药研究所

负 责 人：邵爱娟

（7）2007 ~ 2011 年 5 个重点药材市场调查报告

a. 资源基本信息

唯一标示：2007FY110600—04—2014072504

学科分类：中药学（36040）

数据格式：doc 文件

数据时间：2007-01 ~ 2011-12

数据地点：江西樟树、四川荷花池、安徽亳州、河北安国、河南白泉

关 键 词：中药材，市场，调查报告

资源概要：数据来自该项目组的第一手调查资料，包含了河北安国药材市场调查报告、江西樟树药材市场调查报告、河南百泉药材市场调查报告、四川荷花池市场调查报告、安徽亳州市场调查报告，报告内容包括市场概况、近 5 年市场中药材品种（所有）的总体情况（种类、资源类型、伪品、正品等级）、2007 ~ 2011 年常用大宗和珍稀濒危中药材的总体销售情况（分等级介绍资源来源、销售量、销售价格等）、结果分析总结。

共享方式：完全开放共享

b. 对应项目基本信息

项目编号：2007FY110600

项目名称：珍稀濒危和大宗常用药用植物资源调查

主管部门：国家中医药管理局

承担单位：中国中医科学院中药研究所

负 责 人：邵爱娟

(8) 中国珍稀濒危药用植物资源调查专著

a. 资源基本信息

唯一标示：2007FY110600—08—2014112008

学科分类：中药学（36040）

数据格式：doc 文件

数据时间：2004～2009 年

数据地点：贵州、辽宁、广西、四川、云南、黑龙江、福建、安徽、重庆、
广州等

关 键 词：中国，珍稀濒危，药用植物，资源调查

资源概要：该书分为总论和各论两部分。总论部分包括四章：第一章主要介
绍药用植物资源的概念、研究范围、分类、特点、现状及存在的
问题等。第二章主要介绍药用植物资源调查的相关内容和方法
等。第三章和第四章主要介绍药用植物保护现状、方法、存在的
问题、受威胁及优先保护评价体系等方面的相关知识。各论部分
主要介绍 55 种代表性珍稀濒危药用植物资源的现状、存在的问
题及保护对策。各具体品种按照濒危等级来进行分类。

共享方式：完全开放共享

b. 对应项目基本信息

项目编号：2007FY110600

项目名称：珍稀濒危和大宗常用药用植物资源调查

主管部门：国家中医药管理局

承担单位：中国中医科学院中药研究所

负 责 人：邵爱娟

(9)《中药醌类成分标准化研究》专著

a. 资源基本信息

唯一标示：2008FY230400—01—2014081601

学科分类：中药学（36040）

数据格式：pdf 文件

数据时间：2009～2013 年

数据地点：中国科学院武汉植物园

关 键 词：醌类成分，标准化，专著

资源概要：《中药醌类成分标准化研究》专著，汇集了大黄、虎杖、决明、丹参、何首乌、紫草、雷公藤、茜草、芦荟和土大黄10 种含醌类地道中药的 46 种醌类标准物研究方法及其 UV、IR、MS、HNMR 和 CNMR 结构，以及 42 个标准物质的抗氧化活性等内容，在此基础上，总结了国内外天然醌类成分的研究成果，为我国中药标准化研究领域的一部较系统的醌类成分标准化研究专著。

共享方式：完全开放共享

b. 对应项目基本信息

项目编号：2008FY230400

项目名称：含醌类地道中药材的测试分析标准方法及标准物质研制

主管部门：中国科学院

承担单位：中国科学院武汉植物园

负 责 人：袁晓

10.6.8　计算机科学技术领域资源

（1）影响人脸识别性能的关键因素测试数据

a. 资源基本信息

唯一标示：2007FY240500—02—2015061602

学科分类：计算机应用（52060）

数据格式：pdf 文件

数据时间：2010-06

数据地点：中国、美国、德国、法国等

关 键 词：人脸识别，性能评测，影响因素

资源概要：该数据主要用来评估 2010 年 6 月前，最先进的人脸识别产品性能受人脸角度姿态、饰物、采集设备、年龄、应用模式、监控列表长度和比对库容量大小等的影响程度。

共享方式：协议共享

b. 对应项目基本信息

项目编号：2007FY240500

项目名称：人脸识别算法与产品评价体系

主管部门：公安部

承担单位：公安部第一研究所

负 责 人：于锐

（2）2008 年出入境千万级人脸识别产品评测数据

a. 资源基本信息

唯一标示：2007FY240500—04—2015062904

学科分类：计算机应用（52060）

数据格式：pdf 文件

数据时间：2008-08

数据地点：中国、美国、德国、法国等

关 键 词：人脸识别，产品评测，N 选识别率，正确报警率

资源概要：该数据涵盖到 2008 年 8 月前，国内外最先进人脸识别产品在
千万级出入境数据库上的识别性能数据，包括比入库率、比对
速度、模板卸载时间、模板大小、N 选识别率、正确报警率
指标。

共享方式：协议共享

b. 对应项目基本信息

项目编号：2007FY240500

项目名称：人脸识别算法与产品评价体系

主管部门：公安部

承担单位：公安部第一研究所

负 责 人：于锐

10.6.9　体育科学领域资源

（1）不同运动项目运动员体能素质、身体形态和机能参数参考范围研究报告

a. 资源基本信息

唯一标示：2009FY210500—04—2014091804

学科分类：运动生理学（89025）

数据格式：doc 文件

数据时间：2013-09 ~ 2014-06

数据地点：北京

关 键 词：体能素质，体能素质，机能，参考范围

资源概要：该数据资源对各运动项目按性别和运动等级进行分类，建立了棒球、垒球、蹦床、标枪、撑杆跳高、短跑 100～200 米、短跑 200～400 米、花样游泳、击剑、竞走、举重、跨栏（弯道）、跨栏（直道）、篮球、链球、排球、皮划艇、乒乓球、铅球、曲棍球、拳击、柔道、赛艇、三级跳远、射箭、摔跤、跆拳道、体操、跳高、跳水、跳远、铁饼、网球、艺术体操、游泳、羽毛球、长跑、中跑、自行车、足球 40 个运动项目运动员的体能素质、身体形态和机能参数参考范围。

共享方式：协议共享

b. 对应项目基本信息

项目编号：2009FY210500

项目名称：中国运动员体能素质、身体形态参数调查及参考范围构建

主管部门：国家体育总局

承担单位：国家体育总局体育科学研究所

负 责 人：冯连世

10.7　人口健康领域科技基础性工作项目——图集及其他类资源编目

10.7.1　生物学领域资源

（1）中国西南地区大型真菌图册

a. 资源基本信息

唯一标示：2009FY210200—13—2014112413

学科分类：微生物学（18061）

数据格式：doc 文件

数据时间：2009-12～2014-06

数据地点：中国西南区域

关 键 词：西南地区，大型真菌，担子菌门，子囊菌门

资源概要：中国西南地区大型真菌图册包括西南地区大型真菌图片、形态、生境、分布、使用价值等信息，共涵盖大型真菌 267 个种，其中担子菌门包括 236 种，子囊菌门包括 31 种，归属于 13 个目，44 个科，117 个属。

共享方式：完全开放共享

b. 对应项目基本信息

项目编号：2009FY210200

项目名称：西南地区食用菌特异种质资源调查

主管部门：中华全国供销合作总社

承担单位：中华全国供销合作总社昆明食用菌研究所

负 责 人：高观世

10.7.2 临床医学领域资源

（1）2012～2015 年少数民族疾病谱调查基地及技术人员信息

a. 资源基本信息

唯一标示：2012FY110900—02—2015102102

学科分类：全科医学（32065）

数据格式：pdf 文件

数据时间：2012～2015 年

数据地点：全国少数民族区域

关 键 词：少数民族，技术骨干，疾病谱调查基地

资源概要：少数民族疾病谱调查基地及技术人员信息是根据少数民族疾病谱
　　　　　调查中产生的疾病谱调查地区遴选的少数民族长期监测基地，与
　　　　　项目合作单位及基地医护人员作为技术骨干所产生的产品。内容
　　　　　主要包括民族、地区、省（自治区、直辖市）、基地名称、联系
　　　　　人、联系人电话。

共享方式：完全开放共享

b. 对应项目基本信息

项目编号：2012FY110900

项目名称：中国少数民族地区人群疾病谱调查

主管部门：总后勤部

承担单位：中国人民解放军总医院

负 责 人：尹岭

（2）2011～2014 年中国少数民族地区疾病谱调查图表

a. 资源基本信息

唯一标示：2012FY110900—06—2015102106

学科分类：全科医学（32065）

数据格式：html 数据文件

数据时间：2011～2014 年

数据地点：全国少数民族区域

关 键 词：少数民族，疾病谱，数据展示，疾病顺位

资源概要：中国少数民族地区疾病谱调查图表是根据少数民族疾病谱调查报告进一步加工形成的可视化展示产品。图表内容主要是根据疾病顺位、年龄段、性别等数据项，对疾病谱数据进行统计分析而生成的。

共享方式：完全开放共享

b. 对应项目基本信息

项目编号：2012FY110900

项目名称：中国少数民族地区人群疾病谱调查

主管部门：总后勤部

承担单位：中国人民解放军总医院

负 责 人：尹岭

10.7.3 预防医学与公共卫生学领域资源

(1) 中国母乳喂养婴儿生长发育监测网络

a. 资源基本信息

唯一标示：2006FY230200—07—2014091907

学科分类：妇幼卫生学（33054）

数据格式：pdf 文件

数据时间：2006-12～2014-10

数据地点：玉溪、合肥、荆门、太原、广州、哈尔滨、北京、济南、成都、武汉、南京、南宁、江川、肥东、安陆、太谷、从化、双城

关 键 词：监测网络，母乳喂养，体格发育，婴儿

资源概要：建立了项目地区规范化的现场监测队伍和信息收集体系，在各项目地区建立了母乳喂养婴儿生长发育监测网络，该监测网络由妇幼保健中心、市、县、社区（乡镇）四级组成。在结束婴儿期监测后，为了更好地研究母乳喂养对婴儿的远期影响，本项目在监测网络的基础之上继续随访，目前已监测至 6 岁。

共享方式：完全开放共享

b. 对应项目基本信息

项目编号：2006FY230200

项目名称：中国母乳喂养婴儿生长速率监测及标准值研究

主管部门：卫生部

承担单位：中国疾病预防控制中心妇幼保健中心

负 责 人：王惠珊